临床影像诊断与应用

张磊 等 主编

吉林科学技术出版社

图书在版编目（CIP）数据

临床影像诊断与应用 / 张磊等主编 . -- 长春 : 吉
林科学技术出版社 , 2024.3
ISBN 978-7-5744-1108-1

Ⅰ . ①临 … Ⅱ . ①张 … Ⅲ . ①影像诊断 Ⅳ .
① R445

中国国家版本馆 CIP 数据核字 (2024) 第 061074 号

临床影像诊断与应用

主　　编　张　磊　等
出 版 人　宛　霞
责任编辑　练闽琼
封面设计　刘　雨
制　　版　刘　雨
幅面尺寸　185mm×260mm
开　　本　16
字　　数　308 千字
印　　张　14.25
印　　数　1~1500 册
版　　次　2024 年 3 月第 1 版
印　　次　2024 年 12 月第 1 次印刷

出　　版　吉林科学技术出版社
发　　行　吉林科学技术出版社
地　　址　长春市福祉大路5788 号出版大厦A 座
邮　　编　130118
发行部电话/传真　0431-81629529 81629530 81629531
　　　　　　　　　81629532 81629533 81629534
储运部电话　0431-86059116
编辑部电话　0431-81629510
印　　刷　廊坊市印艺阁数字科技有限公司

书　　号　ISBN 978-7-5744-1108-1
定　　价　84.00元

前　言

　　近年来影像学发展十分迅速，彩色多普勒血流成像、弹性成像、介入技术、人工智能技术与分子影像技术等的成熟推广与开发应用，大大拓展了医学影像学的临床应用范围且提升了诊疗效能。目前，影像学在临床疾病诊断与治疗中发挥着越来越重要的作用。

　　本书在编写过程中力求文字简明，突出重点，强调实用性和对临床工作的指导性。本书主要内容包括 X 线摄影检查技术、MRI 成像技术、神经系统影像、呼吸系统影像、循环系统影像、消化系统影像、骨科疾病影像和妇产科疾病影像。

　　尽管编者参阅了大量的文献，但由于学识有限，经验不足，难免挂一漏万，尚祈读者批评指正。

目　录

第一章　X线摄影检查技术

本章主要叙述了普通数字X线成像技术，分别介绍了X线摄影的基础知识、CR成像技术、DR成像技术、乳腺X线摄影，以及人体各部位的X线摄影技术。

第一节　X线摄影的基础知识

一、解剖学基准线

（一）标准姿势（解剖学姿势）

身体直立，面向前，两眼向正前方平视，两足并立，足尖及掌心向前，两上肢自然下垂置于躯干两侧，掌心向前，两足并拢，足尖向前。在X线摄影中，无论患者处于何种体位或动作，均应以解剖学姿势为定位的依据。

（二）解剖学方位

(1) 近头侧为上，近足侧为下。

(2) 近正中矢状面者为内侧，远正中矢状面者为外侧。

(3) 近心脏侧为近端，远心脏侧为远端。

(4) 近身体腹面为腹侧（前面），近身体背面为背侧（后面）。

（三）解剖学关节运动

(1) 屈伸运动：关节沿腹背轴运动，组成关节的上下骨骼相互靠近或远离，角度减小时为"屈"，相反时为"伸"。

(2) 内收、外展运动：关节沿冠状面运动，骨向正中矢状面靠近者为"内收"，反之者为"外展"。

(3) 旋转运动：骨环绕矢状轴做旋转运动时称"旋转运动"。骨的前面向内旋转时为"旋内"，相反时为"旋外"。

（四）解剖学基准线（面）

1. 矢状面

将人体纵断为左右两部分的面称"矢状面"。

2. 正中矢状面

将人体左右等分的面称"正中矢状面"。

3. 水平面

与地平面平行且将人体横断为上下两部分的断面称"水平面"。

4. 冠状面

将人体纵断为前后两部分的断面称"冠状面"，冠状面与矢状面垂直。

5. 水平线

人体直立时，与地面平行的线。

6. 正中线

将人体左右等分的线。

7. 矢状线

与水平线相交，与正中线平行的线。

8. 冠状线

与矢状面垂直相交，将人体前后分开的线。

9. 垂直线

与人体水平线垂直的线。

二、X 线摄影学基准线

（一）头颅体表定位线

1. 听眶线 (ABL)

即人类学的基准线 (ABL)，外耳孔上缘与眼眶下缘的连线。

2. 听眦线 (OMBL)

外耳孔中点与眼外眦的连线，听眦线与听眶线呈 12° ～ 15°。

3. 听鼻线

外耳孔中点与鼻前棘的连线，听鼻线与听眦线约呈 25°。

4. 瞳间线

两侧瞳孔间的连线，与水平面平行。

5. 听眉线 (SML)

外耳孔中点与眶上缘的连线，听眉线与听眦线约呈 10°。

6. 眶下线 (IOL)

两眼眶下缘的连线。

（二）摄影用线及距离

1. 中心线

X 线束中，居中心部分的那一条线称"中心线"。

2. 斜射线

在 X 线束中，中心线以外的线称"斜射线"。

3. 焦－像距

X 线管焦点到探测器的距离。

4. 焦－物距

X 线管焦点到被照体的距离。

5. 物－像距

指被照体到探测器的距离。

三、X 线摄影体位与方向

（一）命名原则

1. 根据中心线入射被照体时的方向命名

如中心线经胸部后方第 6 胸椎水平垂直射入探测的体位称为胸部后前正位。

2. 根据被照体与探测器的位置关系命名

如左胸部紧贴探测器的体位称为左前斜位。

3. 根据被照体与摄影床的位置关系命名

如人体的上身左侧紧贴摄影床称为左侧卧位。

4. 根据被照体与摄影床的位置关系及中心线入射被检体时与探测器的关系命名

如人体仰卧摄影床，中心线经人体一侧水平射入探测器的体位称为仰卧水平侧位。

5. 根据被照体姿势命名

如胸部前凸位，小儿双髋的蛙式位。

6. 根据某部的功能命名

如颈椎的过伸过屈位，下颌关节的张口与闭口位。

7. 根据摄影体位创始人的名字

命名如乳突劳氏位、髋关节谢氏位等。

（二）摄影体位

1. 立位

被检者身体呈站立位姿势，矢状面与地面垂直。

2. 坐位

被检者身体呈坐位姿势。

3. 半坐位

在坐位姿势下，背部向后倾斜时称"半坐位"。

4. 仰卧位

为被检者背侧向摄影床的卧位姿势。

5. 俯卧位

为腹部向摄影床的卧位姿势。

6. 右侧卧位

人体右侧向摄影床的卧位姿势称为右侧卧位。

7. 左侧卧位

人体左侧向摄影床的卧位姿势称为左侧卧位。

8. 右前斜位 (RAO 第 1 斜位)

人体右侧面向前靠近探测器倾斜的体位姿势。

9. 左前斜位 (LAO 第 2 斜位)

人体左侧面向前靠近探测器倾斜的体位姿势。

10. 左后斜位 (LPO 第 3 斜位)

人体左侧背向后靠近探测器倾斜的体位姿势。

11. 右后斜位 (RPO 第 4 斜位)

人体右侧背向后靠近探测器倾斜的体位姿势。

12. 外展位 (ABD)

手或足沿冠状面运动，远离体轴向外侧 (左或右) 展开的肢体位。

13. 内收位 (ADD)

手或足沿冠状面向体轴方向移动的肢体位。

14. 外旋位

以手或足的纵轴 (中轴) 为中心，向外旋转的肢体位。

15. 内旋位

以手或足的纵轴 (中轴) 为轴心，向内旋转的肢体位。

16. 屈曲位

形成关节的两块骨骼之间，做减小角度的屈曲运动的肢体位。

17. 伸展位

形成关节的两块骨骼之间，做增大角度的伸展运动的肢体位。

(三) 摄影方向

中心线入射被照体时的方向称为摄影方向。

1. 矢状方向

矢状方向为中心线与身体矢状面平行的入射方向，如前后方向为中心线经被照体的前方射入，从后方射出；腹背方向为中心线经被照体的腹侧射向背侧。

2. 冠状方向

冠状方向为中心线与身体冠状面平行的入射方向，如左右方向是中心线经被照体的左侧射向右侧的方向；右左方向是中心线经被照体的右侧射向左侧的方向。

3. 斜射方向

斜射方向为中心线从被检体的矢状面与冠状面之间入射，从另一斜方向射出的方向，如左前斜方向是中心线经被照体的右后方射向左前方的方向；右后斜方向是中心线经被照体的左前方射向右后方的方向。

4. 上下方向（轴）

上下方向（轴）为中心线经被照体的头侧射向尾侧的方向。

5. 切线方向

切线方向为中心线入射被照部位时与病灶边缘相切的方向。

6. 内外方向

内外方向为中心线经被照体的内侧射向外侧的方向。

7. 外内方向

外内方向为中心线经被照体的外侧射向内侧的方向。

8. 背底方向

背底方向为中心线经被照体的足背射向足底的方向。

9. 掌背方向

掌背方向为中心线经被照体的手掌射向手背的方向。

10. 前后方向

前后方向为中心线经被照体的前方射向被照体的后方的方向。

11. 后前方向

后前方向为中心线经被照体的后方射向被照体的前方的方向。

（四）摄影体位

1. 正位

被照体矢状面与探测器的长轴平行，中心线经被照体的前方或后方入射，同时从后方或前方射出的体位，如头颅的前后位或后前位、脊柱各椎体段的前后位或后前位、胸部的前后位或后前位，腹部和盆腔的前后位、四肢的前后位等。

2. 侧位

被照体冠状面与探测器长轴平行，中心线经被照体的一侧入射，从另一侧射出的体位，如头颅的左右侧位、脊柱各椎体段的左右侧位、胸部的左右侧位、四肢的左右侧位等。

3. 斜位

被照体与探测器呈一定的摄影角度，中心线经被照体的左、右后方或左、右前方入射，从左、右前方或左、右后方射出的体位，如胸部左前斜位、胸部右前斜位、腰椎右前斜位、胸骨斜位、颈椎右后斜位等。

4. 轴位

中心线与被照体长轴平行的摄影体位，如髌骨轴位、跟骨轴位等。

5. 特殊位

枕顶位、鼻颏位、鼻额位、前凸位、切线位等。

(1) 一般体位

①仰卧位：摄影台水平，被检者平卧台上，背侧在下，腹部在上。

②俯卧位：与仰卧位相反，腹部在下，背侧向上，头部可偏向一侧。

③立位：身体直立，分站立位和坐立位两种。

④卧位：摄影台水平，被检者以任何姿势卧于台面上，包括仰卧、俯卧和侧卧。

⑤头低足高位：被检者仰卧于台面上，台面倾斜使头侧比足侧低。

(2) 专用体位

①侧位：身体左侧或右侧靠近探测器，矢状面与探测器平行。

②斜位：身体前部或后部贴近探测器，冠状面或矢状面不与探测器平行或垂直而呈一定角度。

③右前斜位 (又称第一斜位)：身体右前部贴近探测器。

④左前斜位 (又称第二斜位)：身体左前部贴近探测器。

⑤右后斜位：身体右后部贴近探测器。

⑥左后斜位：身体左后部贴近探测器。

⑦水平位：被检者仰卧、俯卧或侧卧于台面上，X 线水平摄影。

⑧左侧卧水平正位：被检者左侧卧于台面上，X 线水平摄影。

⑨右侧卧水平正位：被检者右侧卧于台面上，X 线水平摄影。

⑩仰卧水平侧位：被检者仰卧于台面上，X 线水平摄影。

⑪俯卧水平侧位：被检者俯卧于台面上，X 线水平摄影。

四、体表解剖标志

体表解剖标志是指在人体的表面上看到或扪及到的固定标志点，这些标志点与体内的某一解剖部位或脏器有对应的关系。X 线摄影时根据人体体表的固定标志点，可以确定肉眼不可见的人体内部的解剖部位。

（一）颈部

1. 颈部的边界

颈部上方以下颌下缘、乳突至枕外粗隆的连线与头面部分界。下方自胸骨上窝、锁骨、肩峰向后到第 7 颈椎棘突为界。以上与胸部、上肢、背部分界。

2. 颈部体表标志

颈部体表标志因年龄、性别和个体而异。儿童和妇女呈圆形，成年男性骨性标志突出。

3. 舌骨

位于颈中最上方，相当于第 4 颈椎水平。

4. 甲状软骨

成年男性在上缘处构成高突的喉结，其后方正对第5颈椎。

5. 环状软骨

位于甲状软骨下方。临床上常在此处做急救气管切开或用粗针头穿入，以解救窒息。它的后方对第6颈椎，它是喉与气管、咽与食管的分界点。

6. 胸骨颈静脉切迹

相当于第2、3颈椎水平；锁骨上窝位于锁骨中1/3分界处上方。

（二）胸部

1. 边界

胸部的上界是由胸骨颈静脉切迹，沿锁骨到肩锁关节，以此连线往后到第7颈椎棘突。胸部下界相当于胸廓的下口，胸部和上肢的界线是三角肌的前缘。

2. 形状

胸部外形与骨骼、肌肉和内脏发育状况有关。一般可分为两种类型，宽短型和狭长型。宽短型胸部特点是胸骨下角较大（最大到120°），肋骨接近于水平，胸骨较宽，胸骨上凹不明显，胸围较大。狭长型胸部特点是胸骨下角较小（90°～100°），肋骨倾斜角较大，胸骨狭长，胸骨上凹明显，胸围较小。

3. 体表标志

胸骨柄与胸骨体处形成向前突的胸骨角，两侧连接着第2肋骨，可作为计数肋骨的标志。胸骨角相当于第4、5胸椎水平，后方对着气管分叉处。

胸骨柄中分处相当于主动脉弓的最高点。剑胸关节相当于第9胸椎水平，剑胸关节可表示胸膜正中线的分界，也可作为心下缘膈肌和肝上面的前分界线。

锁骨外1/3处下方为锁骨上窝，窝内可触及喙尖。肩关节做屈伸运动时，可感到喙突在移动。锁骨下方自第2肋骨开始可摸到各肋。由胸锁关节到第10肋软骨角稍后后划一线，即可标出肋骨与肋软骨的交点。

第2、3肋骨呈水平，往下各肋骨逐渐斜行，第2前肋间最宽，第5、6肋骨最窄。肋骨的最低点相当于第3腰椎水平。

男性乳头对第4肋骨，相当第7、8胸椎水平。女性乳头位置低，个体差异较大，不宜做体表定位点。

在左侧第5肋骨间锁骨中线内侧约2cm处，可见心尖搏动点。当左侧卧位时，心尖位置移往左侧，仰卧位时心尖搏动点可升高一肋。肩胛骨根部对第3胸椎棘突，下角对第7胸椎。

4. 有关胸部的径线

前正中线——通过胸骨两外侧缘中点的垂线。

肋骨线——通过胸骨两侧最宽处的两条垂线。

锁骨中线 —— 通过锁骨中点的垂线。

腋前线 —— 通过腋窝前缘的垂线。

腋中线 —— 通过腋窝中点的垂线。

腋后线 —— 通过腋窝后缘的垂线。

肩胛线 —— 当两臂下垂，通过肩胛下角的垂线。

脊柱旁线 —— 相当于各椎骨横突尖端的连线。

后正中线 —— 相当于各胸椎棘突的连线。

（三）腹部

1. 边界腹部

包括腹壁、腹腔及其内脏器官。上界从前向后为胸骨剑突、肋弓、第 11 肋前端与第 12 胸椎。下界从前向后为耻骨联合下缘、耻骨结节、腹股沟韧带、髂嵴与第 5 腰椎下缘。腹壁在后方为脊柱的腰部，前外侧壁均由扁平肌构成。

2. 个体差异腹部外形与腹腔器官的位置

随年龄、体型、性别及肌肉、脂肪发育程度而异。矮胖型的人，腹部上宽下窄，膈、肝、盲肠与阑尾等位置较高，胃趋于横位；瘦长型的人则与此相反。小儿因各系统发育不平衡，膈位置较高，肝比成人比例大，骨盆在比例上小于成人，因此腹部外形比例较成人大。老年人因肌肉乏力，韧带松弛，故内脏下垂，位置低下，下腹部呈明显隆凸状。体位改变对腹腔器官位置的影响也很明显，卧位器官上移、膈上升。直立时，则相反。

3. 体表标志

骨性标志有剑突、肋弓、第 11 肋前端。在下方有耻骨联合、坐骨结节、髂前上棘、髂嵴。脐的位置不固定，大约相当于第 3、4 腰椎水平。

五、X 线摄影的原则和步骤

（一）摄影原则

1. 焦点的选择

摄影时，在不影响 X 线球管负荷的原则下，尽量采用小焦点，以提高 X 线图像的清晰度。小焦点一般用于四肢、鼻骨、头颅等局部摄影。大焦点一般用于胸部、腹部、脊椎等较厚部位的摄影。

2. 焦 - 片距及肢 - 片距的选择

焦点到探测器的距离称为焦 - 片距，肢体到探测器的距离称为肢 - 片距。摄影时应尽量使肢体贴近探测器，并且与探测器平行。肢体与探测器不能靠近时，应根据 X 线机负荷相应增加焦 - 片距，同样可达到放大率小、清晰度高的效果。不能平行时，可运用几何学投影原理尽量避免影像变形。

3. 中心线及斜射线的应用

中心线是 X 线束的中心部分，它代表 X 线摄影的方向。斜射线是中心线以外的部分。

一般地，中心线应垂直于探测器摄影，并对准摄影部位的中心。当摄影部位不与探测器平行而成角时，中心线应垂直肢体和探测器夹角的分角面，利用斜射线进行摄影。

4. 滤线设备的应用

按照摄片部位的大小和焦－片距的距离，选用合适的遮线器。体厚超过15cm或应用60kV以上管电压时，需加用滤线器，并按滤线器使用的注意事项进行操作。

5. X线球管、肢体、探测器的固定

X线球管对准摄影部位后，固定各个按钮，防止X线球管移动。为避免肢体移动，在使患者肢体处于较舒适的姿势后给予固定。同时向患者解释，取得密切配合，患者保持肢体不动。探测器应放置稳妥，位置摆好后迅速曝光。

6. 千伏与毫安秒的选择

摄影前，必须了解患者的病史及临床诊断，并根据摄影部位的密度和厚度等具体情况，选择较合适的曝光条件。婴幼儿及不配合患者应尽可能缩短曝光时间。

7. 呼气与吸气的应用

患者的呼吸动作对摄片质量有一定影响。一般不受呼吸运动影响的部位，如四肢骨，无须屏气曝光；受呼吸运动影响的部位，如胸腹部，需要屏气曝光。摄影前应训练患者。

(1) 平静呼吸下屏气：摄影心脏、上臂、肩、颈部及头颅等部位，呼吸动作会使胸廓肌肉牵拉以上部位发生颤动，故摄影时可平静呼吸下屏气。

(2) 深吸气后屏气：用于肺部及膈上肋骨的摄影，这样可使肺内含气量加大，对比更鲜明，同时膈肌下降，肺野及肋骨暴露于膈上较广泛。

(3) 深呼气后屏气：深吸气后再呼出屏气，这样可以增加血液内的氧气含量，延长屏气时间，达到完全不动的目的。此法常用于腹部或膈下肋骨位置的摄影，呼气后膈肌上升，腹部体厚减薄，影像较为清晰。

(4) 缓慢连续呼吸：在曝光时，嘱咐患者做慢而浅的呼吸动作，目的是使某些重叠的组织因呼吸运动而模糊，而需要摄影部位可较清楚的显示，如胸骨斜位摄影。

(5) 平静呼吸不屏气：用于下肢、手及前臂躯干等部位。

8. 照射野的校准

摄影时，尽量缩小照射野，照射面积不应超过探测器面积，并在不影响获得诊断信息前提下，一般采用高电压、低电流、厚过滤，可减少X线辐射量。

（二）摄影步骤

1. 阅读会诊单

认真核对患者姓名、年龄、性别，了解病史，明确摄影部位和检查目的。

2. 摄影位置的确定

一般部位用常规位置进行摄影，如遇特殊病例可根据患者的具体情况加照其他位置，如切线位、轴位等。

3. 摄影前的准备

摄影腹部、下部脊柱、骨盆和尿路等部位平片时，必须清除肠道内容物，否则影响诊断。常用的方法有口服泻药法，如口服番泻叶或 25% 甘露醇或清洁灌肠。

4. 衣着的处理

摄影前除去衣物或身体部位上可能影响图像质量的任何异物，如发卡、纽扣、胸罩、饰物、膏药等。

5. 肢体厚度的测量

胸部摄片的千伏值是依据人体厚度决定的，进而根据体厚选择摄影条件。

6. 训练呼吸动作

摄胸部、头部、腹部等易受呼吸运动影响的部位，在摆位置前，做好呼气、吸气和屏气动作的训练，要求患者配合。

7. 摆位置、对中心线

依摄片部位和检查目的摆好相应的体位，尽量减少患者的痛苦。中心线对准摄影部位的中心。

8. 辐射防护

做好患者局部 X 线的辐射防护，特别是性腺的辐射防护。

9. 选择焦 - 片距离

按部位要求选好 X 线球管与探测器的距离，如胸部为 180cm，心脏为 200cm，其他部位为 90 ～ 100cm。

10. 选定曝光条件

根据摄片部位的位置、体厚、生理、病理状况和机器条件，选择大小焦点、千伏、毫安、时间 (秒)、距离等。

11. 曝光

以上步骤完成后，再确认控制台各曝光条件无误，然后曝光。

第二节　CR 成像技术

计算机 X 线摄影 (CR) 是由富士胶片公司 (Fuji) 于 1974 年研发，1981 年成像板 (IP) 研制成功，1981 年 6 月在比利时首都布鲁塞尔召开的国际放射学会 (ICR) 年会上宣布 CR 系统问世。

计算机 X 线摄影是光激励存储荧光体 (PSP) 成像，或者称为存储荧光体成像、数字存储荧光体成像和数字化发光X线摄影。它利用光激励荧光体的延迟发光特性在其中积存能量，经X线照射后，荧光体再经激光束扫描，以可见光的形式释放出积存的能量，释放的光激励可见光被探测器捕获，转换成数字信号，数字数据经过后处理形成符合要求的图像。

一、CR系统的基本构造

CR系统由X线机、影像板、影像阅读器、影像处理工作站、影像存储系统和打印机组成。影像板取代了屏－片体系中的胶片而成为影像记录的载体，影像阅读器是读出影像板所记录影像的设备。

（一）影像板（IP）

IP是CR成像系统的关键元件，作为记录人体影像信息、实现模拟信息转化为数字信息的载体，代替了传统的屏－片系统。它适用于固定式X线机和移动式床边X线机，也可用于普通的X线摄影和造影检查，具有很大的灵活性和多用性。

IP从外观上看就像一块单面增感屏，它由表面保护层、光激励荧光物质层、基板层和背面保护层组成。影像板根据可否弯曲分为刚性板和柔性板两种类型。柔性板使用弹性荧光涂层，影像板也变得轻巧柔软，可随意弯曲。柔性影像板简化了影像板扫描仪的传输系统，结构简单，扫描速度较快，设备体积较小。刚性板不能弯曲，阅读仪的传输结构和工作原理不同于柔性板，损坏概率小，寿命长，影像板引起的伪影少。

影像板成像层的氟卤化钡晶体中含有微量的二价铕离子，作为活化剂形成了发光中心。成像层接收X线照射后，X线光子的能量以潜影的形式储存起来，然后经过激光扫描激发所储存的能量而产生荧光，继而被读出转换为数字信号反馈到计算机进行影像处理和存储。

IP的规格尺寸与常规胶片一致，一般有35cm×43cm(14英寸×17英寸)、35cm×35cm(14英寸×14英寸)、25cm×30cm(10英寸×12英寸)和20cm×25cm(8英寸×10英寸)四种规格。根据不同种类的摄影技术，IP可分为标准型(ST)、高分辨型(HR)、减影型及多层体层摄影型。

（二）影像阅读器

CR激光阅读器使用逐点读取技术，激光束按照一定的模式扫描整个荧光屏表面，测量屏上每一点的发射光并将其转换为电子信号，通过采样和量化成数字图像。CR阅读装置分为暗盒型和无暗盒型两种。暗盒型阅读装置的CR需要暗盒作为载体装载IP，经历曝光和激光扫描的过程，系统所用的X线机与传统的X线机兼容，不需要单独配置。无暗盒型CR系统的IP曝光和阅读装置组合为一体，图像向工作站传输的整个过程都是自动完成，但需要配置单独的X线发生装置。

1.X线曝光

临床使用的大多数CR系统是暗盒型阅读装置，工作流程也与传统屏－片系统基本相同，经过 X 线曝光后的暗盒插入 CR 系统的读出装置，IP 被自动取出，由激光束扫描，读出潜影信息，然后经过强光照射消除 IP 上的潜影，又自动送回到暗盒中，供摄影反复使用。

（三）其他部件

(1) X 线机 CR 系统所用的 X 线机与传统的 X 线机兼容。

(2) 影像处理工作站进行影像的协调处理、空间频率处理和减影处理等，并显示处理后的影像。

(3) 影像存储系统存储经影像阅读处理器处理过的数据。

(4) 打印机将最终的影像进行激光打印机打印成胶片。

二、CR 成像原理

（一）CR 成像的基本原理

1. CR 影像采集

CR 成像是基于光激励发光的原理，IP 中光激励荧光体晶体结构"陷阱"中存储着吸收的 X 线能量，在光激励发光过程中，这种俘获的能量能够被释放出来。

未曝光的 CR 成像板装在有铅背衬的暗盒内，穿过被照体的 X 线光子被成像板吸收形成潜影。然后将 CR 暗盒放在影像阅读仪中，影像板从暗盒中取出，用低能量高度聚焦和放大的红色激光扫描，对看不见的潜影进行处理，以高能量低强度的蓝色光激励发光 (PSL) 信号释放出，它的强度与接收器中吸收的 X 线光子的数量成正比。然后 PSL 信号从红色激光中分离，引导入光电倍增管，转换成电压，经模／数转换器数字化，以数字矩阵的方式存储。成像板被扫描后，再利用强的白光对残存的潜影进行彻底擦除，以备下次使用。采集到的数字化原始数据的影像送入计算机处理，对有用的影像相关区域进行确定，按照用户选择的解剖部位程序，将物体对比度转换成模拟灰阶影像在显示器显示。

影像板的 BaFBr：Eu^{2+} 和稀土屏 Gd_2O_2S：T_bX 线吸收效率的对比。在 35 ～ 50keV 时，BaFBr 荧光体中钡具有较低的 K 边缘吸收，而具有较好的 X 线衰减。一旦低于或高于这个范围，稀土钆荧光体就要好一些。与感度 400 的稀土接收器相比，用典型能谱的 X 线对 PSP 荧光体照射时，需要更高的曝光量才能获得相同的量子统计。

此外，PSP 探测器对低于 K 边缘的 X 线有高吸收能力，使得自身对散射线更加敏感。但随着时间的推移，俘获的信号会通过自发荧光呈指数规律消退。一次曝光后，典型的成像板会在 10 分钟至 8 小时损失 25% 的存储信号，这个时间段之后逐渐变慢，因此，信号消退给输出信号带来不确定性。

2. CR 影像读取

影像板阅读仪是读出成像板所记录影像的设备，它的技术指标将直接影响所输出影像的质量。一般衡量影像板阅读仪的参数有四个：描述影像清晰度的是空间分辨率，描述影像层次的是灰度等级，描述处理能力的是激光扫描速度和缓冲平台容量。

激光扫描速度和缓冲平台容量描述的是影像板阅读仪的处理能力。CR系统有单槽和多槽处理。大型的影像板阅读仪的扫描能力可以达到每小时100板，同时装备有大容量的影像板缓冲平台。等待扫描的IP先放在缓冲平台上，由设备自动顺序导入扫描，扫描完毕后IP也会自动输送到另一个缓冲平台上，等待下一次使用。目前最大的缓冲平台的容量可达20块影像板。

CR影像读取时，由HeNe或二极管发出的激光束，经由几个光学组件后对荧光板进行激光扫描。首先激光束分割器将激光的一部分输出到监视器，通过参照探测器的使用来补偿强度的涨落。激光束的大部分能量被扫描镜（旋转多角反射镜或摆动式平面反射镜）反射，通过光学滤过器、遮光器和透镜装置，提供一个同步的扫描激光束。为了保持恒定的聚焦和在成像板上的线性扫描速度，激光束经过了一个镜到达一个静止镜面（一般是圆柱状和平面镜面的组合）。激光点在荧光体上的分布调整为一个直径为 $1/e^2$ 的高斯分布，在大多数阅读仪系统中大约为100μm。

激光束横越荧光体板的速度，要根据激励后发光信号的衰减时间常数来确定（BaFBr：Eu^{2+} 约为0.8ms），激光束能量决定着存储能量的释放，影响着扫描时间、荧光滞后效果和残余信号。较高的激光能量可以释放更多的俘获电子，结果是在荧光体层中激光束深度的增加，以及被激发可见光的扩散而引起空间分辨率降低。

PSL从荧光屏的各个方向发射出来，光学采集系统捕获部分发射的可见光，并将其引入一个或多个光电倍增管（PMT）的光电阴极。光电阴极材料的探测敏感度与PSL的波长（400nm）相匹配。从光电阴极发射出的光电子，经过一系列PMT倍增电极的加速和放大，增益（也就是探测器的感度）的改变可通过调整倍增电极的电压来实现，以获得输出电流满足适宜影像质量的曝光量。PMT输出信号的动态范围比荧光板高得多，可以在整个宽曝光范围上获得高信号增益。

在一些CR阅读仪中，用一束低能量的激光粗略地预扫描已曝光的成像板进行采样，以确定有用的曝光范围。然后调整PMT的增益（增加或降低），在高能量扫描时对PSL进行数字化。大多数PSP阅读仪系统用模拟对数放大器或"平方根"放大器，对PMT输出信号进行放大。对数转换为一次X线曝光量和输出信号幅度之间提供一种线性关系，平方根放大器为量子噪声与曝光量提供一种线性关系。

当激光束到达扫描线的终点时，激光束折回起点。成像板同步移动，传输速度经过调整使得激光束的下次扫描从另一行扫描线开始。成像板的移动距离等于沿快速扫描方向的有效采样间隔，从而确保采样尺寸在X方向和F方向上相等，荧光屏的扫描和传送继续以光栅的形式覆盖屏的整个区域。

扫描方向、激光扫描方向或快速扫描方向都是指沿激光束偏转路径的方向。慢扫描、屏扫描或副扫描方向指荧光屏传送方向。屏的传送速度根据给定屏的尺寸来选择，使扫描和副扫描方向上的有效采样尺寸相同。激光经过荧光屏时PSL的强度与这个区域吸收的 X 线能量成正比。

读出过程结束后，残存的潜影信号保留在荧光屏中。在投入下一次重复使用之前，需要用高强度的光源对屏进行擦除。在擦除过程中，几乎所有的残存俘获电子都能有效去除。有些系统屏的擦除是与整体曝光量相关联的过程，即较大的曝光量需要较长的擦除周期。

（二）四象限理论

CR 系统能把过度曝光或曝光不足的影像变成具有理想密度和对比度的影像，而实现这种功能的装置就是曝光数据识别器 (EDR)。EDR 结合了先进的图像识别技术，如分割曝光模式识别、曝光野识别和直方图分析等。

1. EDR 的基本原理

从曝光后的 IP 上采集到的影像数据，通过分割曝光模式识别、曝光野识别和直方图分析，最后来确定影像的最佳阅读条件，此机制就称为曝光数据识别 (EDR)。就是说，最佳阅读条件的决定有赖于分割曝光模式识别、曝光野识别和直方图分析。

EDR 是利用在每种成像采集菜单（成像部位和摄影技术）中 X 线影像的密度和对比度特性实现的，EDR 数据来自 IP 和成像采集菜单，在成像分割模式和曝光野的范围被识别后，就得出了每一幅图像的密度直方图。对于不同的成像区域和采集菜单，直方图都有不同的类型相对应。由于这种特性，运用有效成像数据的最小值 S_1 和最大值 S_2 的探测来决定阅读条件，从而获得与原图像一致的密度和对比度。阅读条件由两个参数来决定，即阅读的灵敏度与宽容度，具体地说是光电倍增管的灵敏度和放大器的增益。调整以后，将得到有利于处理和储存的理想成像数据。

EDR 的功能和 CR 系统运作原理将归纳为四个象限来进行描述。

(1) 第一象限：显示入射的 X 线剂量与 IP 的光激励发光强度的关系。它是 IP 的一个固有特征，即光激励发光强度与入射的 X 线曝光量动态范围成线性比例关系，二者之间超过 1:104 的范围。此线性关系使 CR 系统具有很高的敏感性和宽的动态范围。

(2) 第二象限：显示 EDR 的功能，即描述输入到影像阅读装置 (IRD) 的光激励发光强度（信号）与通过 EDR 决定的阅读条件所获得的数字输出信号之间的关系。IRD 有一个自动设定每幅影像敏感性范围的机制，根据记录在 IP 上的成像信息 (X 线剂量和动态范围）来决定影像的阅读条件。CR 的特征曲线根据 X 线曝光量的大小和影像的宽容度可以随意地改变，以保证稳固的密度和对比度。由于在第一象限中 IP 性质的固有性和在第二象限的自动设定机制，将最优化的数字影像信息被输送到第三象限的影像处理装置中。

(3) 第三象限：显示了影像的增强处理功能（谐调处理、空间频率处理和减影处理），它使影像能够达到最佳的显示，以求最大限度地满足影像诊断需求。

(4) 第四象限：显示输出影像的特征曲线。横坐标代表了入射的 X 线剂量，纵坐标（向下）代表影像的密度，这种曲线类似于增感屏／胶片系统的 X 线胶片特性曲线，其特征曲线是自动实施补偿的，以使相对曝光曲线的影像密度呈线性。

2. EDR 的方式

(1) 自动方式自动调整阅读宽度 (L) 和敏感度 (S)。S 值是描述阅读灵敏的一个指标，它与 IP 的光激励发光强度 (luminous intensity) 有着密切的关系。若 X 线曝光量增加，则 Sk 增加，相应地 S 值减小，那么阅读灵敏度降低。L 值是一个描述最终显示在胶片上的影像宽容度指标，它表示 IP 上光激励发光数值的对数范围。

(2) 半自动方式阅读宽度固定，敏感度自动调整。

(3) 固定方式阅读宽度和敏感度均固定，如同屏 - 片体系中的 X 线摄影。

（三）双面读取技术

双面阅读 IP 从 IP 正反两面探测发射光，从而提取更多信号（并提高信噪比）。这种技术将 IP 的基板做成透明的，并在屏的反面添加一套光学采集装置、光电探测器和电路。

双面阅读配置具有一定的优势，首先，可以在不改变各像素停留时间前提下采集更多的发光信号。其次，相同空间频率采集的两路信号相结合，可以得到比单侧采集更优的信号和噪声特性，来生成总体输出信号。但要注意，当激励线束到达有效层的后面或底部时，其宽度已经明显增加。因此，底部发出的光信号要比顶部采集的光信号模糊。结果是，两路信号组合所得到的图像质量受益于较低空间频率的程度（两路信号均起作用）高于较高空间频率（底部信号的作用相对减弱）。一个意外收获是，人们可以稍增加 IP 厚度，并在没有明显降低锐利度的同时来提高 X 线吸收率，这可以通过信号组合参量来加以控制。

三、CR 的操作技术

（一）CR 的操作流程

1. CR 的工作流程

(1) 信息采集经过人体后的信息 X 线投射到 CR 的影像板上，形成潜影。

(2) 信息转换指存储在 IP 上的 X 线模拟信息转化为数字化信息的过程。CR 的信息转换部分主要由激光阅读仪、光电倍增管和模 / 数转换器组成。IP 在 X 线下受到第一次激发时储存连续的模拟信息，并在激光阅读仪中进行激光扫描时受到第二次激发，而产生荧光（荧光的强弱与第一次激发时的能量精确地成比例，呈线性正相关），该荧光经高效光导器采集和导向，进入光电倍增管转换为相应强弱的电信号，然后进行增幅放大、模 / 数转换成为数字信号。

(3) 信息处理指用不同的相关技术根据诊断的需要实施对影像的处理，从而达到影像质量的最优化。CR 的常用处理技术包括有谐调处理技术、空间频率处理技术和减影处理技术。

(4) 信息的存储与输出在 CR 系统中，IP 被扫描后所获得的信息可以同时进行存储和打印。影像信息一般存储在光盘中，随时读取，以供检索和查询。

2. CR 影像的形成过程

(1) 成像板置于暗盒内，利用传统 X 线设备曝光，X 线穿透被照体后与 IP 发生作用，形成潜影。

(2) 潜影经过激光扫描进行读取，IP 被激励后，以紫外线形式释放出存储的能量。这种现象称光激励发光 (PSL)。

(3) 利用光电倍增管，将发射光转换成电信号。

(4) 电信号经模 / 数转换后由计算机处理并重建图像，并根据诊断的特性要求进行影像的后处理。

(5) 影像读取过程完成后，IP 的影像数据可通过施加强光来消除，这就使得 IP 可重复使用。

3. CR 的操作步骤

(1) 开机启动 CR 系统，打开影像阅读器的电源开关，同时启动计算机，设备通电自检后进入操作主界面。一般需一定时间预热后才允许进行 IP 板扫描操作。关机时严格遵守计算机内置的关机程序，严禁直接切断电源。

(2) 阅读申请单，在主界面中输入被检者的相关信息，如姓名、性别、年龄、X 线检查号等。通过影像阅读器上的条形码扫描器对 IP 板上的条形码进行扫描，同时选取投照的部位和体位，如胸部的后前位或侧位等，使扫描后的图像能调用对应的图像处理参数进行处理。

(3) 以常规投照技术对 IP 进行曝光。

(4) 将曝光后的 IP 置于影像阅读器扫描槽上扫描，扫描完成后将同时擦除 IP 原有的影像信息并退出扫描槽。

(5) 对读取的图像添加标注，必要时进行适当的图像处理参数调整，满意后点击保存并发送至 PACS 中心存储器或影像工作站以备调阅。需要打印时可进行激光打印机的操作。

(6) 擦除后的 IP 可重复使用，以备下一次的曝光检查工作。

(二) 对比度处理

由于人体衰减的微小差异，CR 数据具有很小的固有对比度。对比处理的目的是改变影像数据的设置，使对比度等同于传统屏 - 片影像，或者增强得到所希望的影像。对比处理又称层次处理、色调协调、对比增强。

对比度处理有两种不同的方法，最常用的技术是按照用户控制的查询表 (LUT) 重新变换各个像素值，对比度曲线的整体改变可以在不同的灰阶等级产生不同的局部对比度。有的 CR 系统用四种不同的参数 (GA、GC、GT、GS) 来控制此处理过程；有的厂家用两种 (平均密度和 LUT 起始)；有的用三种 (窗左延伸、窗右延伸、感度测量)；有的提供可选择的模仿屏 - 片系统的基本曲线形状 (GT)，还具有增加或减少层次 (GC 和 GA) 和整

体亮度 (GS) 的能力。

对比度处理是通过对滤过后原始影像的操作，以及更改原始影像的重建来实现对比度的改变。有的 CR 系统的动态范围控制 (DRC) 是从建立一幅原始影像的模糊影像开始，可以将正像或负像的权重用于模糊影像。模糊影像的权重像再加回到原始信号，以增强低信号区域（纵隔和膈下）或高信号区域（空气对比，皮肤边缘）的对比度。DRC 处理可自由选择，由每一解剖菜单下的核尺寸、曲线类型和加强因子三个用户选参数来控制。

（三）频率处理

数字影像处理的一个目的是增强数据中特性的显著性。影像中这些被增强的特性，可以通过特定的空间频率来表示。有傅立叶滤过、模糊蒙片减影和小波滤过等。

许多 CR 系统采用模糊蒙片减影的技术，所选用尺寸的标准值对原始影像进行卷积处理，产生一幅模糊影像，然后将在原始影像中减去模糊影像，产生一幅包含突出高频信息的影像，用户定义的增强因子乘以每一像素来调制高频信息。将结果影像加到原始影像并标准化数据组，从而建立频率增强影像。

第三节　DR 成像技术

DR 较之 CR 具有更大的动态范围和 DQE，更低的 X 线照射量，更丰富的图像层次，在曝光后几秒内即可显示图像，从而大大改善了工作流程，提高了工作效率。根据 DR 平板探测器结构类型和成像技术的不同，可分为直接数字化 X 线成像（非晶硒）、间接数字化 X 线成像（非晶硅）、CCD X 线成像、多丝正比电离室 (MWPC) 成像等。

一、非晶硒探测器成像

DR 系统最重要的部件是平板探测器，而直接数字化 X 线成像的平板探测器利用了非晶硒的光电导性，将 X 线直接转换成电信号，然后经模/数转换形成数字化影像。

（一）基本结构

非晶硒平板探测器的结构主要包括以下四个部分。

1. X 线转换介质

位于探测器的上层，为非晶硒光电材料。它利用非晶硒的光电导特性，将 X 线转换成电子信号。当 X 线照射非晶硒层时，可产生正负电荷，这些电荷在偏置电压的作用下以电流的形式沿电场移动，由探测器单元阵列收集。

2. 探测器单元阵列

位于非晶硒的底层，用薄膜晶体管 (TFT) 技术在玻璃底层上形成几百万个检测单元阵列，每一个检测单元含有一个电容和一个 TFT，且对应图像的一个像素。非晶硒产生的电荷由电容储存。

3. 高速信号处理

由高速信号处理产生的地址信号顺序激活各个 TFT，每个储存在电容内的电荷按地址信号被顺序读出，形成电信号，然后进行放大处理，再送到 A/D 转换器进行模 / 数转换。

4. 数字影像传输

将电荷信号转换成数字信号，并将图像数据传输到主计算机进行数字图像的重建、显示、打印等。

（二）成像原理

当入射的 X 线照射非晶硒层，由于导电特性激发出电子－空穴对，该电子－空穴对在偏置电压形成的电场作用下被分离并反向运动，形成电流。电流的大小与入射 X 线光子的数量成正比，这些电流信号被存储在 TFT 的极间电容上。

每个 TFT 形成一个采集图像的最小单元，即像素。每个像素区内有一个场效应管，在读出该像素单元电信号时起开关作用。在读出控制信号的控制下，开关导通，把存储于电容内的像素信号逐一按顺序读出、放大，送到 A/D 转换器，从而将对应的像素电荷转化为数字化图像信号。信号读出后，扫描电路自动清除非晶硒层中的潜影和电容存储的电荷，为下一次的曝光和转换做准备。

二、非晶硅平板探测器成像

非晶硅平板探测器是一种以非晶硅光电二极管阵列为核心的 X 线影像探测器。目前非晶硅平板探测器使用的荧光材料有碘化铯和硫氧化钆，它是将入射后的 X 线光子转换成可见光，再由具有光电二极管作用的非晶硅阵列变为电信号，通过外围电路检出及 A/D 转换，从而获得数字化图像。由于经历了 X 线 — 可见光 — 电荷图像 — 数字图像的成像过程，通常被称作间接转换型平板探测器。

（一）基本结构

以碘化铯探测器为例，非晶硅平板探测器其基本结构为碘化铯闪烁体层、非晶硅光电二极管阵列、行驱动电路及图像信号读取电路四部分。与非晶硒平板探测器的主要区别在于荧光材料层和探测元阵列层的不同，其信号读出、放大、A/D 转换和输出等部分基本相同。

1. 碘化铯闪烁体层

探测器所采用的闪烁体材料由厚度为 500～600nm 连续排列的针状碘化铯晶体构成，针柱直径约 6nm，外表面由重元素铊包裹，形成可见光波导漫射。针状晶体的碘化铯可以像光纤一样把散射光汇集到光电二极管，从而提高影像的空间分辨率。

碘化铯的 X 线吸收系数是 X 线能量的函数。随着 X 线能量的增高，材料的吸收系数逐渐降低，材料厚度增加，吸收系数升高。在诊断 X 线能量范围内，碘化铯材料具有优于其他 X 线荧光体材料的吸收性能，碘化铯晶体具有良好的 X 线 - 电荷转换特性，据实验研究单个 X 线光子可产生 800～1000 个光电子。

2. 非晶硅光电二极管阵列

非晶硅光电二极管阵列可完成可见光图像向电荷图像转换的过程，同时实现连续图像的点阵化采样。探测器的阵列结构由间距为 139～200μm 的非晶硅光电二极管按行列矩阵式排列，若间距为 143μm 的 17 寸 ×17 寸的探测器阵列则由 3000 行乘以 3000 列，共 900 万个像素构成。每个像素元由具有光敏性的非晶硅光电二极管及不能感光的开关二极管、行驱动线和列读出线构成。位于同一行所有像素元的行驱动线相连，位于同一列所有像素元的列与读出线相连，以此构成探测器矩阵的总线系统。每个像素元由负极相连的一个光电二极管和一个开关二极管对构成，通常将这种结构称作双二极管结构 (即 TFD 阵列)，也有采用光电二极管 - 晶体管对构成探测器像素元的结构形式 (TFT 阵列)。

(二) 成像原理

非晶硅平板探测器成像的原理：位于探测器顶层的碘化铯闪烁晶体将入射的 X 线转换为可见光。可见光激发碘化铯层下的非晶硅光电二极管阵列，使光电二极管产生电流从而产生电信号，并在光电二极管的电容上形成储存电荷。

每一像素电荷量的变化与入射 X 线的强弱成正比，同时该阵列还将空间上连续的 X 线图像转换为一定数量的行和列构成的总阵式图像，点阵的密度决定了图像的空间分辨率。在中央时序控制器的统一控制下，居于行方向的行驱动电路与居于列方向的读取电路将电荷信号逐行取出，转换为串行脉冲序列，经模 / 数转换为数字信号，获取的数字信号经通信接口电路传至图像处理器，最终形成 X 线数字图像。

三、CCDX 线成像

CCDX 线成像的核心部件是电荷耦合器件 (CCD)。它是一种半导体器件，在光照下能产生与光强度成正比的电子电荷，形成电信号，这一特性被广泛用于 CCD 成像设备。

(一) CCD 的类型与成像过程

目前 CCD 型 DR 主要有多块 CCD 型和单块 CCD 型两种探测器。

1. 多块 CCD 型探测器

以瑞典 Swissray Medical AG 公司的 ddR 为代表。Swissiray 数字探测器系统使用 4 个 2cm^2 的 CCD 芯片作为探测器元件。基本成像过程如下。

(1) X 线曝光时，透过人体的 X 线投射到大面积碘化铯 (CsI) 平板上，立即转换为可见荧光。

(2) 4 个位于不同位置上的高质量反射镜将荧光图像分割为 4 个等分的区域，按反射镜的方向确定光路，分别形成 4 幅独立的局部图像。

(3) 4 个 125 万像素的 CCD 镜头分别将采集的光信号传送到镜头后部的 CCD 芯片。

(4) 由 CCD 产生光生电子，并通过数字化处理转化为数字信号。

(5) 计算机重建图像，对定焦式光学镜头产生的几何光学畸变进行矫正，并完成 4 幅图像拼接整合，还原为一幅完整的 X 线图像。

4 个 CCD 芯片组合成像的难点是由于透镜缺陷引起的图像变形问题，以及 4 个 CCD 图像的拼合问题。为了校正透镜光耦合系统产生的几何变形失真和保证计算机图像拼接位置的可靠性，4 个 CCD 分别采集的原始图像面积都比实际拼合的图像增大 10%。

2. 单块 CCD 型探测器

以加拿大 IDC 公司的 Xplorer 为代表。X 线转换层采用大面积 CsI：T_1 平板，Xplorer CCD 探测器采用了单片 CCD 芯片技术。作为信息采集的主体，成像单元由单个 $5cm^2$ 的大尺寸 CCD 芯片和大口径组合镜头组成。单芯片 CCD 在成像原理上没有图像的拼接过程。目前，中国深圳安健公司研发的反射式单块 CCD 型探测器已投入国内外医院的临床使用。

Xplorer 基本成像过程如下。

(1) 透过人体的 X 线投射到大面积 CsI：T_1 平板上被转换为可见荧光。

(2) 整块反射镜面以 45° 折射角将可见光导入 CCD 镜头。

(3) 大口径光学组合镜头采集光信号，然后传送到镜头后部的 1700 万像素的 CCD 芯片。

(4) 由 CCD 产生光生电子，通过电子学处理转化为数字信号。

(5) 计算机重建图像并矫正定焦式光学镜头产生的几何光学畸变，形成 X 线图像。

总之，CCD 探测器数字化 X 线成像大致分为下面 4 个基本过程。

(1) 采用碘化铯或硫氧化钇等发光晶体物质做 X 线能量转换层，入射 X 线光子被晶体物质吸收后转换为可见荧光。

(2) 采用反射镜 / 透镜或光纤进行缩微和光传导，将光信号按确定的方向导入 CCD。

(3) 光生电子产生，光生电子的数目与每个 CCD 吸收的光子数成正比，光生电子被检出形成电信号，迅速存入存储装置，存储装置积累的电荷量代表感光单元接受的光照射强度。

(4) 存储的电荷按像素矩阵的排列方式被移位于寄存器转移、放大，接着进行 A/D 转换，将模拟电信号转化为数字信号。

（二）成像原理

1. 光电子转移与储存

当光子投射到 CCD 的 MOS 电容器上时，光子穿过透明氧化层，进入 P 型 Si 衬底，衬底中处于价带的电子将吸收光子的能量而跃入导带。当光子进入衬底时产生电子跃迁，形成了电子 - 空穴对。电子 - 空穴对在外加电场作用下，分别向电极两端移动，形成了光生电荷。光生电荷的产生决定于入射光子的能量（波长）和光子的数量（强度）。每个光生电荷的电量与对应像元的亮度成正比，这样一幅光的图像就转变成了对应的电荷图像。

2. 电信号转移

它的作用是存储和转移信号电荷，CCD 是通过变换电极电位使势阱中的电荷发生移动，并在一定时序的驱动脉冲下，完成电荷包从左到右的转移。转移部分是由一串紧密排列的 MOS 电容器组成，只要转移前方电极上的电压高和电极下的势阱深，电荷就会不断地向前运动。

3. 信号读出

当信号电荷传到 CCD 器件的终端时，由场效应管组成的电路将该信号读出。图像信号读出的过程：在一个场的积分周期内，光敏区吸收从目标投射来的光信号，产生光电子。这些光电子储存在各像元对应的势阱中，积分期结束时 (一场周期过后)，在场消隐期外来场脉冲的作用下，所有像元势阱中的光生电荷同时转移与光敏区对应的存储区势阱中，然后开始一场光积分。与此同时，消隐期间已经转移至储存区的光生电荷在脉冲的控制下，一行行依次排序进入水平位移寄存器。

四、DR 操作技术

(一) 操作界面的参数设计

目前 DR 操作大致分为检查资料的录入、界面曝光参数设置、图像后处理参数设置三部分。

1. 检查资料的录入

DR 界面中包括对被检者性命、性别、年龄、ID、检查部位、送检科室等相关信息的输入。输入方法有手动键盘输入、条形码读取及从工作单列表选择三种方式。手动键盘输入适用于未组建网络环境或网络出现故障时的 DR 设备使用，此输入方法可自定义输入项，减少不必要的输入，以加快整个工作流程；条形码的读取是在预先登记并打印好条形码后，通过红外线扫描直接将条形码内的相关信息读入设备中。条形码读取的优点是快速、准确、不易出错，但需增加打印机等相关设备；工作单列表选择方式是在网络环境中，通过在登记工作站终端安装相应登记软件，设置好相应参数及传输协议，一旦在登记工作站输入被检者相关资料，经 DR 刷新后立即可导入至检查列表中，操作者只需按照申请单上的姓名和 ID 号对应选取点击即可。

2. 界面曝光参数设置

为缩短检查时间和减轻操作者的劳动强度，DR 设备在曝光控制界面上都趋于标准化、程序化。厂家一般都预先设定各摄影部位的默认参数值，在选取摄影部位和相应体位后，即可调出曝光条件的参数组合。曝光方式分为手动和自动，手动方式可从给出的参数组合上重新调整和修改曝光所需的千伏值 (kV)、毫安值 (mA)、曝光时间 (s)。采用手动设置曝光条件方式需要操作者具有丰富的摄影经验，能掌握不同部位和体位的曝光条件变化规律。

自动曝光控制 (AEC) 可利用固定 kV 和 mA 值，通过曝光前对不同厚度和密度的组织自动探测其所需曝光剂量 (mAs)，来实现对 mAs 值的补偿。AEC 的原理与传统 X 线机上使用的自控曝光基本相似，是以电离室作为探测区域，在平板探测器与被检体间呈倒 "品"

字形排列的 3 个电离室探测点，三个区域互相串联，可任意选择和组合，以所选区域探测值的平均数为参考值，但有的 DR 设备为 5 个电离室探测点。当 kV 和 mAs 值固定时，能在曝光前准确测量照射在患者身后 X 线辐射剂量，当达到探测器的预定曝光剂量值时会自动关闭 X 线曝光系统。中心线偏离可使电离室部分直接暴露在 X 线下，使探测到的平均值减少而出现不同程度的噪声。对于同一部位 kV 值越低，mAs 补偿相应越多，图像表现得越平滑，但曝光量也越多；当 kV 值升高，mAs 相应减少，曝光量也减少，但噪声增多图像质量下降。mA 值越大，曝光时间就越短。在选取适当的焦点后，在 X 线机容量允许范围内尽量使用高 mA 值，这样可以避免因呼吸运动而使图像模糊。

3. 图像后处理参数设置

一般内置参数值是由出厂时由厂家工程技术人员预先设定，具体使用时，要求进行调整和修改，使图像得到满意的效果。如 GE 的 DR，图像后处理参数包括边缘增强、亮度、对比度、组织均衡 (TE)。边缘增强的调整可使图像边缘更为锐利，轮廓更为清晰，恰当的亮度和对比度 (窗宽窗位) 可使图像具有更佳的层次和丰富的信息，组织均衡是通过调节组织密度高低的区域和均衡的强度范围，使曝光不足或曝光过度的部分的图像信息重新显示出来，从而解决了摄影部位组织间的密度或厚度的差异造成的图像信息缺失。经过各参数的调整，使每次曝光后的图像都能取得预设的显示效果。

（二）基本操作技术

DR 的操作技术与常规 X 线检查操作步骤类似，由于加入了数字化和计算机、网络等技术，使检查流程更为快速。

1. DR 设备的开启

打开电源柜的总电闸，启动高压发生器电源和 DR 工作站计算机电源。从 DR 工作站计算机登录，进入到相应操作界面。关机时严格遵循关机顺序，严禁直接切断电源。

2. 球管预热

对刚开机的球管使用内置的曝光程式进行预热曝光，确保球管和 X 线的质量处于最佳状态。

3. 录入检查资料

阅读申请单，核对被检者各项资料，录入并选择要投照的部位和体位。

4. 调用曝光程序

选择手动或自动曝光方式，必要时在预设的曝光程序上重新对曝光参数值做调整。

5. 摆位及曝光

按照常规摄影体位要求摆位，并正确使用中心线和焦 - 片距，嘱咐被检者做曝光前的配合工作，然后按下曝光闸曝光。

6. 图像处理

观察图像处理效果，摆位是否符合要求，不满意时应马上调整重新拍摄。必要时对图像进行窗宽、窗位的调节，确保图像显示最佳，同时添加左右标注。如多部位检查时，重新选择曝光程序，分别进行摆位和曝光。

7. 传送图像

以手动方式或以设计的自动方式将图像通过网络传送到 PACS 中心存储器或诊断工作站等以备调阅。

8. 打印胶片

将图像发送至激光打印机，根据不同的情况选择单幅或多幅打印。

9. 准备工作

进入下一次检查的准备工作。

五、DR 的特殊成像技术

（一）双能量减影技术

双能量减影 (DES) 主要用于胸部摄影，是指应用不同的 X 线光子能量对密度不同的骨与软组织的吸收衰减特性，将胸片中骨或软组织的影像成分选择性减去后，生成仅有软组织或骨组织图像的技术。

X 线穿过人体组织过程中，因发生光电吸收效应和康普顿散射效应而衰减。光电吸收效应的强度与被曝光物质的原子量呈正相关，而康普顿散射效应与物质的原子量无关，与 X 线所经过的组织的电子密度呈函数关系，主要发生于软组织。双能量减影通过对穿透人体不同组织，经不同强度的光电吸收和康普顿效应衰减后的 X 线信号进行分离采集处理，从而选择性消除骨或软组织成分，得出组织特性的单纯软组织图像或骨组织图像。

一次曝光法双能量减影摄影，是对经被曝光物体衰减后所输出的 X 线能量进行分离，从而得到低能及高能图像，两幅图像来源于一次曝光，不存在因患者移动所造成的图像不能重叠的问题。

双能量减影的胸片其临床意义在于早期检出肺结节病变，由于去除了软组织与骨密度的互相干扰，对钙化或非钙化性肺结节，其检出率均较普通胸片有所提高。同时，对肋骨外伤病变和骨质病变也有较大意义。双能量减影对显示骨性胸廓和中央气道的病变、辨认正常或变异解剖 (尤其对骨性胸廓畸形患者) 均有帮助。

（二）组织均衡技术

组织均衡技术是利用数字化 X 线摄影曝光宽容度大、图像层次丰富等的特点和优势，通过摄影设备上的后处理软件，对采集的 DR 图像进行重新处理，使高密度组织与低密度组织在一幅图像上同时显示出来，形成一幅新的组织均衡图像。

组织均衡技术主要应用于密度差或厚度差较大的成像区域，如胸部正位的肺部和纵隔区心脏后缘、侧位股骨颈的上下区域、侧位的颈椎下段和胸椎上段、侧位的胸椎下段和腰椎段等，这些区域在曝光时常常容易出现曝光不足或曝光过度的现象，若要观察低密度组织，必然丢失高密度组织间的灰度差异；反之，若要观察高密度组织，则又必然丢失低密度组织间的灰度差异。虽然通过数字化技术来调节图像的窗宽、窗位，但每次调节只能从整体上改变图像的亮度和对比度，结果是高密度区域显示清楚时，低密度组织层次丢失，低密度组织显示良好时，高密度区域显示不佳。组织均衡技术的原理是利用了后处理软件将厚度大密度高的区域与厚度小密度低的区域分隔开来，分别赋予各自的灰阶值，使得厚薄和高低密度组织的部位均形成对比良好的图像，然后重新叠加在一起，经计算机特殊重建处理，使高密度组织与低密度组织在一幅图像上同时显示出来，形成一幅组织均衡的图像。组织均衡图像层次丰富，在增加图像信息量的同时，又不损失图像的对比度。

组织均衡技术无须反复调节窗宽、窗位，在同一张图像上不同体厚部位的细节均可清晰显示，避免了分段或分次照射导致的同一患者反复曝光，既减少了受检者的吸收剂量，又减轻了技师的工作强度，提高了工作效率。当采集完原始数据，操作者可以调节参数得到不同程度的组织均衡图像，以提供多方面的诊断需求。

组织均衡技术需曝光前在相应部位的曝光程式中添加组织均衡参数，一旦参数设置后，曝光即直接形成组织均衡图像。除选择恰当的组织均衡参数外，还需足够的曝光剂量，才能达到最佳的处理效果。运用组织均衡技术有时可出现图像噪声增大，这时应采用相应图像降噪技术。

（三）数字融合断层技术

体层摄影技术经历了普通胶片断层技术、数字 X 线断层技术和数字融合断层技术 (DTS) 三个发展时期。数字融合断层技术也称为三维断层容积成像技术，是 DR 新的成像技术，该功能通过一次低剂量的扫描可以获得检查区域内任意深度的多层面高清晰度的断层图像，其空间分辨率高，曝光剂量低，操作简单快捷。

1. 设备构造及成像原理

DR 动态平板、运动的 X 线管组件、计算机后处理工作站及软件是数字融合断层技术必不可少的组成部分。DR 动态平板探测器具有快速采集能力，即在短时间内可完成对多次曝光数据的处理，是数字融合断层技术的基础，X 线管组件在机械运动装置驱动下以直线运动完成对检查部位的多角度多次曝光，以保证能足够获取数字融合断层技术所需的信息量，计算机后处理工作站对大量的图像数据信息进行集中和处理，利用专用软件重建出任意层面的断层图像。

数字融合断层技术的原理是在传统几何体层摄影的基础上，基于 DR 动态平板与图像后处理软件相结合的一种 DR 体层摄影技术。在预设的融合断层曝光程式控制下，X 线管组件在球管长轴方向上始终对准平板探测器中心已设定的照射角范围做直线运动，并按顺序依次曝光，平板探测器以固定或同步反向移动相配合，快速采集曝光数据。计算机对图像数据采用位移叠加的算法，将序列的图像分别进行适当的位移后再叠加融合，人为地创建不同体层深度的聚焦层面图像。由于每幅图像的厚度可以人为进行调整，选择不同的起始层和终末层高度，调整层厚和重叠百分比，同时可以调整层间距（类似于 CT 容积成像后处理方式），最终重建出任意深度层面图像。

2. 摄影技术

数字融合断层技术可采取站立位和卧位两种方式，这两种方式均可获得被检者部位任意冠状层面的数字化影像，也可通过一些特殊的体位设计和摆位，获得人体某些部位的轴位及矢状位图像。

一般检查前先拍摄一张标准 DR 图像，其检查步骤是：输入患者信息后，在设备上选取预设的融合断层曝光程式，选定投照位置和摄影距离，根据投照位置和患者个体情况选择投照条件，如 kV 值、mA 值、曝光时间，选择病变距床面的距离，病变的扫描范围，X 线球管的照射角等，检查胸部时还需对患者进行呼吸训练。设置和摆位完成后，按住曝光手闸曝光至曝光结束。曝光方式有以下两种。

(1) 曝光时机械运动装置驱动 X 线管组件与探测器在一定成角范围内做同步反向运动，在 X 线管组件运动过程中，X 线管组件自动跟踪技术使中心线始终指向探测器中心，预设的多次脉冲曝光程序在运动过程中按时间顺序依次曝光。

(2) 曝光时机械运动装置驱动 X 线管组件成角度地连续曝光，而探测器平板固定在一个位置不随 X 线管组件的移动而移动，预设的连续曝光程序在运动过程中按顺序依次曝光。

数字融合断层技术检查方法简单、剂量低，对胸部检查可提高胸部小结节的检出率，提高胸部血管断面与肺部结节病变的鉴别能力，清楚地观察主支气管、气管隆凸和气管分叉的情况；对脊柱的检查可从前至后层层清晰地显示椎体、椎间隙、椎弓根、上下小关节间隙、棘突；对静脉肾盂造影的融合断层可了解双肾包膜的完整性、肾盂肾盏的形态，更清楚地观察到全程输尿管的行径有无狭窄，观察膀胱区的输尿管开口情况；对急腹症的检查能更清楚地了解肠梗阻的区段，更容易发现膈下游离气体；对骨关节的检查可避免金属植入物及石膏绷带对图像的影响，能避开重叠干扰，能观察到骨小梁、骨皮质和骨髓腔的情况，大大提高骨折或骨质破坏的检出率。

（四）图像拼接技术

图像拼接是 DR 在自动控制程序模式下，一次性采集不同位置的多幅图像，然后由计算机进行全景拼接，合拼为大幅面 X 线图像。

一般的 DR 探测器最大成像长度为 43cm，能满足绝大多数摄影部位的人体组织器官显示要求。当影像诊断和临床治疗中需要显示出更大的成像长度时，就必须使用多次摄影和图像拼接技术。

图像拼接技术所采用的图像采集过程一般分为两种：一是图像采集曝光时，X 线管组件固定于一个位置，探测器和球管沿患者身体长轴移动 2～5 次，X 线管组件做连续 2～5 次的曝光。计算机随即将 2～5 次曝光所采集到的多组数据进行重建，做"自动无缝拼接"，形成一幅整体图像。该方法为减小 X 线锥形束产生的图像畸变，X 线管组件在多次曝光时，分别设定了不同的倾斜角，即 X 线管组件与探测器采用的非平行摄影技术，能在图像的拼合过程中有效地消除视差造成的图像失真和匹配错位现象。

另一种图像拼接技术采用 X 线管组件垂直探测器，DR 探测器跟随着 X 线管组件实现同步移动，分次脉冲曝光采集后自动拼接的方法。该方法的特点是中心线与探测器在曝光时始终保持垂直，并使用长条形窄视野，从而减小斜射线的投影。

自动无缝拼接技术的临床意义在于一次检查完成大幅面、无重叠、无拼缝、最小几何变形、密度均匀的数字化 X 线图像。特别是对脊柱侧弯及前、后凸术前诊断及术后检查、治疗效果分析等方面具有重要的作用。

第四节　乳腺 X 线摄影

乳腺 X 线摄影最早于 1913 年由德国的医师 Saloman 开始进行研究，1930 年美国的 Warren 采用钨靶 X 线机、细颗粒探测器及增感屏技术进行乳腺摄影。1960 年美国的 Egan 采用大照射量、低管电压、无增感屏方法进行乳腺摄影，图像质量又有所提高。1970 年法国首先推出专供乳腺及其他软组织摄影用的钼靶 X 线机，使乳腺图像的细微结构更加丰富和对比度明显提高。

一、设备与成像原理

乳腺 X 线摄影系统由高压发生器、X 线管 (铍窗、附加滤过)、X 线摄影机架、操作控制台、辐射防护屏等构成。

乳腺 X 线摄影机架包括 "C" 形臂或球形臂、准直器、影像接收器、滤线栅、自动曝光控制系统、压迫器等。作为乳腺 X 线数字摄影系统还应包括数字探测器和图像采集工作站等部件。

(一) 高压发生器

乳腺 X 线摄影系统高压发生器的设计性能与常规 X 线摄影装置类似。采用逆变式高压发生器是现代乳腺摄影系统设计的标准。逆变式高压发生器的高频状态是 50Hz 的上千倍。电感可以减小到原来的上千分之一，变压器的铁芯横截面积相应减小，从而使变压器体积和重量大幅减小。此外，逆变式高压发生器可以获得平稳直流高压，高压波纹率降低，短时间曝光不受电源同步的影响，千伏峰值 (kVp) 控制精度提高。一般乳腺 X 线摄影系统的逆变频率在 20 ～ 100kHz。乳腺 X 线摄影系统的最大高压输出功率在 3 ～ 10kW，管电压范围在 22 ～ 35kVp，调节档次为 1kVp，X 线管电流调节范围在 4 ～ 600mAs。

（二）X线管

乳腺X线摄影系统的X线管要求设计两个焦点，大、小焦点的尺寸一般为0.3、0.1，大焦点最大管电流为100mA，小焦点最大管电流为25mA。小焦点是为乳腺放大摄影而设计的，以便将高频信息放大变成低频信息加以识别。X线管焦点越小，分辨力越高，信息传递功能也越高。在放大倍率为1.5的情况下，0.3焦点下的极限分辨力为10lp/mm，而在0.1焦点下的极限分辨力为20lp/mm。

乳腺X线摄影设备的X线管标准靶物质是钼。但是钼与铑或者钼与钨组合而成的双靶轨道X线管正被应用，特别是新近发展的装备又开始采用钨靶X线管。15～25keV是产生乳腺X线吸收差异的最佳能谱范围。然而，从X线管发射出来的是一束混合射线，其中光谱的高能X线大部分穿透乳腺组织，将使对比度降低；而光谱的低能X线不能充分地穿透，将造成乳腺组织辐射剂量增加。因此，去除高能和低能X线是乳腺X线摄影必然要达到的目的，而其中最重要的一步就是选择合适的靶物质/滤过的组合。

通常靶物质/滤过的组合包括：钼靶/钼滤过、钼靶/铑滤过、铑靶/铑滤过和钨靶/铑滤过。通常总滤过必须相当于0.5mm铝或者0.03mm钼。附加0.025mm铑时，总滤过相当于0.5mm铝。从图像质量和患者接受辐射剂量两方面综合考虑，使用钼靶时能够通过一定能谱范围内的钼特征放射得到较大强度的X线。

另外，附加具有20keV吸收端的钼滤过时，能够将X线频谱中的低能成分和使对比度降低的吸收端以上的高能成分同时过滤，并且选择性地保留特征X线。铑滤过的吸收端比钼滤过的吸收端高3.2keV，20～23keV之间的高能连续X线不易吸收，其结果是增加了X线穿透力，实现了使用更少的X线量进行摄影的可能性。对于更加致密或者厚度很大的乳腺，可以选择使用铑靶/铑滤过或者钨靶/铑滤过的组合。钨靶/铑滤过的能谱没有低能的特征X线，在低能范围内强度较低，在能量为20～23keV时强度增加，K边缘以上的光子经滤过后显著减少。

按钼靶/钼滤过、钼靶/铑滤过、铑靶/铑滤过、钨靶/铑滤过的顺序，X线质逐渐变硬，穿透力逐渐增强。因此，在临床应用中，必须根据乳腺密度、厚度及要达到的技术目的合理地选择组合（表1-1）。

表1-1　不同靶物质/滤过组合下管电压的选择

乳腺厚度 (cm)	靶物质/滤过组合	管电压 (kVp)
＜3	钼靶/钼滤过	25～26
3～5	钼靶/钼滤过	26～28
5～6	钼靶/铑滤过	28～30
＞6	钼靶/铑滤过（铑靶/铑滤过）	＞30

美国的临床试验和科学调查发现，采用数字乳腺摄影拍摄所有厚度的乳腺，钨靶 X 线管配合铑和钼滤过是最佳选择，既能保持现有数字乳腺摄影系统出色的影像质量，同时辐射剂量减少 30%。

（三）自动曝光控制

乳腺 X 线摄影系统均配备有自动曝光控制 (AEC)，其目的是获取稳定、适宜的影像密度。AEC 装置位于影像接收器 (探测器、IP、平板探测器等) 下方，标准配置由 1 ~ 3 个半导体探测器构成的传感器和放大器、电压比较器组成控制系统。AEC 装置预置了相关的技术参数，以便达到乳腺影像的适宜密度。

全自动曝光控制 (AOP) 是 GE 公司推出的全自动曝光系统，它的特点是自动为每一位患者设定个性化的 kVp、靶物质及滤过。AOP 通过最初的 15ms 的预曝光，自动测量乳腺的厚度、密度，由此自动选择靶物质、滤过、kVp 等参数，以控制照射量，结束曝光。

（四）乳腺摄影系统机架装置

乳腺摄影系统机架装置可以在患者处于站立位或者坐位时，获取不同角度和放大倍数的图像。乳腺摄影系统的机架分为 "C" 形臂和球形臂两种，一般采用 "C" 形臂的较多。

"C" 形臂由乳腺摄影系统立柱上的滑架支持，可通过手动或者电动进行上下移动和旋转运动。"C" 形臂的一个设计特点是等中心旋转，以患者乳腺为转动中心，无论头尾位 (CC)、内外斜位 (MLO) 还是侧位摄影，都无须改变 "C" 形臂的高度和患者的位置。它的另一个设计特点是镜像记忆功能，能进行一侧 MLO 位摄影和变换到另一侧摄影时，"C" 形臂自动旋转到与前一次摄影相对称的位置，如此可确保两侧体位的对称性，且简化操作，提高效率。"C" 形臂的设计结构保证了任何情况下 X 线中心线永远垂直于影像接收器 (屏 - 片、IP 或 FPD)，射线源到影像接收器的距离一般为 60cm。

球形臂设计的最大特点是患者体位舒适、技师操作空间大。球形臂的设计益于患者身体的稳定，便于乳腺固定，且胸部肌肉放松，乳腺自然下垂，有利于更多的乳腺组织和靠近胸壁处乳后组织及腋尾区病变进入照射野。同时，技师可面对患者，拥有更广的操作区域，方便观察、定位；正面观察，与患者正面交流，可随时观察患者状态。双手操作，对于乳腺的牵拉、压迫、定位更为准确、方便，使乳腺在照射野中的定位更易于控制。球形臂的设计结构为三维移动，即垂直升降、同心旋转、前后倾斜。

（五）探测器

在乳腺托盘和滤线器下方是影像接收器。对于传统乳腺 X 线摄影机来说，它以暗合仓的方式装载屏 - 片系统胶片进行影像的获取、检测。对于数字乳腺摄影系统来说，它可以装载乳腺摄影专用的 IP、数字平板探测器等。

数字乳腺摄影探测器按照原理可以分为 3 类：光激励存储荧光体 (PSP)、全野有源矩阵探测器和扫描系统。从 X 线光子转换为电荷的形式来讲，又可分为间接转换和直接转换两种类型。间接转换探测器有 CR 所用的光激励存储荧光体成像板、碘化铯 / 非晶硅平板探测器、间接转换"狭缝"扫描系统。直接转换探测器有非晶硒平板探测器和直接光子计数技术(直接转换"多狭缝"扫描系统)。

(六)准直器

准直器的窗口通过手动或自动调整,以获取与所选用的影像接收器尺寸一致的光野。光野与照射野的误差应在焦点-影像接收器距离(SID)的 2% 以内。

(七)滤线栅

影像接收器上面是一个可以移动的活动滤线栅,当不需要滤线栅时,可以很容易地取下。乳腺 X 线摄影中使用的滤线栅有线型滤线栅和高通多孔型滤线栅(HTC),也称为蜂窝状滤线栅。乳腺 X 线摄影使用的典型的线型聚焦滤线栅栅比为 4:1 ~ 5:1、栅焦距为 65cm、栅密度为 30 ~ 50I/cm、活动滤线栅曝光倍数为 2 ~ 3。线型滤线栅板一般为铅,栅板间的充填材料有木、碳纤维、铝,当前采用较多的是碳纤维和铝。

(八)压迫器

压迫器通常用边缘增强的有机玻璃板制成,其可以在立柱上上下运动,运动方式可以是手动或者电动。电动方式由微机控制,提供连续变化的柔性压迫速率,根据腺体大小和弹性自动感应压力,使腺体压迫更加均匀适度。压迫器应具有安全保护措施,保证患者不受到伤害。

适宜的压迫是乳腺 X 线摄影程序中非常重要的组成部分,压迫的主要目的是减少乳腺厚度,以利于 X 线束容易穿透乳腺组织。压迫减小了乳腺到影像接收器的距离,降低了几何模糊,空间分辨力得到提高;压迫还使乳腺内的结构分离,降低病变模糊带来的假阴性或者正常组织重叠而导致的假阳性;压迫减小了适宜曝光所需要的乳腺平均腺体剂量,同时散射线减少,提高了对比度;适当的压迫固定了乳腺,减少了产生运动模糊的概率。

(九)工作站

乳腺 X 线摄影工作站由计算机硬件和软件构成,用于乳腺影像的后处理、诊断评价以及影像的硬拷贝和存储传输。常见的处理一般有窗宽、窗位的调节,灰度调节,影像黑白反转,放大,距离测量等。硬件配置包括高性能的 CPU,大容量的内存和硬盘,光存储设备,DICOM 接口,高分辨、高亮度显示器等。

(十)乳腺 X 线摄影的附加器件

乳腺 X 线摄影系统的附件根据各公司设备的型号和配置不同而异。常见的摄影辅助附件有腋窝板、放大平台、乳腺支持器、液压座椅等。

二、摄影技术

乳腺 X 线摄影时被检者通常取站立位和坐位。在乳腺 X 线摄影体位的选择中,内外

斜位 (MLO) 和头尾位 (CC) 是所有乳腺 X 线摄影常规采用的体位。

(一) 内外斜位

内外斜位 (MLO) 显示的乳腺组织比较全面。患者的常规体位为站立位，如不能站立，也可采取坐位。内外斜位的操作步骤如下。

(1) 嘱咐患者面对摄影设备站立，两足自然分开，探测器托盘平面与水平面角度呈 30°～60°，使探测器与胸大肌平行。X 线束方向从乳腺的上内侧面到下外侧面。

(2) 为了确定胸大肌的角度，技师将手指放置在肌肉后方的腋窝处，患者肩部放松，技师将胸大肌轻轻向前推移，使可移动的外侧缘更加明显。高瘦患者所需角度为 50°～60°，矮胖患者所需角度以 30°～40° 为宜，一般身高体重的患者所需角度为 40°～50°。探测器与胸大肌的角度不平衡将导致乳腺成像组织减少。双侧乳腺的体位角度通常相同。

(3) 运用可移动组织向固定组织运动原理，提升乳腺，然后向前、向内移动乳腺组织和胸大肌。

(4) 患者成像乳腺侧的手放在手柄上，移动患者肩部，使其尽可能靠近滤线栅的中心。

(5) 探测器托盘的拐角放在胸大肌后面腋窝凹陷的上方，即滤线器拐角处定位在腋窝的后缘，但要在背部肌肉的前方。

(6) 患者的手臂悬在探测器托盘的后面，肘弯曲以放松胸大肌。向探测器托盘方向旋转患者，使托盘边缘替代技师的手向前承托乳腺组织和胸大肌。

(7) 向上向外牵拉乳腺，离开胸壁以避免组织影像相互重叠。

(8) 然后开始压迫，压迫器经过胸骨后，连续旋转患者使她的双臂和双足对着乳腺摄影设备。压迫器的上角应稍低于锁骨。当将手移开成像区域时，应该用手继续承托乳腺，直至有足够压力能保持乳腺位置为止。

(9) 向下牵拉腹部组织以打开乳腺下皮肤褶皱。整个乳腺从乳腺下褶皱到腋窝，都应位于暗合托盘的中心。

(10) 非检侧方乳腺对检查有影响时，让患者用手向外推压，然后嘱咐患者保持身体不动，平静呼吸中屏气曝光。

(二) 头尾位

头尾位 (CC) 作为常规摄影体位，应确保在 MLO 中可能漏掉的组织在 CC 中显示出来。如果 MLO 有组织漏掉的话，最有可能是在内侧组织。因此，在 CC 上要求显示所有内侧组织，同时应该尽可能多地包含外侧组织。CC 的操作步骤如下。

(1) 技师站在患者所检查乳腺的内侧，以便轻松自如地控制被检者体位。

(2) 按乳房的自然运动性高度，提高乳腺下褶皱升高暗合托盘与提升的乳腺下褶皱缘接触。一只手放在乳房下，另一只手放在乳房上，轻轻将乳腺组织牵拉远离胸壁，并将乳头置于探测器托盘中心。

(3) 用一只手将乳房固定在此位置上，提升对侧乳房，转动患者，直至滤线器的胸壁缘紧靠在胸骨上，将对侧乳房放在暗合托盘的拐角上，而不是暗合托盘后面。患者头部向前放在球管一侧，这样患者身体可以向前倾，使乳房组织摆在影像接收器上。

(4) 为了提高后外侧组织的可显示性，用乳房上方的手经过暗合托盘胸壁缘，将乳房后外侧缘提升到暗合托盘上，这应该确保在患者无旋转的情况下完成。

(5) 嘱咐患者未成像一侧的手臂向前抓住手柄，技师手臂放在患者背后，这样有助于协助患者保持肩部放松。同时用手轻推患者后背，以防止患者从乳腺摄影设备中脱离出来。用手牵拉锁骨上皮肤，以缓解在最后压迫过程中患者皮肤的牵拉感。

(6) 在进行压迫时，固定乳房的手向乳头方向移动，同时向前平展外侧组织以消除褶皱；患者成像一侧的手臂下垂，肢骨外旋。此种上臂摆位可以去除皮肤褶皱。如果皮肤褶皱依然存在，则用一根手指在压迫装置外侧缘滑动，以展平外侧的皮肤褶皱。

(7) 嘱咐患者保持身体不动，平静呼吸中屏气曝光。

（三）乳腺 X 线摄影中的特殊体位

乳腺 X 线摄影中除了常规的 MLO 和 CC，还有许多常规的附加体位可以进行选择，以便更好地对病变进行定位、定性诊断。

1. 90° 侧位

90° 侧位也称直侧位，是最常用的附加体位，包括外内侧位和内外侧位。90° 侧位与标准体位结合成三角形来定位乳腺病变，90° 侧位能提供最小的物片距，以减小几何模糊。当在 MLO/CC 中的一个体位上有异常发现，而另一个体位上看不见时，应首先确定它是否真实存在，是否为重叠组织或者探测器或者皮肤上的伪影，加拍一张 90° 侧位会提供这些信息。在斜位或 90° 侧位上病变相对于乳头位置的改变，可用来确定病变是位于乳腺的内侧、中间、还是外侧。当临床触诊已经确定病变在乳房的内侧时，则首选外内侧位。

外内侧位的操作步骤：球管臂旋转 90°，暗合托盘顶部在胸骨上切迹水平。患者胸骨紧贴暗合托盘边缘，颈部前伸，下颌放在托盘顶部。向上向中牵拉可运动外侧和下部组织。向暗合托盘方向旋转患者，使压迫板经过前部肌肉。患者手臂高举过暗合托盘，肘部弯曲以放松胸肌。继续旋转患者直至乳腺呈真正侧位，且位于暗合托盘中央。然后向下轻轻牵拉腹部组织以打开乳房下褶皱。

内外侧位的操作步骤：球管臂旋转 90°，患者手臂外展 90° 跨越暗合托盘顶部放置。同样使用相对固定组织的运动原理，向前向内牵拉乳腺组织和胸大肌，向上向外提升乳房，且轻轻牵拉使其离开胸壁，使患者身体向暗合托盘旋转并开始压迫。当压迫板经过胸骨后，继续使患者旋转直至乳腺呈真正侧位，且位于暗合托盘中央。继续进行压迫直至组织紧张为止。然后向下轻轻牵拉腹部组织以打开乳房下褶皱。

2. 定点或锥形压迫位

定点或锥形压迫位是一个应用较多的简单技术，特别有助于密集组织区域的模糊或不明确的发现物。与整体乳腺压迫相比，定点压迫能允许感兴趣区厚度有大幅减小，从而提高乳腺组织的分离程度。定点压迫用来对感兴趣区内正常与异常组织结构的区分，可产生更高的对比度和对发现物更精确的评估。

各种尺寸的定点压迫设备，尤其是较小的设备，均可进行较为有效的定点压迫。根据最初的乳腺 X 线影像，技师通过确定病变的具体位置来确定小的压迫装置的放置位置。为了确定病变的具体位置，需要测量乳头至病变的垂直距离。用手模拟加压，将三种测量值转换成标记来确定病变的具体位置，然后将中心的定点压迫装置放在病变上方。

定点压迫位通常结合小焦点放大摄影来提高乳腺细节的分辨力。

3. 放大位

放大位有助于对病灶密度或团块的边缘和其他结构特征进行更精确的评估，有利于对良恶性病变的区分。放大位还对钱化点的数目、分布和形态具有更好的显示。此技术还可用于在常规体位中不易发现的病变。

放大位一般使用 0.1 的小焦点，同时需要一个放大平台来分离被压乳腺和探测器，放大率为 1.5～2 倍。由于放大位乳腺摄影采用空气间隙和微焦点技术，将会导致患者曝光的时间相对增加，从而增加了辐射剂量。

4. 夸大头尾位

夸大头尾位能显示包括大部分腋尾的乳腺外侧部分的深部病变。患者的起始体位同常规的 CC 位，在提升完乳房下部褶皱后，转动患者直至乳腺的外侧位于暗合托盘上。如果肩部稍微挡住了压迫板，可使球管向外侧旋转 5°，以保证压迫器越过胸骨头，不要向下牵拉肩部，从而使双肩位于同一水平上。

5. 乳沟位（双乳腺压迫位）

乳沟位（双乳腺压迫位）是用于增加乳腺后内侧深部病变显示的体位。患者头转向兴趣侧的对侧，技师可以站在患者背后，弯曲双臂环绕患者，双手触及患者双侧乳腺，也可以站在患者被检乳腺内侧的前方。确保提升乳房下褶皱，将双乳放在暗合托盘上。向前牵拉双侧乳房的所有内侧组织，以便于乳沟成像。如果探测器位于乳沟开放位置的下面，必须使用手动曝光技术。如果能将被检侧乳房放置在探测器上方，且乳沟轻微偏离中心，则可以使用自动曝光技术。

6. 人工植入物乳腺成像

人工植入物乳腺成像可采取常规的头尾位和内外斜位，需要手动设置曝光参数，压迫程度受植入物的可压迫性限制。除常规体位外，人工乳腺患者应该有修正的头尾位和修正的内外斜位。在修正体位中，植入物相对于胸壁向后向上移动，轻轻牵拉乳腺组织向前放置至影像接收器上，同时用压迫板固定此位置。

对于头尾位来说，相对于植入物的上方和下方的组织与前方组织一起向前牵拉。对于内外斜位来说，上内颌下外方组织与前部组织一起向前牵拉。此过程可以大大改善乳腺组织的可视性。

三、乳腺导管造影与穿刺活检

（一）乳腺导管造影

乳腺导管造影是经乳头上的导管开口，注入对比剂以显示乳腺导管形态及邻近组织结构改变的检查方法。

1. 适应证

有乳头溢乳的患者；无乳头溢乳的某些乳腺癌患者。

2. 禁忌证

急性乳腺炎患者；乳腺脓肿；哺乳期；碘过敏者。

3. 操作步骤

患者取仰卧位或坐位，技师取坐位。常规消毒乳头，仔细检查乳头，轻轻挤压患侧乳头使乳头有少量溢液流出，直至明确异常导管开口。如果挤出溢液过多则可能掩盖导管开口，使分辨异常导管开口更加困难。明确溢液的导管开口后，将30G钝头直针顶端对准导管开口位置，缓慢竖直进针，进针时不要施加太大压力。如果进针过程中患者感到疼痛，应停止操作，调整位置。进针后停留几秒观察是否有对比剂回流到注射器中，而且注射对比剂时可见到溢液集中在针头周围，即说明进针的导管是病变导管。确定针头插入正确的导管后，注入0.2～0.4ml对比剂（对比剂可用水溶性碘对比剂，如50%复方泛影葡胺，或相应浓度的非离子型对比剂），同时压迫乳头以避免对比剂流出。当对比剂反流时，擦净乳头并让患者自己压迫乳头。随后进行CC和90°侧位加压放大摄影，并查看影像，如需要的话可将剩余对比剂注入后再摄片。

如果进针过程困难，可以采取以下措施。

(1) 在乳头部位热敷数分钟有助于乳头肌肉松弛。

(2) 酒精棉球擦拭乳头特别是导管开口的角质物质。

(3) 轻轻将乳头上提，使乳晕区导管变直。

(4) 进针时让助手轻轻牵拉乳头。

(5) 改变进针角度。

(6) 用拇指和示指缓慢地旋转进针。

4. 摄影技术

摄影位置采用CC及90°侧位，曝光条件要稍高于乳腺平片摄影。可以采用放大摄影，使用小焦点放大1.5～2倍，有利于小分支导管病变的显示。

（二）乳腺X线立体定位穿刺活检

乳腺X线立体定位穿刺活检是20世纪90年代在计算机辅助下开展起来的一种新的

针对乳腺微小病变的活检方法，包括弹射式空心针活检和 X 线立体定位真空辅助空心针活检。原理是 X 线在垂直于压迫平面时拍摄一张定位像，再分别于 +/-15，拍摄 2 幅图像，根据所造成的视差偏移，数字乳腺机工作站可自动计算病灶深度，即穿刺深度，并可把深度值直接转换成与具体操作相关的数据，准确地定位病灶。目前的立体定位系统均采用立体坐标。计算机系统在 X 轴、Y 轴和 Z 轴平面上，计算出病灶的精确位置，定位精度在 0.1 ～ 0.2mm，所获得的标本材料能做出正确的病理诊断。

操作步骤如下。

(1) 向被检者解释整个操作过程，以及取样时穿刺枪发出的声音，以减轻被检者的恐惧感。

(2) 采用专门的俯卧检查床和附加装置 (也可以使用标准的乳腺 X 线摄影单元和附加的立体定位装置)，穿刺路径采用病变与皮肤的最近距离，固定乳腺，并用带窗的加压板压迫，采集定位像，如果病变位于加压板有窗的部分内，则进行立体定向摄影 (中线右侧和左侧 15° 分别摄影)。

(3) 确定参考点，并在立体定位片上选择坐标，计算机计算出立体定位片所选穿刺目标的横轴、纵轴和深度坐标。

(4) 采用 1% 利多卡因进行局部麻醉，采用 11 号手术刀在皮肤表面做一小切口以利于 11G 或 14G 穿刺针进入，所有操作均从一个皮肤切口进入。

(5) 穿刺针从皮肤切口进入预定深度，取样前摄片以确定穿刺针与病变的关系，确认位置正确后打开穿刺针保险，提示被检者将进行穿刺取样，据所采用的穿刺取样方法，将穿刺针轻微撤出，然后取样。

(6) 穿刺枪取样后摄片确定穿刺针最终位置。

(7) 取出穿刺针，将穿刺标本浸入 10% 甲醛缓冲液。如果穿刺目标为钙化，需对标本进行 X 线摄片以确定是否所有钙化都被取出，否则，应该再次穿刺。

四、图像质量控制

乳腺摄影质量控制是乳腺摄影质量管理的主要内容，它涉及乳腺摄影检查中所有的技术环节，是获得稳定的、高质量的乳腺 X 线图像的前提条件。

（一）摄影成像

根据不同的成像方式选择合适的图像质量控制方法。如果采用的是传统的屏胶成像方式，其质量控制内容分屏 - 片密着状态、增感屏清洁、洗片机的质控、暗室质控等几个环节。如果采用的是数字成像方式，其质量控制内容主要是数字成像板的质控。

（二）压迫水平

压迫水平是提高乳腺摄影质量的重要措施。恰当的压迫可以减少 X 线照射剂量，降低散射线，改善影像的对比度、锐利度及模糊度。压迫检测是测试在手动和电动模式下，压迫系统能提供足够的压力。ACR的建议标准：压迫系统所提供的压力应在111～200N(牛顿)。

(三)体模成像

使用乳腺模型对影像质量的稳定性进行监测。ACR推荐用RMI-156型乳腺模型，每月一次或在怀疑影像质量发生变化时，对乳腺影像的密度、对比度和一致性进行评估。

此外，乳腺摄影质量控制还包括每月一次的设备运行检查、废片和重拍片分析、影像显示链监测等内容。

第二章 MRI 成像技术

第一节 MRI 的基本原理

生物体组织能被电磁波谱中的短波成分(如 X 线)穿透,但能阻挡中波成分如紫外线、红外线及微波。令人诧异的是,人体组织允许磁共振产生的长波成分如无线电波穿过,这是磁共振能用于临床的基本条件之一。

磁共振 (MR) 实际上是指核磁共振 (NMR)。由于害怕"核"字引起某些人的误解与疑惧,目前通称为磁共振 (MR)。核子自旋运动是自然界的普遍现象,也是核磁共振的基础。"磁"有两个含义。

(1) 磁共振过程发生在一个巨大外磁体的空腔内,它能产生一个恒定不变的强大的静磁场 (B_0)。

(2) 在静磁场上按时叠加另外一个小的射频磁场以进行核激励并诱发核磁共振 (B_1);还要叠加一个小的梯度磁场以进行空间描记并控制成像。

"共振"是借助宏观世界常见的自然现象来解释微观世界的物理学原理。例如一个静止的音叉在另一个振动音叉的不断作用下即可能引起同步振动,先决条件是两个音叉固有的振动频率相同。核子间能量的吸收与释放亦可引起共振,处于低能级的氢质子吸收的能量恰好等于能级差即跃迁到高能级水平,释放的能量恰好等于能级差又可跌落回低能级水平,核子这种升降波动是在一个磁场中进行的,故称之为"核-磁共振"。

从人体进入强大的外磁场 (B_0),到获得清晰的 MR 图像,人体组织与被检部位内的每一个氢质子都经历了一系列复杂的变化,主要有以下变化。

(1) 氢质子群体的平时状态:在无外磁场 (B_0) 的作用下,平常人体内的氢质子杂乱无章地排列着,磁矩方向不一,相互抵消。

(2) 在外加磁场中的氢质子状态:人体进入强大均匀的外加磁场 (B_0) 中,体内所有自旋的混乱的氢质子,其磁矩方向将重新定向,按量子力学规律纷纷从杂乱无章状态变成顺着外磁场磁力线的方向排列,其中多数与 B_0 磁力线同向(处于低能级),少数与 B_0 磁力线逆向(处于高能级),最后达到动态平衡。

(3) 通过表面线圈从与 B_0 磁力线垂直的方向上施加射频磁场 (RF 脉冲),被检部位的氢质子从中吸收了能量并向 XY 平面上偏转。

(4) 射频磁场 (RF 脉冲) 中断后氢质子释放出它们吸收的能量并回到 Z 轴的自旋方向上。

(5) 释放出的电磁能转化为 MR 信号。

(6) 在梯度磁场（由梯度线圈发出）辅助下 MR 信号形成 MR 图像。

第二节 MRI 的基本设备

磁共振成像设备相当复杂，各厂家的产品有所差异，但基本设备均由两大部分组成，一是 MR 信号发生与采集部分，二是数据处理及图像显示部分。本节重点介绍磁共振设备的主要部件，使用户有选择的余地。

一、磁场

（一）磁场的产生

磁场由运动的电荷产生，运动电流 (D) 与导线长度 (dB) 的乘积即产生一个小的磁场。导线总长度产生的磁场总和即为总磁场。复杂形状的导线与多个导线会产生相当复杂的磁场。

（二）场强

稳定的外磁场 (B_0) 是磁共振的基本条件，但究竟采用多大的场强才能产生最好的 MR 图像迄今仍有争议。在一般情况下 FID 的信噪比 (SNR) 越高 MR 图像质量越好，但有一些因素会影响信噪比的提高。T_1 弛豫时间在一般情况下随着场强的增加而相应延长，从 $B_01/4$ 至 $B_01/2$。在成像过程中信噪比取决于 T_1 与 TR 之比，也就是说 SNR 取决于 90° 脉冲间纵向弛豫量。如果 TR 值固定，T_1 增加会使 SNR 丢失，但这种丢失比场强增加获得的 SNR 增加要小得多。

T_1 值变异引起的对比度噪声比 (CNR) 更为复杂，因为必须同时考虑两个因素，一是 T_1 改变所致的对比度变化，二是场强增加对 SNR 的作用。因此，CNR 将取决于两种特定组织的 T_1 值相对变化。T_2 弛豫时间与场强的关系不大，所以无须考虑 T_2 的影响。

在高场强条件下射频脉冲 (RF) 不均匀比较明显，在观察野会形成不确定的倾斜角，并引起 SNR 丢失。其他一些因素不影响 SNR，但可影响成像质量，也必须予以考虑。

(1) 在高场强中化学位移伪影比较明显，在水／脂肪交界线上由于两种成分的共振频率不同，会引起一道薄线影。

(2) 在高场强中运动伪影加重，其原因尚不清楚。

(3) RF 储热效应随场强的平方而增加，但与成像质量无关。

二、磁体

（一）磁体的种类

全身 MR 成像所用的磁体分为三种。

(1) 阻抗型（常导型）。

(2) 超导型。

(3) 永磁型。

阻抗型（常导型）磁体由电流产生磁场，导线由铝或铜制成，线圈分为几组，缠绕成圆桶状，它们均有明显的电阻，故为阻抗型（常导型）电磁体。电阻会消耗电能并使磁体产热。电能消耗量与场强的平方成正比。场强过高冷却系统将无法承受。全身阻抗型 MR 扫描仪的场强只能达到 $0.02T \sim 0.4T_2$，老式阻抗型 MR 扫描仪当场强为 0.15T 时，耗电量为 30KW 量级。新式 0.5T 阻抗型 MR 扫描仪耗电量为 45KW 量级。阻抗型磁体的磁力线与磁体圆桶平行，也就是说与被检患者身体的长轴平行，但也有与之垂直者。

（二）磁屏蔽

如果固定磁场的场强足够大，明显影响周围环境，就必须有适当的磁屏蔽对磁体及磁场加以保护。否则对附近的设备如 CT 机、X 光机、影像增强器、电视显示器、心电图仪器、脑电图机均会产生不良作用。还会对带有心脏起搏器及神经刺激器的患者造成危险。另外，较大的铁磁性物体如汽车、钢瓶等从附近经过，也会影响磁体的均匀性，造成 MR 图像质量下降。一般的磁屏蔽是由大量的铁组成，放在磁体间的墙壁内，或直接安在磁体上面。近几年采用超导线圈以抵消磁体远处的磁场。铁本身能像海绵吸水那样吸收磁力线，所以目前仍以廉价的铁制造磁屏蔽。

（三）射频屏蔽

磁共振扫描机使用的射频脉冲可对邻近的精密仪器产生干扰；人体发出的 MR 信号十分微弱，必须避免外界射频信号的干扰才能获得清晰的图像。因此 MR 扫描仪周围应当安装射频屏蔽。射频屏蔽一般安装在扫描室内，由铜铝合金或不锈钢制成。扫描室四壁、天花板与地板等六个面均需密封，接缝处应当叠压，窗口用金属丝网，接管线的部位使用带有长套管的过滤板，拉门及接缝处均应贴合，整个屏蔽间与建筑物绝缘，只通过一点接地。接地导线的电阻应符合要求。射频屏蔽使外界射频信号如电视、广播、计算机噪声、步话机与汽车发动机等来的干扰波受到阻挡，并接地短路。

（四）匀场线圈

无论何种磁体，在制造过程中都不可能使孔洞内的磁场完全均匀一致。另外，磁体周围环境中的铁磁性物体如钢梁也会进一步降低磁场的均匀性。为了使外磁场趋于均匀，可进行被动调整与主动调整。被动调整是在磁体孔洞内贴补金属小片，主动调整则采用匀场线圈。匀场线圈是带电流的线圈，外形相当复杂，位于磁体孔洞内，产生小的磁场以部分调节外磁场的不均匀性。匀场线圈可为常导型，亦可为超导型，在常导型中电流由匀场电源供应。

MR 成像所需要的磁场均匀度随时间而有些飘移，患者身体也会使其均匀性有些减低，因此匀场线圈的电流应不定期地加以调整。磁共振波谱分析要求的均匀度较高，在实验之前应对感兴趣区的匀场状况加以调节。

一般磁体孔径范围内的磁场均匀度应小于 50ppm，当然 ppm 值越低磁场均匀度越好。匀场线圈既可调整磁场均匀性，又可控制磁场形状。一般在磁体安装完成后即调节均匀度，应使孔洞范围内的均匀度小于 50ppm，受测标本内每立方厘米内的均匀度小于 0.01ppm。以西门子超导型 MR 扫描机为例，1987 年其出厂均匀度标准为＜ 25ppm，但可调至 18ppm 左右。1988 年出厂的均匀度标准为 15ppm，但可调至 6.7ppm。1989 年出厂的均匀度标准为 10ppm，但可调至 8ppm。目前安装的医用 MR 扫描仪多用小铁片做被动调整，有的已不用匀场线圈，因后者既耗电又受电流稳定性的影响。

三、磁场梯度

梯度线圈为带电线圈，位于磁体圆桶内部，套在孔径为 1 米的低温控制器内，从而使 RF 线圈与患者所能使用的孔洞内径更小。目前设计的梯度线圈有两种，一种产生的梯度与外磁场 B_0 平行，另一种产生的梯度与外磁场 B_0 垂直。第二套梯度线圈与 B 相同，其长轴旋转 90°，提供的梯度位于同一层面上，但与外磁场 B_0 平行。梯度典型数值为 1 ～ 10mT/m 量级，即 0.1 ～ 1GaUSs/cm。梯度场的目的是提供成像的位置信息。目前设计的特殊磁场梯度有 3 种，一是层面选择梯度，二是频率编码梯度，三是相位编码梯度。这 3 种特殊磁场梯度的设计不仅取决于任何一种的物理差异，也取决于采用的特定脉冲序列。3 种特殊磁场梯度的任何一种均可用以完成这 3 项作用之一。

磁场梯度的方向均按 3 个基本轴线 (X 轴、Y 轴、Z 轴) 的方向。但联合使用梯度场亦可获得任意斜轴的图像。与匀场线圈不同，磁场梯度可随时开关，并在整个脉冲序列中可有不同的幅度。梯度改变的幅度与速率必须精确调节，需在计算机直接控制下供应适当的电流，与多层面常规自旋回波成像相比，多数迅速采集数据的方法均需要梯度场迅速变化。也就是说，对梯度场及其供电系统有很高的技术要求。

与外磁场 B_0 相比梯度磁场相当微弱，但它却提供了扫描物体的空间分辨力。在 Larmor 方程上，$w_0 = \gamma B_0$，即质子的共振频率等于其旋磁比与外磁场强度的乘积。外磁场的轻微变化必然使被检组织的共振频率发生相应的变化。在固定的外磁场上附加一个线性的梯度场，就会在被检物体上形成不同共振频率的空间坐标。以 1.0T 的磁场为例，采用两组线圈通以不同方向的电流，在磁体两侧即形成 0.0025T 的磁场差 (梯度)，一端为 1.0025T，另一端为 0.9975T，中心为 $1.0T_2$ 位于 1.0T 处氢质子的共振频率为 42.5771MHz，位于较高场强端氢质子的共振频率为 42.6835MHz，位于较低场强端氢质子的共振频率为 42.4706MHz。选用不同频率的射频脉冲去激励相应位置的氢质子，就可以选择层面。控制梯度场的大小及 RF 脉冲的带宽就可以选择层厚。

在 X 轴、Y 轴、Z 轴三个方向上施加的梯度磁场可以对冠状面、矢状面与轴面进行层面选择。三个梯度场中之一作为层面选择梯度，另外两个分别做频率编码与相位编码。例如将 X 轴方向上的梯度场 Gx 用于层面选择，在施加 RF 脉冲与 Gx 脉冲后 X、Y 层面上的氢质子产生共振。此时立即施加频率编码梯度 GY，沿 Y 轴进行频率编码，由于处在磁场不同位置的氢质子共振频率不同，从而可以确定它们在 Y 轴上的位置。在 Z 轴方向上进行相位编码，处在较强磁场端的氢质子进动快，处在较弱磁场端的氢质子进动慢，根据相位编码可以确定不同进动速度的氢质子的位置。频率编码与相位编码可对每个体素进行空间定位，而在施加梯度场后每个体素与成像的像素是对应的，它们发出的 MR 信号幅度就是图像上的黑白灰度。

磁场梯度系统是磁共振的核心之一，其性能直接关系到成像质量，下列几点应特别注意。

(1) 均匀容积：标准鞍形线圈的容积内仅 60% 能达到磁场均匀度的要求，该容积位于孔洞的中轴区。线圈的均匀容积区越大，成像区的限制越小。

(2) 线性：是衡量梯度场平稳度的指标。非线性百分比越高磁场准确性越差，图像边缘区产生的暗影与解剖变异越明显。一般梯度场的非线性不应 > 2%。

(3) 梯度场强度与变化幅度：与图像层厚和扫描野有关。梯度场强可变就能选择不同的扫描野，并可选择不同的空间分辨率，还可影响扫描时间。梯度放大器的性能主要取决于梯度场强与变化幅度。梯度场强度一般为 1GaUSs/1cm。

(4) 梯度场启动时间：快速扫描要求从启动至达到额定值的时间越短越好。一般梯度场启动时间为 1ms。

四、射频线圈及其电子学

射频系统用来发射射频脉冲，使磁化的氢质子吸收能量产生共振（激励）；在弛豫过程中氢质子释放能量并发出 MR 信号，后者为检测系统所接受。由此可见，射频系统主要由发射与接收两部分组成，其部件包括发射器、功率放大器、发射线圈、接收线圈及低噪声信号放大器等。

(一) 发射器

射频脉冲是诱发磁共振现象的主导因素，它由能产生宽带频率的频率合成器发出，既需要发射波有精确的时相性，又需要复杂而准确的波形，且整个过程需要由计算机控制。应当指出的是，它产生的频带围绕着 Larmor 频率左右，并非恰好等于 Larmor 频率。这些发射波由射频 (RF) 线圈放大并发射出去。发射线圈也可作为接收器，接收进入原子核发出的放射波，当然也可采用第二个线圈担任接收功能。一般发射器的功率为 0.5 ～ 10KW，合格的发射功率应能激励所选层面内的全部氢质子，以取得最大的信号强度。由于人体外形、重量与组织类型不同，对射频功率的要求也有所不同，因此高场强磁共振机通常需要先测定患者的体重，以供计算机选用不同的发射功率。

每种原子核的共振频率 $w = \gamma B$（旋磁比 × 外磁场强度），不同原子核的旋磁比不同，在相同外磁场条件下彼此的共振频率必然不同。例如在 1.0T 条件下氢核的共振频率为 42.58MHz，钠核为 11.26MHz，要想做多种原子核的共振波谱，发射器与接受器的频率范围必须较宽。

（二）全容积线圈

MRI 主要有两类线圈，一是全容积线圈，二是局部或表面线圈。全容积线圈激励与接受很大容积组织的信号，如头部线圈与体部线圈。表面线圈仅激励与接受小容积组织内的信号，但信噪比相当高，如眶部线圈、膝关节线圈等。

全容积线圈有两种常用的形状，一为螺旋管形，一为马鞍形。近年来又设计出轨迹圆筒形与鸟笼形线圈。在选择线圈时应当记住，线圈产生的发射波的成分（射频成分）必须与外磁场 B_0 垂直。螺旋管形线圈用于外磁场与患者身体长轴垂直的磁体，如永久型磁体。马鞍形线圈用于外磁场与患者身体长轴平行的磁体，如超导型磁体。

（三）正交线圈

正交线圈可产生环状极性发射波。它的两个相等的线圈转动时彼此相差 90°。单一线圈产生的线性发射波与环形极性发射波不同。环形极性线圈有三个优点，一是信噪比增加，二是 RF 产热减少，三是改善了体部 RF 场的均匀性。

（四）表面线圈

局部或表面线圈仅能显示小容积的解剖结构，但信噪比极高，能在较短时间内得到与体部线圈相同的分辨率，或在同样时间内提高局部的分辨率。

为了理解表面线圈的功能，首先必须了解噪声的来源。在场强＞ 0.3T 的磁场中主要来自以下两方面。

(1) 体内电解质的盲目运动。

(2) 体内带电荷分子的盲目运动。

这些盲目运动在线圈内诱发出电压，叠加在进动原子核诱发的电压（信号）上，即引起所谓"噪声"。从整个容积中接收信号的线圈，也从该容积中接收噪声，并将后者叠加在 MR 图像上。因此，任何小的感兴趣区都含有整个容积的噪声。如果仅仅接收一个小区域的信号与噪声，信号衰减量仅为该局限区域而非减去整个容积的噪声。噪声的其他来源还有以下两个方面。

(1) 带双极电动量分子的盲目的布朗运动。

(2) 线圈本身的电阻。如果采用良好的线圈这两种噪声与电解质运动产生的噪声相比可以减小到最小限度。

发射 / 接收线圈与单纯接受线圈所有局部（或表面）线圈不外乎两种类型，一是发射与接收并用的线圈，二是单纯的接收线圈。局部线圈一般均有相对不均匀接收野，但例外者也有。发射 / 接收线圈还有相对不均匀发射野。因此，仅有一个小区域可发射精确的 90° 与 180° 脉冲，这就缩小了敏感区。单纯接收线圈与发射的 RF 偶尔。全容积发射线圈有良好的均匀性，但接收线圈与发射波之间的相互作用也能引起以下两个问题。

(1) 损伤接收线圈本身，因为它的原设计仅能从人体中接收较少的信号。

(2) 使 RF 发射野变形，因而向感兴趣区发射的倾斜角不准确。对线形激励线圈来说，这个问题尚可解决，通过调整接收线圈的放置方向，使其 B_1 场与发射线圈的 B_1 场垂直。环形极性线圈及特殊解剖处，目前也有了相应的解决办法。为了提高表面线圈的功能，近年来推出了许多种新产品。如果两个表面线圈无相互作用，其信噪比相同，可同时采集成像，那么就能用于检查对称的解剖部位，如双侧颞颌关节、双侧膝关节半月板，这种线圈已经问世。

在选用表面线圈时应尽量贴近感兴趣区，才能提高信噪比，并获得高质量的 MR 局部图像。直径小的线圈比直径大的线圈信噪比高。对距离表面线圈较远的部位，大口径线圈的信噪比略高于小口径线圈。例如检查距离表面仅 2～3cm 的颞颌关节，采用 5cm 口径的表面线圈比采用 10cm 口径的表面线圈效果好。检查整个膝关节可采用能包裹全膝的小型鸟笼样表面线圈。如果仅检查一侧半月板，应采用小型圈状表面线圈，贴近在半月板表面即可。增大表面线圈的口径并不能改善对深层组织的分辨力，因而限制了表面线圈在内脏的应用。

（五）接收器

信号从接收线圈传到预放大器，旨在增加信号强度，以免后处理过程减弱了信噪比。信号从预放大器传至相位敏感检测器，发生解调作用，从信号中减去接近 Larmor 频率的无关波形，使信号呈千赫范围，然后经计算机处理并转化为 MR 图像。

五、计算机及数字处理

计算机系统是仅次于磁体的昂贵部件，性能要求大大高于 CT 机所用的计算机。目前 MR 扫描仪多采用小型计算机，如 VAX Ⅱ/750、Eclips140 等型号，内存能力在 1 兆字节以上。计算机主要外部设备包括以下几种。

(1) 阵列处理机，用于数据处理及二维傅立叶转换。

(2) 磁盘，存储 500 兆字节以上，数据传输速度为 1.2 兆字节 / 秒以上。

(3) 磁带机，用于存储图像及原始数据。

(4) MR 处理器，包括表格存储器、时控板及海量存储器。

(5) 图像存储显示器，MR 图像与原始数据存在磁盘、软盘与磁带里，通过显示屏可随时显示。

(6) 操作台，分主诊断台与卫星诊断台两种，前者控制扫描，后者评价图像，部分功能可在两个诊断台上同时进行。

计算机不能直接运算 MR 信号，信号首先必须转换成具体的数字，这一任务由模拟一数字转换器 (ADC) 完成，它采集自旋回波等信号，按具体的间隔，并给予每一个采集间隔以数据。采集的标准时间间隔为 5～20μs。采集一个自旋回波的处理时间，称为采样时间或窗。采样窗的间期 (ms) 等于采集间隔 (μs)× 采集次数 (一般为 256)。在一定梯度场中，观察野的大小取决于采集间隔期限。在一定的观察野中，空间分辨率取决于采集窗的长度。如果采集窗长，T_2 弛豫作用也影响分辨率。

计算机控制系统称为中心处理单位 (CPU)。图像重建在第二个相连的计算机上进行，称为阵列处理机 (AP)。它能同时处理大量数据并迅速进行傅立叶转换。计算机运算的最后结果是一个数字阵列，然后按灰阶的数值排列组合成 MR 图像，并显示在屏幕上。多数 MR 扫描仪在电视屏显像前还对数字资料进行了一定程度的调整，以提高图像的质量。

一旦重建成 MR 图像，数据即进入磁盘以短期保存。从磁盘中可提取数据进入磁带以长期保存。用数字光盘存储量更大，也更易于提取图像。

第三节　MRI 的适应证与禁忌证

磁共振扫描主要使用强磁场与射频脉冲，目前使用的磁场强度为 0.15～2.0T，相当于 1500～20000GaUSs。使用强磁场的目的是使人体组织内的原子核磁化。使用射频脉冲的目的是给予磁化的原子核一定的电磁能。人体原子核接受了电磁能在弛豫过程中又释放出来，并形成磁共振信号，电子计算机将 MR 信号收集起来，按强度转换成黑白灰阶，按位置组成二维或三维的形状，灰阶与形状最终组成 MR 图像，供临床诊断与分析。由此可见，磁共振检查不像 CT 扫描那样要受到 X 线的辐射损伤，它是一种崭新的无创性的影像学检查手段，对患者既安全又可靠，不会造成任何损害。

一、患者受检前的准备

在进入强磁场检查室之前，医师应对患者做适当的解释工作，以消除其思想顾虑。

(1) 详细询问现病史与既往史，结合申请单上临床医师查出的症状、体征、实验室检查及拟诊，确定扫描部位及层面选择，以便有的放矢地查出病变的部位、范围与性质。

(2) 询问并检查患者是否有心脏起搏器、神经刺激器、人工心脏瓣膜、眼球异物及动脉瘤夹，发现这些物品者不要进行检查。

(3) 进入检查室之前取下患者身上的一切金属物品，如假牙、发卡、戒指、耳环、钥匙、钢笔、手表、硬币等，这些物体会造成金属伪影，影响成像质量。信用卡、磁盘、磁带也应取下，否则会发生去磁损坏。检查眼部前应洗掉眼影等化妆品，检查盆腔应取出妇女卫生巾及避孕环，否则也会因伪影而影响诊断。

(4) 幼儿、烦躁不安与幽闭恐惧症患者应给予适量镇静剂，如水合氯醛、安定等。

(5) 使患者尽量舒适地平卧在检查台上，盖上棉毯以保持温暖。

(6) 预先向患者解释检查过程中的一些现象，如梯度场启动会有噪声，使患者能安心静卧，平稳呼吸，如有不适可用话机与医师交谈。

(7) 中风脑瘤伴颅高压者应先采取降颅压措施，否则患者仰卧会因喷射性呕吐而造成窒息与吸入性肺炎。由于检查时间较长，为预防意外，可侧卧位扫描。

二、安全性问题

由于磁共振采用强磁场，在使用过程中需特别注意以下几个问题。

(1) 医用磁共振扫描仪的场强均在 2.0T 以下，对人体并无有害的生物学效应。虽然梯度磁场引起的场强变化可使受激励组织发生生物电流感应，但电流强度十分微弱，远远低于能够刺激心脏、神经细胞与肌肉纤维所需要的强度。目前认为，外磁场强度应限制在 2.0T 以下，启动梯度磁场应限制在 3.0T/s 以下，射频脉冲的功率应限制在 0.4W/kg 以下。

(2) 即使微弱的磁场也足以造成心脏起搏器及神经刺激器失灵，因此带有上述装置者禁止进入磁共振室。

(3) 在强磁场内的射频脉冲可使受检组织与植入体内的金属物体温度轻微上升。较大的金属物，如人工髋关节与哈氏棒，具有导电性，温度可上升 1～2℃。

(4) 动脉瘤夹含镍量较高，在强磁场中会产生较大的扭矩，有导致动脉瘤破裂的危险。

(5) 迄今尚未发现医用磁共振设备引起人体基因的变异或婴儿发育障碍，但检查妊娠期妇女应十分慎重，一定要做磁共振者应尽量减少射频次数及发射时间。

(6) 心电监护仪、人工呼吸机、心脏起搏器等抢救设备不能进入强磁场的检查室，因此危重患者应避免在抢救期受检。

(7) 超导型 MR 扫描仪采用液氦与液氮制冷，密封管道一旦漏气，氦气上升，氮气下沉，使正常空气层逐渐变窄，影响患者的供氧，应随时注意检查。

三、中枢神经系统磁共振检查的适应证

中枢神经系统位置固定，不受呼吸、心跳、胃肠蠕动及大血管搏动的影响，运动伪影很少，而磁共振又无骨质伪影的干扰，所以 MR 对脑与脊髓病变的效果最佳。总的来说，中枢神经系统的器质性病变往往都有相应的磁共振特征，有的表现为形态学改变，有的表现为信号异常，有的形态与信号均有改变，但结合病史、临床改变与化验检查，大多数病例可以做出定位与定性诊断。

(一) 脑血管病变

(1) 缺血性中风如动脉粥样硬化性脑梗死、腔隙性脑梗死、分水岭区脑梗死等，MR 均比 CT 敏感而特异。MR 对显示出血性梗塞有独特的价值。

(2) 出血性中风如大灶性脑出血、小灶性脑出血、脑叶出血、蛛网膜下腔出血、硬膜外血肿、硬膜下血肿等，MR 均可显示。在高场强条件下 MR 能显示血肿内含氧血红蛋白、脱氧血红蛋白、正铁血红蛋白、含铁血黄素等生化改变，能将血肿进行准确的分期诊断。

(3) 双重性中风，既有脑出血又有脑梗死，在 MR 上显示得最清楚。

(4) 脑动脉瘤、动静脉畸形均表现为流空血管影。MR 能显示 DSA 与 CT 均不显影的

隐性血管畸形，尤其是海绵状血管瘤。

(5) 静脉窦血栓形成在 MR 上可以确诊。

（二）感染与炎症

各种细菌、病毒、真菌性脑炎与脑膜炎，结核性脑膜炎与肉芽肿在 MR 上均可显示，注射顺磁性对比剂 Gd-DTPA 对定性诊断更有价值。对弓形虫脑炎、脑囊虫病、脑包虫病可做定性诊断，并能分期分型。

（三）脑部退行性病变

MR 显示皮质性、髓质性、弥漫性脑萎缩优于 CT。MR 能诊断原发性小脑萎缩与橄榄体脑桥脑小脑萎缩。MR 能显示动脉硬化性皮层下脑病、阿尔茨海默病与皮克氏病、Huntington 氏舞蹈病、Wilson 氏病、Leigh 氏病、CO 中毒、霉变甘蔗中毒、甲旁低及 Fahr 氏病。MR 能显示帕金森氏综合征、Shy-Dmger 综合征、运动神经元病的异常铁沉积。

（四）脑白质病变

MR 对诊断多发性硬化、视神经脊髓炎、Balo 氏同心圆性硬化、弥漫性硬化有重要价值。MR 可确诊异染性白质营养不良、肾上腺白质营养不良等髓鞘发育障碍。

（五）颅脑肿瘤

脑瘤在 MR 上有形态学与异常信号两种改变，除占位效应外多数脑瘤呈长 T_1 与长 T_2 信号。脂肪瘤与含三酸甘油酯的胆脂瘤、畸胎瘤内有特征性的短 T_1 高信号。恶性黑色素瘤有特征性的短 T_1 与短 T_2 信号。MR 显示肿瘤内出血尤为敏感。注射 Gd-DTPA 可分辨胶质瘤的恶性程度，并能分辨瘤组织与水肿区。

（六）颅脑外伤

脑挫裂伤内的软化坏死与出血灶在 MR 上泾渭分明。外伤性脑内血肿、蛛网膜下腔出血、硬膜外或硬膜下血肿在 MR 上显影清晰且持时长久。

（七）脑室与蛛网膜下腔病变

MR 能显示室间孔与中脑导水管，因而易于分辨梗阻性或交通性脑积水。MR 显示蛛网膜囊肿、室管膜囊肿、脑室内肿瘤、脑室内囊虫、蛛网膜下腔囊虫等均很敏感。

（八）颅脑先天性发育畸形

MR 是显示发育畸形最敏感而准确的方法，如大脑或小脑发育不良、脑灰质异位症、胼胝体发育不良、神经管闭合障碍、丹迪－沃尔克综合征、Chlari 畸形、结节性硬化症、神经纤维瘤病等。

（九）脊髓与脊椎病变

从矢状面、轴面与冠状面上直接显示脊髓与脊椎（包括间盘）是 MR 的突出贡献。脊椎骨折、间盘损伤与脊髓受累的关系在 MR 上一目了然。MR 能对颈椎病进行分期与分型诊断。MR 显示椎管狭窄、腰椎间盘病变、脊髓结核与转移瘤相当清楚。MR 直接显示脊髓空洞、脊髓动静脉畸形、髓内出血、硬膜下或硬膜外血肿、蛛网膜囊肿均很清晰。MR 显示髓内与髓外肿瘤均优于 CT，还可显示肿瘤性脊髓空洞、瘤内出血与囊变，增强 MR 可勾画出肿瘤侵犯的具体范围。

四、体部磁共振检查的适应证

磁共振对软组织的分辨力明显优于 CT，能直接显示血管结构，能显示铁质等顺磁性物质，能分辨脂质与含水组织，这是它在体部脏器与骨骼关节肌肉系统得以推广应用的基本优势。附加呼吸门控与心脏门控技术使磁共振可以检查肺脏与心脏，并提高腹部脏器的分辨力。但磁共振扫描时间长，检查腹部脏器时胃肠蠕动伪影造成的干扰较大。为提高肺脏与心脏的分辨率需加用较为复杂的门控技术以抑制运动伪影。因而腹部 MR 扫描在某些方面并不比 CT 扫描优越。

（一）五官与颈部病变

由于 MR 的软组织分辨力高，可进行矢、冠、轴多方位扫描，又无骨质伪影的干扰，在检查眼部、鼻窦、内耳、鼻咽、喉与颈部病变方面比 CT 优越；但在显示上述部位的骨质受累方面不如 CT。

（二）肺与纵隔病变

肺与纵隔的磁共振检查需加呼吸与心脏门控。由于 MR 可行冠状面与矢状面扫描，因而具备了常规 X 线的优点。由于 MR 可行轴面扫描，因而具备了 CT 扫描的优点。像 CT 一样，MR 善于显示肺与纵隔内的肿瘤与淋巴结肿大，MR 还可直接分辨纵隔内的大血管与淋巴结。肺内炎症、结核、纤维化、肺大疱、胸腔积液、支气管扩张等病变，在 MR 上均可显示。

（三）心脏与大血管病变

心脏与大血管磁共振检查需加心电门控。由于快速流空效应，心腔与大血管均呈无信号黑影，其内的肿瘤呈软组织影，其内的血栓呈正铁血红蛋白独特的高信号。MR 可直接显示主动脉瘤、主动脉夹层动脉瘤等大血管病变。MR 能直接显示肥厚型心肌病、充血性心肌病、缩窄性心肌病、心包积液及室壁瘤。急性与慢性心肌梗死区呈长 T_1 与长 T_2 异常信号。MR 能显示风湿性心脏病改变，并能显示前负荷与后负荷增加所致的继发性改变。对各种先天性心脏病变如室间隔或房间隔缺损、法氏四联征、马方综合征等病理改变在 MR 上必须选择适当的层面才能显示。

（四）肝胆系统病变

MR 能诊断肝囊肿、肝海绵状血管瘤、肝癌、肝转移癌。MR 对鉴别肝海绵状血管与肝癌（包括肝转移癌）有特别重要的价值，少数 CT 增强动态扫描难以确诊的肝海绵状血管瘤在 MR 重度 T_2 加权像上可以与肝癌明确地加以鉴别。MR 诊断肝硬化可以借用 CT 的所有标准，但 MR 可以直接显示食道与胃的静脉曲张。MR 在显示急性肝炎方面优于 CT，但诊断脂肪肝却不如 CT，因为脂肪肝内脂肪成分与含水成分的化学位移信号相互抵消，使信号变化反而减弱。

MR 诊断急慢性胆囊炎可以借用 CT 的诊断标准，T_1 加权像与 CT 所见雷同。MR 可鉴定胆囊浓缩胆汁的能力，有助于鉴别急性与慢性胆囊炎。MR 显示胆囊癌与 CT 类似。MR 诊断胆石症不如 CT 敏感，CT 上胆石呈高密度，而 MR 上胆石呈低信号。

MR 显示梗阻性黄疸的作用与 CT 相同，也能区分梗阻的部位，从而区分出低位梗阻性黄疸与高位梗阻性黄疸。胆道扩张在 CT 上呈低密度，在 MR 上呈长 T_1 长 T_2 异常信号。对肝内胆管扩张 MR 优于 CT，因为 CT 上扩张的胆管与肝内静脉皆呈低密度，而在 MR 上肝内静脉呈流空低信号，而淤滞的胆管呈长 T_2 信号。

（五）胰脏病变

胰脏是 MR 检查中比较薄弱的环节，由于 MR 扫描时间长，胃肠蠕动伪影的干扰较大。胰脏周围为脂肪，其后有大血管，其前有含气肠腔，因而化学位移伪影的干扰也比较大。MR 可以沿袭 CT 的标准显示胰腺癌、胰岛细胞瘤、急性胰腺炎、慢性胰腺炎与假囊肿形成，但并不比 CT 的影像清晰。

（六）肾脏与泌尿系统病变

肾脏周围为脂肪，后者呈短高信号。肾脏为含水脏器，在与脂肪的交界面上因化学位移伪影，可勾画出肾脏的轮廓，在冠状面上尤其清晰。MR 可以显示肾脏的肿瘤、囊肿、肾盂积水等 CT 可以显示的病变。MR 显示输尿管与膀胱病变与 CT 雷同，但显示结石并不优于 CT。

（七）盆腔病变

MR 显示男性盆腔与女性盆腔病变均略优于 CT，因盆腔脏器不受运动伪影的干扰，MR 又能直接区分流空的血管与肿大的淋巴结，因而盆腔肿瘤、炎症均显影清晰。

（八）关节肌肉病变

MR 显示关节肌肉系统的病变明显优于 CT，对关节软骨与韧带损伤的显示更为其他影像学检查所无法比拟，因此关节肌肉病变的 MR 检查日益普及。

五、磁共振检查的禁忌证

磁共振采用高场强扫描成像，为防止发生意外，下列情况应视为禁忌证。

(1) 带有心脏起搏器及神经刺激器者。

(2) 曾做过动脉瘤手术及颅内带有动脉瘤夹者。

(3) 曾做过心脏手术，并戴有人工心脏瓣膜者。

(4) 有眼球内金属异物或内耳植入金属假体者。

下述情况检查时应慎重对待。

(1) 体内有各种金属植入物的患者。

(2) 妊娠期妇女。

(3) 危重患者需要使用生命支持系统者。

(4) 癫痫患者。

(5) 幽闭恐惧症患者。

第四节　MRI 中的流体成像

MR 的解剖图像与 CT 类似，但血流与脑脊液图像却不同于 CT 所见。大致说来，血流呈白信号或黑信号主要取决于流速。快速流动的血液（动脉）因流空效应而呈黑色低信号，慢速流动的血液（静脉）可呈白色高信号，但信号强度受成像序列与 MR 扫描仪本身性能等因素的很大影响，因而黑白变化相当复杂。

一、血流信号的影响因素

（一）血流信号降低有三个独立的影响因素

(1) 高速。

(2) 涡流。

(3) 奇数回波失相。

三者均可因快速流空而造成信号丢失，动脉瘤与动静脉畸形就根据这一现象而得以显影。

（二）血流信号增加有三个独立的影响因素

(1) 流动相对增强。

(2) 偶数回波复相。

(3) 舒张期假门控。

这三个因素往往并存，使获得的信号易于误诊。

二、联合流动现象

上述的流动现象常合并发生，在一次自旋回波采集中，这些作用可产生相加或相减的结果。如果在多次自旋回波的采集中血流稳定，上述联合作用将反映在血管的信号强度上。如果血流不规则，最终信号将反映在不同血流情况下多次采集的总和。

一般来说，采自慢流的自旋回波比例增加，最终信号强度将增加。如果采自快流的自旋回波比例增加，最终信号将减弱。虽有上述规律，但它们的作用并不呈线性关系，在不同流速的条件下，每个自旋回波对最终信号的影响并不相同。而且产生高信号的因素对最终信号强度的影响大于产生低信号的因素。例如，偶尔一次屏气致静脉回流变慢，可能对增强 MR 信号起到很大的影响。

当流速从零增加时，FRE 先出现于进入层面上。在 V=dz/TR 时 FRE 作用最大。当流速继续增加时，FRE 将出现于深部层面，但由于时间飞越丢失与失相作用，最初进入层面可能出现信号减弱。流速增加时第一回波失相即增加，如果对称的第二回波与等速层流持续到第二个 TE，偶数回波复相将会重建第一回波失相丢失的信号，但在第二回波上快速流空效应会加强。在第二回波的信号中将反映抵消性影响，即偶数回波复相使信号增强，而快速流空效应增加会使信号丢失。随着血管口径缩小，在一定流速下失相 — 复相作用即相应增加。

当静脉或静脉窦在第二回波像上特别明显时，即可能伴有 FRE 效应。因为偶数回波复相仅能恢复第一回波失相丢失的信号，不会增加信号强度。在第一回波上失相会掩盖FRE，所以 FRE 效应只能在第二回波上评价。

动脉中出现高信号，说明可能存在舒张期假门控。心动周期与 MR 周期完全同步并产生完全的舒张期假门控，实际上是不可能的。临床上必须注意鉴别动脉流动相关的信号增强与肿瘤或血栓。舒张期假门控引起的慢流只能出现于动脉内，而且只能出现于舒张期采集的部分图像上。为了与肿瘤或血栓区别，应当重复心脏门控。如果高信号见于心脏收缩期的下部层面上，可以排除流动相关增强。

三、脑脊液流动

脑脊液循环很慢，心搏时才会加快。脑脊液由脑室内面的脉络丛产生，每天约500mL。在缓慢稳定的流动过程中，随着每次心搏，脑脊液会产生局部性快速往复运动。收缩期大脑半球膨胀、脉络丛也膨胀。脑底动脉的搏动，也会促进脑脊液往复运动。这种往复运动在脑室与基底池均有，但以中脑导水管最明显。脊髓蛛网膜下腔也可见这种往复运动，以枕大孔以下的颈段较明显，腰段最微弱。脑脊液的这种往复运动像血流一样也会引起流动效应，但以漫流效应为主。

大脑导水管可因流空效应而产生信号丢失，以薄层扫描与 T_2 加权像较明显。第四脑室上端的信号丢失乃涡流所致。侧室与第三脑室孟氏孔附近偶尔亦可见信号丢失。大脑导水管狭窄或梗阻，会减弱信号丢失。

增加大脑导水管流速会加重信号丢失，以慢性交通性脑积水（包括正常压力脑积水）最明显，脑脊液流经大脑导水管的速度为正常人的 6 ～ 8 倍。在轻度 T_2 加权像上正常压力脑积水引起的信号丢失最明显，急性交通性脑积水与脑萎缩引起的信号丢失最轻。

脑室僵硬如周围胶质增生或皮层动脉硬化可使脑室顺应性降低，也可使大脑导水管信号丢失加重。

基底动脉周围的脑脊液往复运动也可引起信号丢失，在薄的 T_2 加权像上最明显，不要误诊为基底支脉的动脉瘤。例如在 2.5mm 层厚的 T_2 加权像上 (SE2000/50) 基底动脉前方可显示明显的流空黑影，形成所谓"假性动脉瘤影"，但改用 1cm 层厚轻度 T_2 加权像 (SE2000/30) 即可显示正常直径的基底动脉。

基底池与脑室内由于流动相关增强可见高信号，尤其是成像容积的流入层面，按信号不同可误诊为蛛网膜囊肿、肿瘤、脂肪瘤，甚至亚急性脑出血。当进入层面出现高信号影像时，应重复检查，重新摆位，使可疑层面进入成像容积的中央部位。当采用对称性双回波时，可见偶数回波复相，尤其是脑脊液流入层面。

例如小脑延髓池假瘤，在第一回波像上 (SE2000/40) 一侧小脑延髓池显示边界清楚的中等信号"肿瘤"，很容易误诊为蛛网膜囊肿。在第二回波像上 (SE2000/80)"肿瘤"呈脑脊液信号。CT 造影未见任何"肿瘤"征象。MR 高信号乃脑脊液往复运动所致的流动相关增强。当未饱和氢质子进入成像容积最低层面时引起信号增加。

又如第四脑室假肿瘤，在第一回波像上 (SE2000/40) 第四脑室显示高信号影，易于误诊为脂肪瘤、皮样囊肿或其他含脂肪的肿瘤，此处乃成像容积的最底层面，由于流入现象而引起高信号。在第二回波像上 (SE2000/80) 偶数回波复相使信号进一步增强。在进入层面处反复采集，高信号消失，证实乃为脑脊液流动伪影。

再如假性亚急性脑出血也可由流动相关增强引起。在中脑导水管周边可见高信号，颇似亚急性脑出血。重复扫描高信号影可消失。高信号伪影位于成像容积的最底层面，通过中脑导水管的搏动性往复运动可引起 FRE 效应。

舒张期假门控在舒张期采集成像中可引起第三脑室高信号，在收缩期采集成像中则呈流空黑影。说明心动周期与 MR 周期同步时偶尔会在第三脑室引起高信号"假肿瘤"征象。

第五节　磁共振对比剂 Gd – DTPA

在磁共振中使用化学制剂以增加组织对比度起始于 21 世纪 40 年代，70 年代做了大量动物实验，1980 年年初有临床应用的报道。1983 年年末注射用的二乙三胺五乙酸钆 (Gd-DTPA) 首次用于志愿者，1984 年开始了临床研究。

对比增强剂包括顺磁性、容积敏感性及其他类型，目前以顺磁性增强剂 Gd-DTPA 应用得最为广泛。Gd-DTPA 的分子量与 X 线 CT 常用碘对比剂近似，二者的一般药理学特性也类似，在生理与病理情况下，凡 X 线 CT 显示对比增强者，在 MRI 增强扫描中也应出现类似的增强反应。实际情况也确乎如此，主要差别在于 MRI 增强反应取决于采用的脉冲序列。在高度 T_1 加权序列上 MRI 对比增强显示得最明显，而在高度 T_2 加权像上 MRI 对比增强显示得最弱。

一、Gd-DTPA 的正常与异常分布及排泄

静脉注射后 Gd-DTPA 循环于血管与细胞外液中，经肾脏浓缩后原封不动地从尿液中排出，仅少量 Gd-DTPA 经胃肠道排出。

Gd-DTPA 不能穿透正常的血脑屏障，但脑灰质中的浓度比脑白质高，这是由于灰质血管结构与血供比白质丰富。没有血脑屏障的脑区如脉络丛在注射 Gd-DTPA 后会明显增强，而其他组织如大脑镰则无强化。事实上，无论是否注射 Gd-DTPA，正常成年人的大脑镰在 MRI 上是不显影的。正常人 C_1 与 C_2 正后方的硬脑膜可见不同程度的增强，这可能是该区静脉丛的反映。

除中枢神经系统外的人体软组织中，Gd-DTPA 也分布于血管及细胞外间隙。

(1) 在病理情况下，血管性改变对 Gd-DTPA 的分布影响最大，例如血管阻塞时 Gd-DTPA 不能到达依附组织。

(2) 血管通透性是影响 Gd-DTPA 分布的另一重要因素。正常血脑屏障不允许 Gd-DTPA 透入，但在各种病理情况下如肿瘤、感染及脱髓鞘病变时，血脑屏障的通透性增加，Gd-DTPA 即可在血管外积聚，这是病变区强化的病理学基础。在中枢神经系统之外的毛细血管也会使 Gd-DTPA 透出而积聚血管之外。肾脏是浓缩 Gd-DTPA 唯一的器官系统，只有在肾功能衰竭时才会丧失浓缩 Gd-DTPA 的作用。

Gd-DTPA 不像常规放射于 X 线 CT 所用的碘剂，它的浓度与信号强度之间不存在直接关系。为了理解 Gd-DTPA 对 MRI 信号强度的作用，首先需要了解 Gd-DTPA 对改变组织 T_1 与 T_2 值的作用，然后再了解在不同脉冲序列中 T_1 与 T_2 值改变对信号强度的作用。

二、Gd-DTPA 对组织 T_1 值与 T_2 值的作用

溶液中 Gd-DTPA 引起的弛豫率变化与其浓度成正比。弛豫率是 T_1 弛豫时间或 T_2 弛豫时间的倒数，即 $\frac{1}{T_1} \propto C(Gd\text{-}DTPA)$，而 $\frac{1}{T_2} \propto cC(Gd\text{-}DTPA)$。

因此，增加 Gd-DTPA 的浓度会使 T_1 值与 T_2 值均减少。从以上两个公式看，T_1 值或 T_2 值较长的液体比 T_1 值与 T_2 值较短的液体，其 T_1 值减少的绝对值比较大。一般来说，这一结论适用于软组织与液体，它们的 T_1 值总比 T_2 值长，因而其 T_1 减少的绝对值总是大于 T_2 减少的绝对值。脂肪中的氢质子与 Gd-DTPA 接近比较难，而水中的氢质子与 Gd-DTPA 接近比较容易，所以脂肪中的氢质子变化较小，而水中的氢质子变化较大。弛豫时间的减少取决于以下两个因素。

(1) T_1 与 T_2 的初始值。

(2) Gd-DTPA 的组织浓度。

三、在不同脉冲序列中 T_1 与 T_2 值变化对组织信号强度的作用

如上所述，Gd-DTPA 会使 T_1 值与 T_2 值同时减少，但 T_1 减少的绝对值远远大于 T_2 减少的绝对值。对常用的梯度回波、反转回复 (IR) 与自旋回波 (SE) 序列而言，会有如下

几点的变化。

(1) T_1 值减少会使净信号强度增加。

(2) T_1 值减少会使净信号强度减弱。

因此，这两种作用会相互对抗。但在高度 T_1 加权序列中 (如 IR 序列)，第一种作用占优势；在高度 T_2 加权序列中 (如 SE 序列 T_2 加权像)，则第二种作用占优势。另外，减少 T_1 值使信号强度增加是有限度的，超过了这个限度继续增加 Gd-DTPA 的浓度反而会使信号强度减弱。所谓"负增强"就是指应用对比剂后组织的信号强度反而减弱。

最重的 T_1 加权序列是 IR 序列，当 T_1 介于 Gd-DTPA 增强前后组织 T_1 值之间时，对比增强效果最为明显。SE 序列 T_1 加权像与梯度回波序列的准 T_1 加权像显示中度对比增强，当 IR 序列对比增强最大，次为 SE 序列加权像 (SE1)，SE 序列 T_2 加权像对比增强最小 TR 值介于 Gd-DTPA 增强前后组织 T_1 值之间时，其强化效果最显著。SE 序列 T_2 加权像的对比增强甚不敏感。所以，MRI 增强扫描目前仅采用各种序列的重度 T_1 加权像，临床上通常用于 SE 序列的重度 T_1 加权像。

四、Gd-DTPA 的净作用

Gd-DTPA 的作用首先取决于对比剂的剂量，目前常用 0.1 ～ 0.2mmol/kg。其次是用药时间及注射后至扫描的时间。例如，Gd-DTPA 穿过血脑屏障需要一定的时间，延迟扫描的增强效果优于即刻扫描。而血供非常丰富的病灶即刻扫描的效果反而优于延迟扫描。最后是 Gd-DTPA 在病灶内的浓度以及选择序列的时间参数对增强效果也十分重要。

必须了解正常组织与异常组织注射 Gd-DTPA 前后的信号强度，以及不同扫描序列的差异。例如，恶性肿瘤在 IR 序列中的对比增强效果最好，而重度 T_2 加权序列显示的病变范围最大。

许多病理改变均使 T_1 与 T_2 值增加，而 Gd-DTPA 却使 T_1 与 T_2 值减小。这势必会引起"等信号"的情况，因为 Gd-DTPA 可使 T_1 与 T_2 值降低到接近正常组织的水平，结果会使正常与病变组织的对比度丧失。另一方面，在血脑屏障完整、血管丰富的肿瘤中注射 Gd-DTPA 还会获得一些常规扫描得不到的信息。除考虑 Gd-DTPA 缩短与 T_2 值的作用外，还要考虑其他重要参数的作用，例如血流效应、化学位移效应、敏感性改变等，均会影响组织的信号强度。

Gd-DTPA 引起的血液影像的改变主要取决于 T_1 与 T_2 值的改变。未饱和血液进入扫描层面时，其 T_1 值对信号强度的影响不大。快速血流会迅速引起失相，注射 Gd-DTPA 后信号强度的变化也不明显。但慢速血流注射 Gd-DTPA 引起的 T_1 缩短效应会使信号明显增强。分析这种增强现象必须考虑到脉冲序列的作用、血流速度与方向的作用、心动周期的时相及其他因素。

在不对称自旋回波或梯度回波序列中由于采用 Dixon 型质子相位对比技术，很容易发生化学位移效应。由于 Gd-DTPA 对水中氢质子的作用大于脂肪中的氢质子，水成分的弛豫时间缩短得更明显，从而改变了水与脂肪成分二者之间的平衡，实验中也已观察到这种机制的作用，但临床意义不大。

顺磁性对比剂也可改变组织的敏感性，这种作用在血肿中的顺磁性成分中显示得最明显，如脱氧血红蛋白、正铁血红蛋白、游离的 Fe^{2+} 及含铁血黄素等，使用 Gd-DTPA 也可见这种作用。

近年来采用的小角度梯度回波成像在数秒钟内即可获得良好的图像，因此可以像 CT 的动态扫描那样在增强过程中进行 MRI 动态扫描。这种技术采用场回波 (梯度回波)，由 Aberdeen 首倡，后来发展成 FLASH 与 GRASS 等不同名目的扫描序列。

解释对比剂增强的理论已为人们所熟知，但仍有些例外情况较难理解。有些病例在 T_2 加权像上出现增强，而在 T_1 加权像上并不出现强化，其原因尚未阐明。

五、Gd-DTPA 的增强机制

原子核外层中的不成对电子重量很轻但磁动性很强，可使局部磁场的波动增强，促使氢质子弛豫加快，称为"质子 —— 电子 —— 电子偶极质子增强效应"，使 T_1 与 T_2 值平行缩短。能引起 PEDDPRE 效应的离子或小分子称为顺磁性物质，后者本身并无磁性，但在外磁场中可使局部场强放大，形成一个附加小磁场并引起 T_1 与 T_2 值缩短。T_2 值缩短无临床意义，T_1 值缩短可在 T_1 加权像上显示高信号强化反应。Gd-DTPA 是稀土元素，其中的钆离子 (Ga^{+3}) 含 7 个不成对外层电子，具有很强的顺磁性，它不能进入完整细胞，也不能穿透完整无损的血脑屏障，其对比增强效应主要见于以下几种情况。

(1) 血脑屏障遭到破坏的区域，如脑实质内肿瘤或脓肿等。

(2) 缺乏血脑屏障的脑实质外肿瘤，如脑膜瘤、神经纤维瘤、脊索瘤等。

(3) 炎性肉芽增生及血运增多处，如结脑、化脑的基底池及蛛网膜下腔。

(4) 部分正常颅脑结构如鼻窦黏膜、海绵窦、漏斗、脉络丛，以及垂体腺、松果体、天幕、脑镰及硬膜等。

静脉注射 Gd-DTPA 之前应先做加权像，质子密度加权像与 T_2 加权像；注药后仅做 T_1 加权像即足以解决诊断问题。

(1) T_1 与 T_2 值缩短程度与药液浓度呈正相关，但有一定限度，因为随着浓度增加 T_2 值也越来越短，从而抵消 T_1 值缩短引起的信号增强。

(2) 病灶原来的 T_1 与 T_2 值越长，Gd-DTPA 使之缩短的效应越明显，这一点有助于判断肿瘤的良恶性程度。

(3) 增强效应与采用的脉冲序列有关，1E 序列 > sE 序列 T_1 加权像 > sE 序列 T_2 加权像。由于 sE 序列最常用又最方便，其 T_1 加权像为 Gd-DTPA 增强扫描的首选方法。

(4) 在 0.14T 至 1.5T 范围内 Gd-DTPA 的增强效果与场强关系不大。

第三章　神经系统影像

中枢神经系统 (CNS) 是神经系统的主要部分，位于人体中轴，由脑组织和脊髓以及它们之间的连接成分组成，由外骨骼包绕。CT 和 MRI 等现代影像手段可以显示颅脑、脊髓等解剖结构和功能，也可显示病变的位置、大小、数目、范围和性质，并在神经系统疾病检查中起重要作用。

第一节　影像检查技术

一、X 线

可显示颅骨及脊柱的骨质改变，其优点是简便、价格低，是外伤的首选检查。X 线片包括头颅正侧位、头颅汤氏位、额顶位 (颅底位)、脊柱正侧位等。

DSA 可了解颅脑大血管及其分支的狭窄或阻塞、颅内动脉瘤、动静脉畸形等血管性病变，明确脑肿瘤的形态、范围和供血情况，以及颅内血管性病变的术后随访。与 CTA 及 MRA 相比，DSA 虽然有创但对脑血管疾病的诊断更为明确。旋转 DSA 及三维成像后处理技术能提高细小动脉瘤的检出率，并且能更全面地了解病变的大小、位置、形态特点。

二、CT

CT 包括平扫和增强扫描，平扫如发现组织密度异常，有占位表现，怀疑鞍区、桥小脑角及颅后凹的病变，其他检查已证实的病灶，颅内病变的随诊复查等可进一步增强扫描。对于脑血管性疾病，可结合 CT 血管造影 (CTA) 提供有价值的诊断信息，但不能完全替代 DSA。对于颅底及后颅窝的病变显示不如 MRI。

三、MRI

MRI 检查安全无辐射，同时对脑组织如脑灰质、脑白质等具有极佳分辨率，能对被检部位进行轴状位、冠状位、矢状位等多方位成像，较 CT 能提供更多的信息。MRI 检查同样包括平扫和增强扫描。MRA 可利用血管流空效应无须注入对比剂即可获得脑血管影像，对脑血管的主干及主要分支的疾病具有重要的筛选作用。MRI 脊髓成像可显示椎管与神经根鞘内的脑脊液形态，可以显示椎管病变范围、硬膜囊受压的程度和脊髓改变。脑扩散加权成像 (DWI) 对缺血性脑梗死的早期诊断具有重要意义。脑磁共振波谱成

像 (MRS) 的生化代谢分析技术可以提供脑组织的化学成分的信息，还应用于神经系统疾病的诊断。

四、US

经颅多普勒可获取颅内脑动脉的血流动力学信息，对脑血管疾病诊断价值很高。经颅骨外二维颅脑超声主要用于新生儿，经未闭合的前囟检查颅内病变，成人则很难获得满意的二维图像。利用骨窗进行术中超声检查，其诊断和引导治疗的价值更大。

第二节 正常影像表现

一、X 线

（一）颅骨

正常头颅因个体发育、年龄和性别而有形态上差别。在儿童时期颅骨普遍较薄，成年人较厚，可分内、外板及板障 3 层。其中内、外板为致密骨，呈高密度线状影；板障为松质骨，密度较低。

（二）颅缝与囟门

颅盖骨骨缝包括冠状缝、矢状缝及人字缝，X 线片呈锯齿状线样透明影，在儿童时期显示较清楚。囟门表现为边缘较清楚的不规则多角形透明区，颅缝可随年龄增长而逐渐闭合变窄，后囟和人字缝之间有时可见骨块，称为缝间骨，属正常发育变异。

（三）颅壁压迹

脑回压迹是脑回压迫颅骨内板而形成的局限变薄区，X 线表现为圆形或卵圆形密度减低区，其显示程度与年龄及颅内压力大小有关。血管压迹包括脑膜中动脉压迹、板障静脉压迹、蛛网膜颗粒压迹，后者呈边缘清楚而规则的低密度区，于额顶骨中线两旁约 2cm 范围内对称性分布，直径多不超过 1cm。

（四）蝶鞍

位于颅底中央，前以鞍结节、后以鞍背为界，以侧位显示清楚，正常前后径 7～16mm，平均 11.5mm，深径 7～14mm，平均 9.5mm。其内为脑垂体。

（五）岩骨及内耳道

岩骨可于头颅后前位片上从眶内观察，为不均匀高密度影；内耳道投影于眼眶中下区，呈管状低密度区，两侧基本对称，大小相差一般不超过 0.5mm，宽径平均为 5.5mm，最大为 10mm。

（六）颅内生理性钙化斑

松果体区钙化斑侧位上居岩骨后上方，正位居中线，成年人显示率高达40%，可根据其移位方向判断占位性病变的大致位置。大脑镰钙化斑正位居中线，呈三角形或带状，显示率近10%。鞍区床突间韧带钙化及侧脑室脉络丛钙斑显示率较低。

（七）脑血管造影

正常脑动脉走行自然，由近向远逐渐变细，管径光滑，分布均匀，各支位置较为恒定，并与脑叶有一定对应关系。

二、CT

（一）颅骨

颅骨为高密度，颅底层面可见低密度的颈静脉孔、卵圆孔、破裂孔等结构。鼻窦及乳突气房内气体呈低密度。

（二）含脑脊液腔隙

脑室、脑池、脑沟、脑裂等腔内含脑脊液呈低密度。脑室系统包括双侧侧脑室、第三脑室、第四脑室，其中双侧侧脑室对称，分为体部、前角（额角）、下角（颞角）、后角（枕角）及三角部。脑池主要有鞍上池、桥池及桥小脑角池、枕大池、脚间池与环池、四叠体池、外侧裂池和大脑纵裂池等，其中鞍上池为蝶鞍上方的星状低密度区，多呈六角星形，其前界为额叶直回，侧为颞叶海马，后界为大脑脚，当后界为桥脑时，则呈五角星形。

（三）脑实质

CT可区分皮质及髓质，皮质密度略高于髓质。基底节是大脑半球的中央灰质核团，包括尾状核与豆状核。尾状核头位于侧脑室前角外侧，体部沿丘脑外侧面向后下行走。豆状核分内侧的苍白球及外侧的壳核。内囊为白质带，位于尾状核、丘脑与豆状核之间，分前肢、后肢及膝部。外囊为屏状核和豆状核之间的白质。

（四）增强扫描

正常脑实质仅轻度强化，血管结构直接强化，以硬脑膜如小脑幕、大脑镰强化为明显。垂体、松果体及侧脑室脉络膜丛等结构亦见明显强化。

三、MRI

（一）脑组织

MRI图像上灰质、白质对比清晰，由于白质结构不同于灰质，其T_1、T_2值均较短，所以T_1WI白质信号较灰质高，而T_2WI白质信号低于灰质。

（二）含脑脊液结构

脑脊液主要成分为水，呈T_1WI低信号，T_2WI为明亮均匀高信号。水抑制序列则脑脊液呈低信号。

（三）颅骨、含气空腔及软组织

颅骨内板、外板为致密骨板，T_1WI、T_2WI 均为低信号，板障因含脂肪及造血组织，T_1WI 及 T_2WI 皆为高信号，故 MRI 颅骨表现为"夹心饼"样 3 层结构。鼻窦及乳突小房内气体呈无信号。头皮及肌肉组织为 T_1WI 等信号、T_2WI 低信号；皮下脂肪组织 T_1WI 高信号，T_2WI 稍高信号。

（四）脑血管

MRA 因血管流空效应能显示脑血管结构，流速较快的血管表现为低信号，而流速较慢的血管则呈高信号。

（五）颅神经

高场 MRI 可清楚显示部分颅神经走行，以 T_1WI 显示最清楚，呈等信号。

第三节　基本病变影像表现

一、颅骨病变

颅骨病变包括颅骨骨质增生、吸收和破坏，它是以颅骨密度改变为主的病理改变，常与颅内肿瘤性病变或骨代谢性病变有关，作为头颅 X 线摄片和 CT 时颅内肿瘤的定位征象。

局限性颅骨改变表现为颅骨局限性增生或破坏，见脑干表面或靠近颅骨的肿瘤，如脑膜瘤。弥漫性颅骨破坏见于颅骨转移瘤、淋巴瘤、网状内皮细胞增生症。蝶鞍改变为蝶鞍区域占位性病变因邻近蝶鞍所致，如蝶鞍呈气球状增大、蝶鞍扁平、开口增大、双鞍底等。颅骨增厚，见于肢端肥大症、Paget 病等。颅骨病变与病变的部位、大小和性质密切相关，常见的症状为头痛和头晕。

X 线片可显示颅骨的密度和厚度的变化，蝶鞍形态和骨质的改变。

CT 可定量测量颅骨骨密度改变，显示密度或形态改变区的形态和范围及周围的毗邻关系和周围继发性改变，如脑积水、邻近颅骨的脑膜瘤、颅骨转移瘤、颅骨结核等。

MRI 可显示软组织异常的形态、范围和与周围的毗邻关系，并增强检查清晰显示病变的大小、形态和与周围组织的关系，特别是与脑膜的关系。

二、颅内钙化

颅内钙化分为生理性钙化和病理性钙化，其中生理性钙化包括松果体钙化、脉络膜丛钙化、大脑镰钙化、苍白球钙化、小脑齿状核钙化等；病理性钙化分为肿瘤性、血管源性、感染性、先天性与遗传性、代谢性及其他原因钙化。

生理性钙化出现于颅内的特定部位，呈结节样或条带状高密度影，X线片和CT可观察钙化有无受压移位。如松果体钙斑移位，根据松果体钙斑移位方向可大致估计肿瘤位置，一侧大脑半球肿瘤使之向对侧移位，额叶肿瘤使之向后移位，顶叶表现病变则使之向下移位。对于病理性钙化，根据钙斑位置及形态可大致判断病变的位置和性质。如蝶鞍区弧形钙化多为颅咽管瘤，脑膜瘤钙化多呈团块状，幕上条带状钙化多为少枝胶质细胞瘤。

当钙化CT值在200HU以下时 T_1WI 可呈较高信号，T_2WI 呈等信号。而高密度的钙化，T_1WI 和 T_2WI 均呈低信号，但总的来说，对于钙化MRI不如CT敏感。

三、脑水肿

脑水肿是脑组织对一些有毒因素的非特异性反应。肿瘤引起的脑水肿常因血-脑屏障破坏和血管通透性增加，多见于脑白质，一般以肿瘤为中心，沿白质分布。脑水肿包括神经细胞肿胀和神经间质水肿，因各种原因导致的钠泵功能障碍，使神经细胞内液渗透压高于细胞外液，细胞发生肿胀。间质水肿，多见于梗阻性脑积水，由于脑室扩张，室管膜扩张，脑室表面结构的通透性改变，部分脑脊液溢出脑室挤入附近的脑白质。

脑水肿发生后，脑容积增大，颅内压增高，出现头痛、恶心、呕吐和视物不清。

脑水肿CT表现为呈低密度，依据导致脑水肿的病因不同，其形态各异。

脑水肿呈 T_1WI 低信号，T_2WI 高信号，增强后水肿无强化。脑水肿的范围与肿瘤部位及恶性程度有关，脑内肿瘤水肿范围大，如胶质瘤。脑外肿瘤水肿范围小，如神经鞘瘤。肿瘤恶性程度高，水肿范围大，如转移瘤、恶性星形细胞瘤。

四、脑积水

脑积水是指因脑脊液产生和吸收失衡或脑脊液循环通路障碍所致的脑室系统异常扩大。影像学将脑积水分为交通性脑积水和阻塞性脑积水。交通性脑积水是指脑室与蛛网膜下腔之间仍然通畅，但由于脑脊液产生过多，吸收障碍或静脉窦阻塞而形成的脑积水；阻塞性脑积水是指脑室系统或第四脑室出口处阻塞而使脑脊液流至蛛网膜下腔或脑池发生障碍，阻塞部位以上脑室系统扩大积水。

患者可出现明显的颅内压增高症状，如头痛、恶心和呕吐，也可有精神萎靡和头胀感。

X线片可显示颅内压力增高引起脑回压迹加深和颅缝增宽间接提示征象。

CT和MRI是显示脑积水的主要方法。交通性脑积水影像表现为脑室系统普遍增大，脑沟正常或消失，脑池扩大。阻塞性脑积水影像表现为阻塞近侧脑室扩大，远侧正常或缩小，如室间孔阻塞则侧脑室扩大，导水管阻塞则第三脑室和侧脑室均扩大，第四脑室正中和侧孔阻塞则各脑室均扩大。MRI图像上脑室周围常可见 T_1WI 低信号、T_2WI 高信号，这是由于脑室内压力高，室管膜细胞间连接受损出现小裂缝隙，水分子进入脑室周围组织所致。

五、脑萎缩

脑萎缩指各种原因所引起的脑组织减少而继发的脑室和蛛网膜下隙扩大。按萎缩范围，可分为广泛性脑萎缩和局限性脑萎缩；按萎缩部位，可分为脑皮层萎缩、脑白质萎缩、基底节萎缩、脑干萎缩及小脑萎缩；按病因分，可分为创伤性萎缩、缺血性萎缩、出血性萎缩、炎症后萎缩及缺氧后萎缩。

大脑萎缩多表现为头晕头痛、表情呆滞、记忆力减退、智力障碍、活动减少、寡言少动。小脑萎缩主要表现为头晕、步态蹒跚、构音障碍、吞咽困难、眼球震颤、持物不准、指鼻不能等小脑性共济失调症状。并有直立性低血压、晕厥、心悸、排汗障碍、排便困难、性功能减退或障碍。

脑萎缩表现为脑沟、脑池增宽和脑室扩大，脑沟宽度超过 5mm 可认为扩大。如为脑皮层萎缩表现为脑表面脑沟及脑池扩大，蛛网膜下腔增宽，脑室大小正常。而脑白质萎缩表现为脑室扩大，脑沟、脑池大小正常；若萎缩不对称则两侧脑室不对称性扩大，中线结构移向脑室较大的一侧。全脑萎缩表现为脑室、脑沟及脑池均扩大；局部脑萎缩表现为局部脑室扩大或局部脑沟、脑池扩大；脑干萎缩表现为脑干体积变小，脑干周围池增宽，包括中脑周围环池、四叠体池、桥前池等；小脑萎缩表现为小脑体积变小，蚓部及小脑半球脑沟增多扩大，第四脑室、小脑、桥小脑角池扩大；一侧大脑半球萎缩表现为萎缩侧半球体积变小，脑室扩大，脑沟增宽，中线结构移向患侧。

六、占位效应

由于颅腔容积固定，所以肿瘤、出血等占位性病变均可有占位效应。脑肿瘤伴发的占位效应表现为中线结构的移位、脑室与脑池的移位与变形；脑室、脑池的扩大，脑沟和脑体积的变化等。

正常中线结构包括大脑镰、松果体钙化、第三脑室及透明中隔、第四脑室等，一侧占位性病变可使这些结构向对侧移位。

颅内占位性病变可引起脑室及脑池的移位与变形，甚至闭塞，如额颞叶变性病变使第三脑室及侧脑室向对侧移位、变形。鞍区肿瘤向上使鞍上池变形、填塞或闭塞。松果体区肿瘤使四叠体池变形、扭曲、闭塞。小脑肿瘤使第四脑室移位，同侧桥小脑角池变窄。

某些颅内占位性病变尚可引起脑室或脑池的扩大，如侧脑室内肿瘤可见两侧侧脑室扩大，以患侧明显。后颅窝病变阻塞第四脑室致幕上脑室对称性扩大、脑积水。桥小脑角区病变可使桥小脑角池扩大。

脑内占位性病变常因推压周围脑组织致邻近脑沟狭窄、闭塞。当病变较小，其他占位征象尚不明显时，脑沟变化是唯一可见的占位征象。

脑干占位性病变常表现为脑干体积膨大，相邻脑池受压、变窄或闭塞，第四脑室后移。

第四节　中枢神经系统感染

一、病毒感染性疾病

病毒进入神经系统及相关组织引起的炎性或非炎性改变即为神经系统病毒感染。能引起神经系统感染的病毒很多，有 DNA 病毒中的单纯疱疹病毒、水痘－带状疱疹病毒、巨细胞病毒等；RNA 病毒中的脊髓灰质炎病毒、柯萨奇病毒等。本节仅介绍临床常见的单纯疱疹病毒性脑炎。

单纯疱疹病毒性脑炎 (HSE) 是由单纯疱疹病毒 (HSV) 感染引起的一种急性 CNS 感染性疾病，又称为急性坏死性脑炎。HSV 最常累及大脑颞叶、额叶及边缘系统，引起脑组织出血性坏死和 (或) 变态反应性脑损害。

(一) 诊断要点

(1) 多急性起病，可有口唇和生殖道疱疹史，出现发热、头痛、呕吐、精神行为异常、癫痫发作、意识障碍和早期局灶性神经系统损害症状和体征。

(2) 脑脊液细胞数增多或出现红细胞，糖和氯化物正常。

(3) 脑电图显示弥漫性异常，以颞、额叶区为主。

(4) CT 和 MRI 发现病变常位于颞叶内侧、额叶眶面、岛叶皮质和扣带回，但一般不累及基底节区。

(5) 病毒分离、PCR 检测、急性期与恢复期脑脊液抗体滴度等可做出病原学诊断。

(6) 特异性抗病毒药物治疗有效。

(二) 影像学特征

CT 示早期可正常，典型表现为颞叶、岛叶、额叶低密度灶；MRI T_1WI 低信号，T_2WI、FLAIR、DWI 高信号，增强检查可有斑片或脑回样增强，可有出血灶。皮质出血在 T_1WI、T_2WI 上信号变化见脑出血；增强扫描可出现病变区弥漫或脑回状强化。

90% 患者 1 周内可以出现上述表现，但 1 周内 MRI 正常不能排除诊断。随着病情进展，病灶更容易显示；DWI 对病灶细胞毒性水肿显示更敏感。

(三) 鉴别诊断

1. 其他病毒性脑炎

依据血清或脑脊液抗原、抗体检查鉴别，影像学缺乏特征。病毒感染的多发部位有以下几种。

(1) 单纯疱疹病毒 I 型：边缘系统。

(2) 人类免疫缺陷病毒 I 型：脑白质、脑干、丘脑、基底节。

(3) 日本脑炎：双侧丘脑、脑干、小脑。

(4) 水痘－带状疱疹病毒 (RamsayHunt 综合征)：Ⅶ、Ⅷ脑神经增强 MRI 可强化。

(5) Epstein-Barr 病毒 (EBV)：对称性基底节。

(6) 巨细胞病毒脑炎：弥漫性脑白质高信号灶。

2. 急性播散性脑脊髓炎

见脱髓鞘疾病。

（四）临床与影像

(1) 早期诊断和治疗是降低本病病死率的关键。

(2) 脑炎影像学表现为非特异性、弥漫性细胞毒性水肿合并血管源性水肿，可有出血点。DWI 对细胞毒性水肿更敏感。

(3) 早期影像学无异常发现时，病情变化应及时复查。

二、细菌感染性疾病

由于各种细菌侵害神经系统所致的炎性疾病称为神经系统细菌感染。细菌感染是神经系统常见疾病之一，病原菌常常侵袭力强，可侵犯中枢神经系统软脑膜、脑、脊髓实质或感染邻近的组织，如静脉窦、周围神经等。

（一）化脓性脑膜炎

化脓性脑膜炎是由化脓性细菌感染所致的脑脊膜炎症，是中枢神经系统常见的化脓性感染。通常急性起病，好发于婴幼儿和儿童。基本病理改变是软脑膜炎、脑膜血管充血和炎症细胞浸润。

1. 诊断要点

(1) 临床表现：急性起病，出现发热、寒战或上呼吸道感染表现及头痛、呕吐等颅内压增高表现，部分患者可出现局灶性神经功能损害的症状。其他比较特殊的临床特征，如脑膜炎双球菌、脑膜炎菌血症时出现的皮疹。

(2) 神经系统检查：脑膜刺激征阳性。

(3) 腰穿：脑脊液压力升高、白细胞明显升高。

(4) 确诊需要病原学证据：包括脑脊液细菌涂片检出病原菌、细菌培养阳性等。

2. 影像学特征

MRI 诊断价值高于 CT，早期可正常，随病情进展 T_1 像上显示蛛网膜下腔高信号，可不规则强化，T_2 像脑膜呈高信号。后期可显示弥散性脑膜强化、脑水肿等，部分可见室管膜炎、硬膜下积液或脓肿及局限性脑脓肿。

3. 鉴别诊断

(1) 结核性脑膜炎：通常亚急性起病，脑神经损害常见，脑脊液检查白细胞计数升高往往不如化脓性脑膜炎明显，病原学检查有助于进一步鉴别。

（2）隐球菌性脑膜炎：通常隐匿起病，病程迁延，脑神经尤其是视神经受累常见，脑脊液以淋巴细胞为主，墨汁染色可见新型隐球菌。

4. 临床与影像

（1）临床怀疑化脓性脑膜炎应该尽早腰穿，急查脑脊液细菌涂片，并且同时进行脑脊液细菌培养。

（2）CT、MRI平扫多无异常发现。

（二）脑脓肿

脑脓肿可单发，也可多发、多房，通常有显著的占位效应和周围水肿。

1. 诊断要点

急性起病，多数有感染史，发生脑炎、脑膜炎或脓肿形成后多出现畏寒、发热、头痛、呕吐、抽搐、意识障碍和脑膜刺激征。早期即可有视盘水肿。发生急性化脓性脑室炎、脑膜炎时，病情突然恶化，出现高热、昏迷、脑膜刺激征，角弓反张及癫痫发作。血常规中性粒细胞增高、红细胞沉降率加快、脑脊液白细胞增多。

2. 影像学征象

脑脓肿不同时期的影像学表现各有特点。如果破入脑室，可并发室管膜炎，表现为室管膜增厚强化。慢性期可见脑积水。环形增强最具特征性，但也非特异性。

（1）脑炎早期（3～5d）：CT平扫正常或呈边缘模糊的低密度灶，增强无或轻度斑片状强化。MRI T_1WI 边缘模糊，混杂信号；T_2WI 高信号；增强斑片状强化。

（2）脑炎晚期（5～14d）：CT平扫呈中心低密度灶，周围水肿；增强不规则边缘强化。MRIT：WI中心低信号，边缘等信号；T_2WI 高信号，囊壁低信号；增强不规则边缘强化。

（3）化脓早期（14d至数周）：CT平扫呈中心为略低密度，增强CT和MRI有薄层强化的囊壁。

（4）化脓晚期（数周至数月）：CT平扫中心为低密度，包膜呈等密度，周围水肿减轻，囊腔皱缩；MRI T_2WI 中央高信号，周边低信号带（包膜），周围水肿减轻；增强CT和MRI囊壁增厚。

3. 鉴别诊断

与脑囊虫病、脑结核瘤、脑真菌病鉴别。

4. 临床与影像

（1）CT对脑脓肿的诊断很有帮助，能够显示脓肿病灶和周围水肿，并可在CT导向下进行脑脓肿穿刺引流。

（2）MRI是脑脓肿最佳的影像学检查方法，能精确显示水肿范围，显示血脑屏障破坏，显示早期脓肿壁形成，并更容易区分坏死、液化和脑炎。

（3）CT和MRI上环形病灶不仅见于化脓性细菌性脑脓肿，也可见于脑囊虫病、脑结核、脑真菌感染和脑瘤等。

(三)结核性脑膜炎和结核瘤

结核性脑膜炎是由结核杆菌引起的脑膜和脊髓膜的非化脓性炎症，是最常见的神经系统结核病。病理可见蛛网膜下腔有大量炎性渗出物黏附，渗出物积聚，尤以脑底部为甚；脑膜上，脑实质内可有小结核结节形成或结核瘤，可产生血栓和脑软化、脑积水、脑水肿等。

1. 诊断要点

多起病隐匿，慢性病程，也可急性或亚急性起病；可有结核病病史或接触史；症状轻重不一，可有结核中毒症状，脑膜刺激征及颅内压增高表现。如早期未能及时恰当治疗，发病 4～8 周时常出现脑实质损害症状：癫痫发作、精神症状、意识障碍及肢体瘫痪等，也可出现脑神经受损的表现。

辅助检查 CSF 淋巴细胞增多及糖含量降低等特征性改变，CSF 抗酸涂片、结核分枝杆菌培养和 PCR 检查等有益于诊断。

2. 影像学特征

(1) CT 表现

1) 渗出物：平扫早期可正常，蛛网膜下腔的渗出物呈等或高密度，以基底池和外侧裂池明显。增强扫描呈明显不规则强化。

2) 粟粒样结核结节或结核瘤：平扫显示脑膜和脑实质内单、多发或粟粒样低，等或高密度结节，可见钙化。增强扫描呈结节状强化或环状强化。

3) 可出现脑积水。

4) 可出现局灶性脑缺血和脑梗死。

(2) MRI 表现：蛛网膜下腔的渗出物 T_1WI 呈等信号，T_2WI 和 FLAIR 上呈高信号，增强扫描蛛网膜下腔明显强化；结核瘤干酪样坏死部分在 T_1WI 上呈略低信号，T_2WI 上呈不均匀高信号；病灶肉芽肿部分在 T_1WI 上呈高信号，T_2WI 上呈低信号；病灶钙化部分在 T_1WI 和 T_2WI 上呈均匀低信号；包膜在 T_1WI 上呈等信号，T_2WI 上呈低或高信号。增强扫描呈结节状、玫瑰花瓣样、环状强化或环状强化伴壁结节。

3. 鉴别诊断

(1) 隐球菌脑膜炎：两者的临床过程和 CSF 改变极为相似，应尽量寻找结核杆菌和新型隐球菌感染的实验室证据。

(2) 脑膜癌：身体其他脏器的恶性肿瘤转移到脑膜所致，通过全面检查可发现颅外的癌性病灶。脑脊液细胞学可以发现肿瘤细胞。

(3) 脑结核瘤：需与脑脓肿、寄生虫病、结节病、脑原发或转移肿瘤等鉴别。

4. 临床与影像

(1) 症状从轻的脑膜炎到昏迷，缺乏特征。

(2) 发病初期的腰穿 CSF 缺乏特征性，发现结核分枝杆菌非常困难。结核 PCR 和脑脊液细胞学对诊断帮助较大。

(3) 结核性脑膜炎和结核瘤可单独或共存。

(4) 影像学反映病理之脑膜炎、结核瘤和其并发症脑积水、脑梗死。

三、新型隐球菌脑膜炎

新型隐球菌脑膜炎是由新型隐球菌感染引起的脑膜炎，是中枢神经系统最常见的真菌感染。当机体免疫力低下时易被感染。病理可见脑膜呈广泛性增厚，脑膜血管充血，脑组织水肿，脑回变平，脑沟和脑池可见小的肉芽肿、结节和脓肿，蛛网膜下腔内有胶样渗出物。

（一）诊断要点

依据慢性消耗性疾病或全身性免疫缺陷性疾病的病史，慢性隐匿病程，临床表现脑膜炎和颅内压增高的症状和体征，脑脊液中发现隐球菌是确诊的关键。

（二）影像学特征

头颅 CT 和 MRI 可显示脑膜炎、肉芽肿病灶、继发脑血管炎所致脑梗死或软化灶和脑积水。脑实质的肉芽肿呈 T_1 等信号或略低信号，T_2 信号变化较大，可从略低信号到明显高信号，周围水肿 T_2 呈高信号。多数患者的肺部 CT 检查可有异常，可类似于结核性病灶、肺炎样改变或肺部占位样病灶。

（三）鉴别诊断

(1) 其他真菌感染。

(2) 还需与细菌性脑脓肿、结核瘤、寄生虫病、结节病、脑原发或转移肿瘤等鉴别。

（四）临床与影像

(1) 主要据临床和脑脊液检查诊断。

(2) 影像学表现有特征性，但是无特异性，早期可正常。

(3) 影像学有利于观察并发症，如脑积水、脑梗死。

四、脑寄生虫病

脑囊虫病是由猪带绦虫、蚴虫（囊尾蚴）寄生脑组织所致。是一种最常见的 CNS 寄生虫感染。囊尾蚴寄生在脑实质、脊髓、脑室和蛛网膜下腔。脑实质内囊虫按演变过程分四期：囊泡期、胶样囊泡期、结节期、钙化期。

（一）诊断要点

(1) 曾居住在流行区，并有癫痫、脑膜炎或颅内压升高表现的患者，应怀疑本病。血清和脑脊液囊虫抗体试验、皮下结节的囊虫活检和头部 CT、MRI 检查可帮助诊断。

(2) 临床表现与囊虫数量、大小及感染部位有关。

(3) 癫痫发作是最常见的症状，其他症状有头痛、局灶性神经功能障碍及精神障碍等。脑实质内囊虫在感染初期可表现为急性弥漫性脑炎。

(4) 脑膜和脊髓蛛网膜受累出现脑膜炎、脊膜炎和脑积水表现。

(5) 第三和第四脑室内的囊虫可阻断脑脊液循环，导致阻塞性脑积水。囊虫可在脑室腔内移动，并产生一种球状活瓣作用，可突然阻塞第四脑室正中孔，导致脑压突然增高，引起眩晕、呕吐、意识障碍和跌倒，即布龙征。

（二）诊断标准

1. 确诊脑囊虫病条件

(1) 有癫痫发作，颅内压增高，精神障碍等脑部症状和体征，排除其他原因而引起的脑损害。

(2) 周围血或脑脊液免疫学检查（囊虫间接血凝试验、酶联免疫吸附试验）阳性。

(3) CT 或 MRI 检查有典型囊虫影像改变者，如 CT 发现多发圆形低密度囊性病灶，其内有头节者。

2. 可疑脑囊虫病的条件

具有精神神经症状，而用其他疾病不能解释者，有下列情况者为可疑脑囊虫病。

(1) 有排出猪带绦虫节片史或患者主诉无排绦史而常规驱绦时排出绦虫者。

(2) 眼部或皮下结节活检证实为囊虫者。

(3) 食"米心猪肉"史，而患绦虫病。

(4) 家庭接触史：在流行区内，一个家庭中有人患绦虫病，其他人患囊虫病的情况经常遇到。

(5) 职业接触史：如屠宰工人经常接触，可能误食猪囊虫（米心猪肉）而患猪绦虫病。

（三）影像学特征

(1) 脑囊虫病的典型 CT 表现主要有以下几种。

1) 囊性低密度灶：于脑实质内或脑室内可见边界清楚的低密度区，病灶多为椭圆形，中心为脑脊液密度，无明确的囊壁结构，可多发或单发，大小不一，一般直径在 $0.5 \sim 1.0cm$，囊内可见点状高密度头节影。发生于脑池内时，多表现基底池或脑裂内不规则小串珠状低密度，可伴有点状钙化和脑积水征。

2) 结节灶：可表现为多发的局限性低密度区，边界较模糊，有明显的中心强化。还可表现为直径 $3 \sim 5mm$ 的等密度或高密度影，数目可由数个至数百个不等，周围常有水肿带。

3) 钙化：表现为脑实质内散在的不对称圆形钙化，其形态似"米粒状"，大小不一，钙化周围多缺乏水肿征象，以幕上多见。

(2) 脑囊虫病的典型 MRI 表现主要有以下几种。

1) 囊泡期：MRI 平扫显示囊虫呈圆形或卵圆形，其内可见等信号的点状头节影。囊状信号的数目多少不等。增强扫描虫体不强化，偶见头节强化。

2) 胶样囊泡期：平扫囊虫 T_1WI 为低或稍高信号，T_2WI 高信号，囊壁上头节影消失。

增强扫描可见囊虫呈环形强化，周围有水肿。

3) 结节期：MRI 平扫显示 T_1WI 呈等信号，T_2WI 呈高信号。增强扫描呈结节状或环形强化。

4) 钙化期：SE 序列一般不显示钙化，GRE 序列 (T_2* 或 SWI) 显示钙化为低信号。

（四）鉴别诊断

(1) 孤立囊泡型脑囊虫，尤其较大者，需与脑脓肿、包虫病、脉络膜裂囊肿等鉴别。脑部脉络膜裂囊肿属于神经上皮性囊肿。脉络膜裂是位于海马与间脑之间潜在的脑脊液间隙，斜行沿后上方至前下方分布。在胎儿发育时期，沿脉络膜裂形成原始脉络膜丛时如果发生问题，就可能在脉络膜裂的任何一处形成脉络膜裂囊肿。通常认为脉络膜裂囊肿无明确临床意义。诊断主要依靠 MRI 的影像学表现。MRI 显示脉络膜裂处典型的囊肿性病变，即无实性软组织成分、囊液呈均匀一致的长、长 T_2 信号、囊液在各序列均与脑脊液信号相等、灶周无水肿或胶质增生等产生的异常信号、无对比剂强化。在诊断脉络膜裂囊肿时，应与发生在脉络膜裂附近的其他囊肿及颞叶表浅部位的脑内病变进行鉴别。

(2) 胶样囊泡或结节型，需与脑结核瘤、脑转移瘤、结节病等鉴别。

（五）临床与影像

(1) 六钩蚴发育成囊尾蚴期间，临床上可以类似病毒性脑炎，CT 检查常无异常，MRI 常能发现粟粒样囊性病灶。

(2) 囊尾蚴发育未成熟时，CT 上可能仅见到小的头节钙化影，此头节钙化小于囊尾蚴死后钙化斑。此时，MRI 常能发现粟粒样囊性病灶。

(3) 多发病灶者往往在同一病例有不同时期之病灶，这是由于囊尾蚴蜕变死亡时期不一致。

(4) CT 和 MRI 能够判断囊尾蚴的死活。囊泡期是活虫典型表现。

(5) 从临床角度考虑，判断活动性和非活动性非常重要，这关系到是否杀虫治疗。在判断困难时，可以认为仅见到钙化斑或囊尾蚴死后由于粘连所致脑积水时考虑为非活动性，其他类型一律按活动性对待。

(6) 脑室内囊尾蚴原则上要手术治疗。

(7) 多发、粟粒样囊尾蚴应先行颞肌下去骨瓣减压术，不要直接杀虫治疗。

第五节　脱髓鞘疾病

多种致病因素均可导致脱髓鞘性疾病，主要包括获得性和遗传性两大类。遗传性脱髓鞘疾病又称遗传性代谢性脑白质营养不良。获得性脱髓鞘疾病又分为周围性和中枢性两大类。中枢性脱髓鞘疾病包括多发性硬化、视神经脊髓炎、急性播散性脑脊髓炎、急性出血性白质脑炎、脑桥中央髓鞘溶解症等。

一、多发性硬化

多发性硬化 (MS) 是一种以中枢神经系统白质炎性脱髓鞘病变为主要特点的自身免疫疾病。主要病理改变为中枢神经系统内多个散在的脱髓鞘斑块。病变可累及大脑白质、脊髓、脑干、小脑和视神经。

（一）诊断要点

(1) 起病年龄多在 20～41 岁，10 岁以下和 40 岁以上患者少见，男女患病比约为 1:2。部分患者有头痛、眩晕、上呼吸道感染等前驱症状。

(2) 病程长短不一，多数患者缓慢起病，缓解和复发为本病的重要特征，另一部分患者症状呈持续性加重或阶梯样加重而无明显缓解过程。临床症状和体征多种多样。

(3) 脑脊液检查、电生理检查、影像学检查。

（二）影像学特征

(1) CT 表现等或低密度，可有轻度或中度强化。

(2) MRI 表现最佳诊断征象：T_2WI 多发的垂直于胼胝体的高信号，半月形或马蹄铁形边缘强化，病灶常见于侧脑室前角与后角周围、半卵圆中心及胼胝体，或为融合斑，多位于侧脑室体部；脑干、小脑和脊髓也可见斑块。

T_1WI：急性期等信号或稍低信号，低信号在最初的脱髓鞘斑块较多，在脱髓鞘再形成的病变减少。慢性期中心低信号、边缘高信号。

T_2WI 和 FLAIR：胼胝体、侧脑室周围双侧、不对称线状或卵圆形的高信号病变；10%～20% 的慢性 MS 病例有基底节区低信号。

增强扫描：不完全的"马蹄铁形"强烈提示脱髓鞘。

（三）鉴别诊断

需与多发性硬化鉴别诊断的疾病有脑白质营养不良、急性播散性脑脊髓炎、脑干脑炎、脊髓型颈椎病、肿瘤早期等。

（四）临床与影像

(1) MRI 检查分辨率高，可识别无临床症状的病灶，使 MS 的诊断不再只依赖临床标准。

(2) 95% 临床确诊的多发性硬化患者在 MRI 上有异常表现，"肿胀的" MS 斑块可以与肿瘤相似，T_1WI 上的病灶与临床致残相关。病程长者多数可见脑室系统扩张、脑沟增宽等脑白质萎缩征象。

(3) 30% 的艾滋病患者常有神经系统并发症。影像学表现因年龄和急慢性程度而异。最常见的表现为脑白质病变和脑萎缩，CT 呈低密度，MRI 呈多灶性白质 T_2 高信号灶。

可合并机会性感染如弓形虫病等。

(4) 必须注意，脑白质 T_2 高信号灶绝非 MS 特有，许多疾病，如进行性多灶性白质脑病、淋巴瘤、胶质瘤、皮层下动脉硬化性脑病、自身免疫相关性小血管炎等都可出现类似表现。

(5) 在进行 MS 诊断时，一定要注意用其他疾病不能或不好解释时，才考虑 MS。

二、视神经脊髓炎

视神经脊髓炎 (NMO) 是视神经和脊髓同时或相继受累的急性或亚急性脱髓鞘病变。病因及发病机制还不清楚。病理主要涉及视神经和视交叉，脊髓病损伤好发于胸段和颈段。

（一）诊断要点

(1) 急性或亚急性起病，病前多有上呼吸道或消化道感染史。

(2) 同时或先后出现急性视神经炎和急性脊髓炎的症状和体征。

(3) 一般无视神经和脊髓之外的脑部症状和体征。

(4) 有缓解和复发，但不如多发性硬化明显，复发常表现为初发的症状和体征，少有新发病变。

(5) 实验室检查可见 CSF 中细胞、蛋白增多，视觉诱发电位和脊髓 MRI 改变。

（二）影像学检查

MRI 是有效的检查手段。MRI 显示脊髓内脱髓鞘病灶，T_1 呈低信号、T_2 呈高信号。复发型患者脊髓 MRI 检查发现脊髓纵向融合病变可超过 3 个脊椎节段，脊髓可肿胀，增强检查可以呈斑块状强化。

（三）鉴别诊断

(1) 早期症状易与单纯性球后视神经炎混淆，本病常为两眼先后受累，并有脊髓病损，有明显缓解 — 复发。

(2) 亚急性脊髓视神经病多见于小儿，先有腹痛、腹泻等腹部症状，多无瘫痪，以感觉异常为主，常呈对称性，无复发，CSF 也无明显改变。

（四）临床与影像

(1) 临床上，对急性脊髓炎应考虑到 NMO 的可能，应常规查 VEP，对视神经炎患者应常规查 SEP，以发现亚临床病灶。

(2) MS 可表现为 NMO 的临床模式，头部 MRI 检查可发现临床病灶，有利于 MS 与 NMO 的鉴别。纯脊髓型 MS 相对少见，鉴于其易复发的特性，临床上，对于任何一个脊髓炎患者都应考虑有 MS 的可能，积极采取措施进行预防。

三、急性播散性脑脊髓炎

急性播散性脑脊髓炎 (ADEM) 是一种广泛累及脑和脊髓白质的急性炎症性脱髓鞘疾病，通常发生于感染、出疹或疫苗接种后，其病理特征是散布于侧脑室周围、视神经、脊髓、小脑和脑干的白质，尤其多见于侧脑室体及前角部位。

急性坏死出血性脑脊髓炎又称急性出血性白质脑炎，被认为是急性播散性脑脊髓炎的暴发型。

（一）诊断要点

发生于感染或接种疫苗后急性起病的脑实质弥漫性损害、脑膜受累及脊髓炎症状常使 ADEM 诊断几乎无疑。脑脊液中细胞数轻度增多，EEG 广泛中度以上异常，CT 或 MRI 发现脑和脊髓白质内多发散在病灶，有助于诊断。

（二）影像学特征

CT 和 MRI 发现脑和脊髓内多发散在病灶。头颅 CT 可显示白质内弥散性多灶性大片状或斑片状低密度区，急性期可有明显的增强效应；MRI 可发现脑和脊髓白质内有散在多发的长 T_1、长 T_2 信号病灶。

（三）鉴别诊断

需与乙型脑炎、单纯疱疹病毒脑炎等鉴别。

（四）临床与影像

(1) 急性播散性脑脊髓炎，脑炎与脊髓炎同时发生。但是，临床上，可以脑部或脊髓症状起病，然后向另一部位扩散。

(2) 脑电图有利于早期发现脑部异常。

(3) 临床医师，可能把一些临床诊断不清、只在时间上与疫苗接种有关的疾病，认为疫苗所致。但是，真正做出诊断很难。有关疫苗接种与神经系统的损害亦是一个颇有争议的问题。

(4) 急性播散性脑脊髓炎是一组由于感染—变态反应而发生的中枢神经系统脱髓鞘疾病。临床上常继发于感染、出疹性疾病或预防接种之后。诱因不同，但都是由于变态反应引起，故名变态反应性脑脊髓炎。病变散布于脑和脊髓各处，故又名播散性脑脊髓炎。其病变如多在白质或以白质出血为突出表现，则称为白质性脑脊髓炎或出血性白质脑炎。

四、脑桥中央髓鞘溶解症

脑桥中央髓鞘溶解症 (CPM)，是原因不明的以脑桥基底部对称性脱髓鞘为病理特征的可致死性病症。病理特点是脑桥基底部呈对称性分布的神经纤维脱髓鞘，病灶边界清楚，可数毫米或波及整个脑桥基底部，背盖部也可受累。部分病例可以出现脑桥外髓鞘溶解。

（一）诊断要点

半数病例系酒精中毒晚期，也可见于肾衰竭透析治疗后、肝衰竭、肝移植后、淋巴瘤及癌症晚期、营养不良、败血症、急性出血性胰腺炎、严重烧伤等。临床过快纠正低钠血症，给脱水患者过量补液均可导致该病发生。头 MRI 可明确诊断。

（二）影像学特征

MRI 是目前最有效的检查方法，在某些病例可发现脑桥基底部特征性的蝙蝠翅膀样病灶，显示对称分布的 T_1 低信号、T_2 高信号，异常信号可以占据除周边外的整个脑桥，部分病例可以出现脑桥外病灶，增强检查无强化。

（三）鉴别诊断

临床上可根据其病灶无占位效应、呈对称性而不符合血管分布与走行特点，与肿瘤和脑梗死鉴别。

（四）临床与影像

(1) 渗透性髓鞘溶解，最常见的原因为低钠血症的过快纠正。由于渗透性应激反应所致渗透梯度变化即可发生，不只是低钠血症，氮质血症、高血糖症等也可发生。

(2) 最佳诊断征象为累及脑桥中央，不累及外周区。

第六节　脊髓疾病

脊髓炎是指各种感染或感染后引起自身免疫反应所致的急性脊髓炎性病变。由外伤、压迫、血管、代谢、营养、变性、遗传、放射等引起的脊髓损害称为脊髓病。

一、急性脊髓炎

急性脊髓炎是指各种感染或感染后引起自身免疫反应所致的急性脊髓炎性病变。可累及脊髓的任何节段，但以胸段 ($T_{3\sim5}$) 最为常见。病损为局灶性和横贯性，亦有多灶融合或散在于脊髓的多个节段。如脊髓内有 2 个以上散在病灶称为播散性脊髓炎；如病变迅速上升波及延髓，称为上升性脊髓炎。

（一）诊断要点

根据急性、亚急性起病，病前有感染史或疫苗接种史，迅速出现脊髓横贯性损伤的临床表现，结合脑脊液和 MRI 检查，诊断并不困难。

（二）影像学特征

1. 检查方法

MRI 是首选检查方法。

2. 影像学特征

病变节段髓内多发片状或较弥散的 T_2 像高信号，T_1 像低信号，强弱不均，可有融合。部分病例可始终无异常。

（三）鉴别诊断

1. 急性硬脊膜外脓肿

急性硬脊膜外脓肿亦可出现急性脊髓横贯性损害，但病前常有原发感染灶，急性起病，有全身感染中毒症状。常伴有根痛、相应脊椎压痛、叩击痛和脊膜刺激症状。MRI 表现 T_1 像显示椎管内硬膜外腔局灶性或弥漫性软组织梭形增厚，呈低或等信号，硬膜外腔与脊髓间可见低信号的硬脊膜，脊髓不同程度受压，信号正常。T_2 像显示病变呈高信号，难与脂肪区分。蜂窝织炎强化均匀或不均匀；液性脓肿周边环形强化。

2. 视神经脊髓炎

视神经脊髓炎是多发性硬化的一种特殊类型，除有脊髓炎的症状外，还有视力下降或 VEP 异常，视神经病变可出现在脊髓症状之前、同时或之后。

3. 脊髓型多发性硬化

脊髓型多发性硬化病灶位于脊髓外周部分，典型的位于脊髓的背外侧。多数病灶长度上少于 2 个椎体，病变长度大于宽度，宽度小于 1/2 的脊髓横断面，病变局部脊髓正常大小或轻度肿大。颈髓最易受累，90％合并颅内病灶。T_1WI 上呈等或低信号，T_2WI 上呈高信号。增强扫描后强化程度不等，急性或亚急性期可见均匀或环状强化，慢性期无强化。

4. 脊髓前动脉综合征

脊髓前动脉综合征症状突然出现，以中胸段或下胸段多见，临床表现为脊髓前 2/3 综合征；MRI 示脊髓前 2/3 在 T_2WI 上呈高信号，T_1WI 信号无明显异常。

（四）临床与影像

(1) 急性脊髓炎最急需鉴别的是急性硬脊膜外脓肿，对可疑急性硬脊膜外脓肿的患者应该创造条件进行 MRI 检查。来自邻近椎间盘炎和椎体骨髓炎的病灶，多位于椎前部位。来自菌血症或化脓性小关节炎的病灶，多位于椎后部位。

(2) 最难鉴别的是视神经脊髓炎和脊髓型多发性硬化。对视神经脊髓炎和脊髓型多发性硬化的鉴别病史更重要。

(3) 典型脊髓前动脉综合征容易鉴别，但是，不典型缺血性脊髓血管病与非横贯性脊髓炎也难以鉴别。有脊髓 TIA 病史者则容易诊断。

二、脊髓压迫症

脊髓压迫症是由于椎管内或椎骨占位性病变所引起的脊髓受压综合征。随病变进展出现脊髓半切综合征和横贯性损害及椎管梗阻，脊神经根及脊髓血管不同程度受累。可表现为急性、亚急性和慢性病程。

（一）诊断要点

1. 定位诊断

(1) 纵向定位：确定病变位于脊髓的节段。早期节段性症状如根痛、感觉减退区、腱反射改变和肌萎缩，棘突压痛及叩击痛，尤以感觉平面最具有定位意义。

(2) 横向定位：确定病变部位位于髓内和髓外。

髓内病变：根痛少见或有灼痛，定位模糊；感觉障碍自上而下，上界不显，感觉分离，马鞍回避；肌肉萎缩明显，肌束震颤；锥体束征不明显；括约肌障碍较早（圆锥病变显著）；不全半切少见；无或晚期出现椎管梗阻；CSF 改变少见。慢性髓内病变多为肿瘤或囊肿；急性病变多为脊髓出血。

髓外病变：根痛多见；感觉障碍自下而上，上界明显，无感觉分离；肌肉萎缩少见；锥体束征出现早且明显；晚期出现括约肌障碍；不全半切常见；椎管梗阻较早出现；CSF 蛋白高；椎体改变多见。

1) 硬膜内病变，病程慢，两侧体征不对称，CSF 改变明显，如硬膜内血肿及神经鞘瘤。

2) 硬膜外病变，病程较快，两侧体征对称。硬膜外病变多样，

如来自脊椎及邻近软组织的肿瘤、寒性脓肿、结核性肉芽肿及急性细菌性脓肿，癌瘤转移以及外伤，如骨折、脱位和硬膜外血肿；椎间盘脱出、椎管狭窄等。

2. 定性诊断

(1) 髓内、髓外肿瘤最常见，髓内肿瘤多为胶质瘤；髓外硬脊膜下肿瘤多为神经纤维瘤；髓外硬膜外多为转移瘤。

(2) 硬膜外病变多为转移瘤或椎间盘脱出，转移瘤进展较快，根痛及骨质破坏明显。急性压迫多为外伤性硬膜外血肿，进展迅速；硬膜外脓肿起病呈急性或亚急性，常有感染特征。

(3) 脊髓蛛网膜炎导致病损不对称，时轻时重，感觉障碍多呈根性、节段性或斑块状不规则分布，压颈试验可有梗阻，蛋白含量增高，椎管造影可显示造影剂呈点滴状或串珠状分布。

(二) 影像学特征

MRI 是诊断脊髓压迫的重要手段，可显示脊髓受压，能清晰显示椎管内病变的性质、部位和边界等。脊柱 X 线平片和 CT 对脊椎病变显示较好。

(三) 鉴别诊断

1. 急性脊髓炎

急性起病，常有感染病史，多呈横贯性脊髓损伤表现，数小时至 2～3 天达到高峰。

2. 脊髓空洞症

起病隐袭，缓慢进展，表现为特征性的节段性分离性感觉障碍，肌无力，肌萎缩及皮肤关节营养障碍，脊柱侧弯等。

(四) 临床与影像

(1) MRI 对髓内、髓外硬膜内或外、脊膜、神经根和脊髓血管疾病等均可作为首选方法。但是，髓外硬膜外病变可结合 CT 和 X 线平片，脊膜病变应结合腰穿，神经根病变应结

合肌电图，血管病变应结合 DSA。

(2) MRI 检查时要注意脊髓节段与脊椎节段的关系。

(3) 纵向定位时，要根据脊髓各节段病变的特征确定。注意早期节段性症状，如根痛、感觉减退区和平面；反射改变；肌无力、肌萎缩；棘突压痛、叩击痛。

(4) 纵向定位时，不要只注意感觉平面，尤其对于慢性脊髓压迫症者(如脊髓型颈椎病)，感觉平面往往低于病变水平，这是由于：

1) 髓外病变感觉障碍为上行性。

2) 传导痛温觉纤维为无髓纤维，传导运动和深感觉的传导束为有髓纤维，后者更容易受压而脱髓鞘。

三、脊髓空洞症

脊髓空洞症是一种慢性进行性脊髓变性疾病，病变多位于颈、胸髓；亦可累及延髓，称为延髓空洞症。病因及发病机制尚不清楚。基本病理改变是空洞形成和胶质增生，空洞内有清亮液体填充，成分与 CSF 相似。

(一)诊断要点

起病隐袭，缓慢进展，节段性分离性感觉障碍、肌无力、肌萎缩和肌束颤动；皮肤和关节营养障碍；常合并脊柱侧弯或后突畸形、隐性脊柱裂、颈枕区畸形、小脑扁桃体下疝等其他先天性畸形。病变侵及侧柱交感神经中枢 (C_8 至 T_2 侧角) 出现同侧 Hornor 征。

(二)影像学特征

MRI 是确诊本病的首选方法，可显示空洞的位置、大小、范围以及是否合并 Arnold-Chiari 畸形等，并有助于鉴别其原发性或继发性，以及选择手术适应证和设计手术方案。

(三)鉴别诊断

1. 颈椎病

常见根痛，感觉障碍呈根性分布。颈部活动受限，颈部后仰时疼痛，CT 和 MRI 检查可供鉴别。

2. 肌萎缩性侧索硬化症

其表现为无感觉障碍和营养障碍，MRI 显示脊髓无异常。

(四)临床与影像

(1) 脊髓空洞症起病隐袭，缓慢进展，临床上可仅主诉上肢麻木，查体时体征有时并不典型。有的患者以共济失调就诊，多是合并小脑扁桃体下疝畸形。

(2) 对可疑病例，查颈髓 MRI 即可。

四、脊髓亚急性联合变性

脊髓亚急性联合变性是由于维生素 B_{12} 缺乏引起的神经系统变性疾病，病变主要累及脊髓后索、侧索和周围神经。

（一）诊断要点

(1) 中年以后发病，多呈亚急性或慢性病程，病情渐进性发展。

(2) 脊髓后索、锥体束及周围神经受损的神经系统症状与体征。

(3) 可合并贫血。血清维生素 B_{12} 含量降低。

（二）影像学检查

MRI 示脊髓病变部位，呈条形点片状病灶，T_1 像低信号，T_2 像高信号。

（三）鉴别诊断

缺乏贫血及实验室检查证据时，须与多发性周围神经病、脊髓压迫症、多发性硬化等鉴别。

（四）临床与影像

脊髓亚急性联合变性主要依靠临床特征进行诊断，MRI 常常无阳性发现，但是 MRI 对鉴别诊断有重要价值。有时脊髓损害可表现为不全横贯性损害。贫血可表现为巨幼细胞贫血或混合性贫血。

五、脊髓血管疾病

脊髓血管疾病分为缺血性、出血性及血管畸形三大类。发病率远低于脑血管疾病，但因脊髓内结构紧密，较小的血管损害就可造成严重的后果。

（一）诊断要点

1. 缺血性疾病

(1) 脊髓短暂性缺血发作：类似短暂性脑缺血发作。间歇性跛行和下肢远端发作性无力是本病的典型临床表现。

(2) 脊髓梗死：脊髓症状常在数分钟或数小时达到高峰。因发生闭塞的供血动脉不同而出现脊髓前动脉、脊髓后动脉和中央动脉综合征。临床上以脊髓前动脉综合征为常见，表现为脊髓前 2/3 综合征。

2. 出血性疾病

出血性疾病是指可突然出现剧烈的背痛、急性横贯性脊髓损害表现。硬膜下血肿比硬膜外血肿少见得多。脊髓蛛网膜下腔出血表现为急骤的颈背痛、脑膜刺激征和截瘫等；出血常见于血管畸形。

3. 血管畸形

血管畸形多数为动静脉畸形，多见于胸腰段。缓慢起病者多见，亦可为间歇性病程，有症状缓解期；突然发病者系由畸形血管破裂所致，多以急性疼痛为首发症状，表现为不同程度的截瘫，根性或传导束性分布的感觉障碍，如脊髓半侧受累可表现脊髓半切综合征。

（二）影像学特征

(1) MRI 是首选方法，可显示脊髓出血、梗死、增粗，增强后可以发现血管畸形。

(2) 脊髓梗死 T_1WI 信号无明显异常，在 T_2WI 上呈高信号。

(3) 脊髓出血影像学特征与脑出血一致。确诊脊髓血管畸形需进一步做 DSA。

（三）鉴别诊断

(1) 间歇性跛行。

1) 血管性间歇性跛行：皮温低、足背动脉搏动减弱或消失，多普勒超声检查有助于鉴别。

2) 马尾性间歇性跛行：腰椎管狭窄所致。有腰骶区疼痛，行走后加重，休息后减轻，腰前屈时减轻，后仰加重，感觉症状比运动症状重。

(2) 急性脊髓炎（见前）。

（四）临床与影像

脊髓血管病的临床表现较复杂，也缺乏特异性检查手段，特别是缺血性病变的诊断有一定难度。常常要结合脊髓影像学和脑脊液检查明确诊断。

第四章 呼吸系统影像

第一节 检查方法

呼吸系统包括胸廓、肺组织、膈肌及纵隔等组织结构，胸部 X 线检查和 CT 检查是临床最普遍的检查方法。胸部具有良好的自然对比，是 X 线检查的有利条件。CT 影像检查具有密度分辨力高，横断面扫描、无前后结构的重叠，对小病变的发现和病变细节的显示等方面明显优于 X 线摄影。MRI 检查对纵隔肿瘤的定位和定性诊断价值较高，特别是 MRI 的流空效应，使血管不用注入造影剂就能够清晰成像，有助于鉴别纵隔肿瘤和心脏及周围大血管的关系。USG 检查由于肺内空气对超声波的强烈反射，难以用于肺部病变的诊断，只对胸腔积液及纵隔肿瘤有一定的诊断价值。随着介入放射学的发展，在 CT 引导下对肺内病变进行穿刺活检，已广泛用于临床医学。

一、X 线检查

X 线检查，是胸部疾病的诊断和手术前、后观察、评价等不可缺少的检查方法。胸部 X 线检查可以观察器官结构的解剖形态是否异常，并可显示病变的影像。有的病变由于呈现特殊的征象，通过 X 线检查即可确定病变的性质，从而确定诊断。例如，纵隔肿块内含有牙齿或骨质影像即可诊断为畸胎瘤；胸腔内显现含气或有液体平面的胃肠道影像即可诊断为膈疝。但是，在大多数情况下 X 线检查仅能显示胸部疾病造成的病理解剖改变所引起的异常影像，而不能显示病变的原因和性质。例如，X 线检查可显示胸腔积液及其部位和数量，但究竟积血、积脓或渗液则需经穿刺抽液方能确定。肺结核、肿瘤、炎症呈现的影像有时相类似，需结合临床表现及其他检查资料或重复 X 线检查观察病变的演变情况，才能明确诊断。

双肺内含有大量空气，与纵隔、膈肌、肋骨及胸壁等组织、器官存在着明显的密度差异，且具有良好的自然对比。X 线摄影检查在呼吸系统疾病的诊断中具有重要的应用价值。

(一) 普通 X 线检查

1. 数字化 X 线摄影检查在胸部的应用价值

胸部由肺、胸膜、纵隔、横膈和胸廓（骨骼和软组织）所组成。肺野由两侧肺部、纵隔肺门向外到达胸廓内缘及膈上，由充气的肺组织所占据区域都属于肺野。胸壁是构成胸腔的基础，由胸廓和胸壁软组织组成。含气的肺组织与周围器官形成良好的天然对比，有利于观察胸部的正常解剖及病理改变。

胸廓是以胸椎、肋骨、肋软骨、胸骨和它们间的骨连接共同构成的骨软骨性结构。其横径长、前后径短、上窄下宽近似圆锥形。外形可因年龄、性别及健康状况而异。胸廓的上口较小、下口较大。上口由第 1 胸椎、第 1 肋骨和胸骨颈切迹围成；下口由第 12 胸椎、第 12 肋骨、第 11 肋软骨及肋弓和剑突构成。两侧肋弓向内上在中线相交构成胸骨下角。胸廓有支持和保护胸腔、腹腔内器官和参加呼吸运动的作用。

胸壁软组织：包括皮肤、皮下组织、乳房及肌肉、血管和神经行于其间。

胸膜与胸膜腔：胸膜位于胸壁的内面，贴于胸腔脏器的表面，分脏层和壁层。脏壁两层之间潜在的腔隙为胸膜腔，左右两侧胸膜腔是分隔独立的。胸膜腔呈负压，正常的时候有少量的液体，其重要的是肋膈窦，位于肋胸膜与膈胸膜相转折处是胸腔的最低位置，胸膜腔积液常积聚于此。

胸骨：位于胸前壁的正中为扁骨。自上而下依次为胸骨柄、胸骨体和剑突。胸骨体略呈三角形上宽而厚、下窄而薄；胸骨与上方 7 对肋骨相连接，形成前部胸廓；胸骨柄与两侧锁骨内端形成关节为胸锁关节。胸骨角约平第 4 胸椎下缘；剑突扁而薄，形状变化大约平第 10 胸椎体表可扪及。

肋骨：共 12 对，左右各 12 根，上方 10 对肋骨自后方向前下方弯出而行包绕胸内各器官形成胸廓的重要部分。每根肋骨分为前肢、体部和后肢三部分，前肢与肋软骨相连接。上方 7 对肋软骨向下方渐次增长，其末端连于胸骨；下方 3 对肋骨渐次变短，末端与其上方肋骨下缘形成关节。第 11 和 12 肋骨有尖端终于腹壁。肋骨后肢端头部与脊形成关节为肋椎关节，其结节与脊椎横突形成关节为肋横突关节。膈肌和肋间肌是主要的呼吸肌，而膈肌的活动可使胸廓上下经发生变化；肋间肌的活动又可引起肋骨和胸骨的升降，使胸的矢径及横径发生变化；胸壁靠肋骨升降及旋转动作，配合膈肌的升降产生胸内负压，进行呼吸运动和促使血液回流。

呼吸时肋骨的活动随呼吸深度而变化。平静呼气时，第 2～7 肋弓间的肋间外肌可使肋骨沿肋椎关节的旋转轴转动而上抬，因此肋弓的中部上升而下缘外翻，这就使胸腔的横径加大，肋下角加宽。肋弓的胸骨端上升及胸骨向上移动，因而使胸腔的矢状径增大，也使肋弓的长度自第 1 至第 7 逐渐增大。第 8～10 胸椎横突关节面的形状扁平、同时向前上，肋弓在其上不能作旋转动作，但能向上向后滑动，这可使胸腔下部和腹腔上部的横径增大。第 11、12 肋前端游离，又称浮肋。

膈肌的两侧和前部附着于肋骨，肋骨上升时，它跟随上升，吸气时膈肌收缩，肋膈窦加大，穹隆顶下降。深吸气时，穹隆顶下降更多。腹腔内脏器也跟随下降，因此胸廓上下径加大，平静吸气时，膈肌的穹窿约有 1cm 的上下运动。

纵隔是位于两侧胸膜腔之间的器官总称，位于两肺之间胸廓中央，前方为胸骨，后方为胸椎，两侧有纵隔胸膜和胸腔分开，上为胸廓入口，下为膈肌。胸骨后方的间隙为胸骨后间隙，脊柱前方的间隙为心后间隙。自上而下、由前至后把胸腔分为左右两半。纵隔是循环、呼吸、消化等器官的主要通道，其范围上自胸廓入口，下至横膈，两侧为纵隔胸膜和肺门。因纵隔和颈部筋膜相通，其间有气管、食管及颈部大血管等通过，故颈部感染可能伸展至纵隔。此外在胚胎发育过程中，随着心脏和膈肌从颈部下降至胸部，胚胎时期的鳃弓组织可能被带到纵隔而继续发展成为囊肿或肿瘤。

横膈是一层薄的肌腱组织，位于胸腔和腹腔之间，分为左、右两叶，各成圆顶状。横膈的上面由胸膜所覆盖，下面为腹膜所覆盖。中部为腱膜组织，周围为肌肉组织。膈肌收缩时横膈降低，放松时横膈抬高，膈肌的运动是呼吸动作的重要部分，占肺活量60%左右。横膈的呼吸运动幅度约为 1～2.5cm，深呼吸时为 3～6cm，正常横膈的活动大致两侧对称。

（二）胸部X线检查

1. 透视

胸部X线透视方法简单、快捷而且经济实惠；透视检查时可转动患者，从不同角度进行观察，采用多个体位、动态连续观察病变，并可观察不同呼吸时双侧肺野透光度的变化、气管的变化，双侧膈肌的活动度，肺部病变形态的变化以及心脏的搏动状态；便于对病变的定位和了解病变与邻近器官组织的关系，同时可以观察病变或器官组织的活动状态，有助于了解其功能或病变的性质。例如，胸主动脉瘤在透视下可显示膨胀性搏动和透视检查可了解膈肌的运动情况等。

缺点是影像的清晰度和对比度低，图像不可以保留，不利于会诊和定期复查；而且患者所接受的辐射剂量大于胸部摄片，不易发现细微病变。现在许多医院已把透视作为胸部摄片的补充检查。

在日常工作中，作为胸部摄片的补充检查，为了诊断准确及减少辐射，透视检查前首先应该脱去患者胸部带有金属的衣物及敷料等遮光物，其次检查医师应该详细了解患者检查的目的和要求，进行透视时注意观察双侧胸廓是否对称，双侧肺野透光度是否一致，纵隔、气管的形态和位置是否正常，心脏搏动是否正常等，假如发现可疑或者异常情况，可以嘱咐患者转动身体、深吸气或呼气，必要时可将光圈缩小仔细观察。

2. 胸部平片

胸部平片能够更清晰地观察胸部的正常结构或者是肺部病变，影像对比度和清晰度很高，图像便于长期保存，方便患者会诊或者定期复查；而且患者接受的辐射剂量比透视大为减少。胸部平片常常用于疾病的初查、筛查、定位、治疗后复查等。但是照片只能显示一瞬间静止的病变形态，因此通常与透视检查结合应用，互为补充。胸部摄片时常采用后前位、侧位和左、右前斜位。为显示肺尖部病变可采用前弓位，使锁骨不掩盖肺野。有时为了显示胸壁和胸膜病变采用切线位拍片。

3. 造影检查

应用造影剂可加强对比，常用的有支气管碘剂造影，食管钡剂造影，脓胸、窦道碘剂造影，胸膜腔或纵隔充气造影以及心血管造影等。

①支气管造影可显示管腔狭窄、扩大、充盈缺损、阻塞、受压、扭曲、移位、聚拢等病变，是诊断支气管扩张、支气管肿瘤、支气管创伤、异物和肺、胸膜病变的手段。

②食管造影可观察食管黏膜有无异常改变、食管壁运动功能和柔顺性，管腔有无充盈缺损、狭窄、梗阻、扩张、受压移位以及造影剂是否从食管腔进入憩室囊袋或外溢入邻近器官组织。食管造影 X 线检查是诊断食管疾病的重要方法。根据食管受压移位或局部压迹还可提示某些先天性或后天性心血管疾病的存在。

③脓胸或胸壁窦道造影有助于明确病变的范围、长度、部位以及是否与胸内器官组织相沟通，对拟定手术治疗方案很有参考意义。

④胸膜腔或纵隔内充注空气或二氧化碳后拍摄 X 线照片可以更好地显示病变的部位及与邻近组织器官的关系，有助于明确诊断。但由于可能引起并发症，所以未被广泛应用。

⑤心血管造影术对肺动静脉瘘和肺栓塞及心脏、大血管疾病的诊断很有重要意义。

4. 常规摄影体位

(1) 后前位

体位：患者背向球管站立于平板面前，前胸紧贴平板探测器，双手背放在髂骨上，肩部下垂、上臂内旋（拉开肩胛骨），头稍后仰，下颌置于平板上缘之上，胶片距 1.8～2.0m；中心线：对准第 5 胸椎水平射入胶片或者双侧肩胛骨下角连线以上 3cm 为中心，与人体矢状线交界处垂直射入，深吸气后闭气曝光。显示部位：胸部正位像。包括两侧胸廓、肺野、肋膈角、纵隔、心脏及横膈。

说明：较低的管电压摄影时可不用滤线器，高管电压摄影时使用高栅比滤线器。肺气肿早期或支气管不完全阻塞时，可摄吸气像与呼气像以供对比。气胸检查摄呼气像，患者呼气后屏气曝光。严重肺气肿可在平静呼吸下屏气曝光。有肺实变或胸水时，管电压适当增高。

适应证：适用于胸部炎症、胸痛、胸闷、咳血、气胸、胸腔积液及肋骨骨折等病变。

(2) 前后位

体位：患者半坐（或仰卧）于病床或摄影床上。IP 板／平板探测器置于背部，身体正中矢状面与暗盒中线重合且垂直，头部后仰，双肩放平，背部紧贴片架，双手内旋。胶片上缘超出肩部 3cm，两侧包括侧胸壁，下缘平第一腰椎。中心线：对准胸骨中心（成人）或者胸骨角（婴幼儿）水平直暗盒射入胶片。呼吸方式：采用短时间、高 kV 曝光。显示部位：全部肺野、纵隔及胸壁正位影像。

说明：此位置用于不能站立的危重患者或婴幼儿。

适应证：视患者病情复杂情况而定，不能站立、也不宜用前后坐位摄影的病例，则采取此应变位置摄影。若是采取站立前后位摄影，则适用于后肋骨损伤，或病变在背部肺部上叶尖段、后段、下叶后底段病变的病例。

(3) 侧位

体位：患者侧立平板前，患侧紧贴平板探测器，若无指明病变侧时，左侧靠近暗盒，两臂屈肘高举、交叉抱头、前、后胸壁置于平板内缘，上缘包括颈7，胶片距1.8～2.0m；中心线：经第5胸椎水平或者是肩胛骨下角以上3cm与腋前线交接处垂直射入，深吸气后闭气曝光。显示部位：胸部侧位片像。主要观察心脏后方肺组织，前肋膈角，结合正位确定病变部位，对纵隔显示较好。

说明：肺后前位和侧位为常规位，焦-片距180～200cm，曝光时间小于0.1s，肺野密度在0.7～1.5之间。可常规应用高纤伏技术摄影：应用管电压超过100kV进行的摄影技术。常用120～150kV的管电压。其优点有：①在胶片一定的密度范围内所显示的解剖结构多，影像层次丰富；②管电压升高，毫安秒减少，减少患者的射线辐射剂量；③毫安秒减少，X射线管产生的热量减少，可应用小焦点摄影，减少焦点的几何学模糊，提高影像的清晰度；④缩短曝光时间，减少运动模糊。不利因素有：①散射线增多，可用高栅比的滤线栅或交叉栅消除；②物体的对比度降低，对于低对比的结构不易辨别；③量子斑点或噪声增多。

少量胸腔积液检查可用侧卧水平前后位：患者侧卧，暗盒立放于胸部前方，中心线对准第四胸椎水平垂直射入胶片。呼气后屏气曝光。

(4) 胸部前弓位，又叫前凸位

体位：患者背靠平板探测器，站立于摄影架前，双手内旋，手背置于髂骨上，肘部向前内收，两足前移并分开，身体稍离开摄像架，上胸部向后仰，使颈背部紧贴平板探测器，胸腹部向前凸出，两肩尽量内转，两手背紧贴腰间。身体正中矢状面与暗盒中线重合且垂直，身体冠状面与暗盒呈30°～45°，视野上缘超出肩部上方约5～7cm。中心线：对准胸骨颈静脉切迹垂直暗盒射入胶片。呼吸方式：深吸气后屏气。显示部位：两侧肺尖正位影像，双侧锁骨被投影在肺的上方，胸部呈半轴位影像，锁骨投影于胸部最上方，前后勒骨均呈水平位，肺尖清晰。

说明：亦可采用减小身体冠状面与暗盒之间的夹角，中心线向头侧倾斜的办法进行摄影，如身体冠状面与暗盒呈30°，中心线向头侧倾斜15°的病症。

适应证：适用于肺尖病变、叶间胸膜包裹性积液、中叶及舌叶肺不张(中叶综合征)。

影像征象：凡是因支气管本身病变或支气管外肿大淋巴结的压迫阻塞，引起右肺中叶或左肺舌叶的肺不张或慢性炎症，不论其病因如何是否伴有支气管外淋巴结肿大或支气管狭窄，都属于中叶综合征的范畴，又称Brock综合征或Graham-Burford-Mayer综合征。单纯性炎症等引起的肺中叶收缩性不张不属中叶综合征。

二、CT检查

CT密度分辨力高，比普通X线片高约10倍，正常胸部CT层面较多，每一层面结构所表现的图像不同，能提供更多的诊断信息。

CT显示的断层影像范围大，胸部CT可同时显示胸壁软组织、胸廓骨骼和胸内肺、气管、支气管、心脏、血管、纵隔等器官、结构。由于消除前后结构影像的重叠干扰，有利于显示靠近胸壁、肺尖、心影后方、后纵隔以及肋膈沟深处等隐匿部位，一般胸部摄片难于显现的肺部病灶；便于病变的定位和了解病变与脏器的相对空间关系。CT具有很强的密度分辨能力，通过CT值测定可以识别脂肪、支气管、血管、淋巴结等软组织和钙化、囊肿、肿块等，有助于辨认炎症、出血、肺不张和肿瘤。经静脉注射造影剂进行增强CT扫描可以使肺门、纵隔内血管显影，有助于区别血管或淋巴结肿大。CT血管造影对胸部血管先天性异常和后天性病变都很有诊断价值。近年来CT技术的新发展如超速CT和螺旋CT，可以显示病变器官、组织的三维影像，提高诊断效果。

CT能显示肺部病变病灶内气体、钙化和软组织密度差，有助于辨认炎症、出血、肺不张或肿瘤。CT能显示肺部结节或块状病灶的边缘、轮廓、毛刺、胸膜改变，病灶内密度差、钙化及钙质分布情况等判明结节或块状病灶的性质。肺癌的CT检查不仅可以了解病灶的部位、体积，还可显示侵犯胸壁、膈肌和邻近器官、组织的情况。CT对纵隔淋巴结的检出率较高，虽然淋巴结大小并不能说明是否已有转移，但在多数病例具有诊断意义，有助于肺癌的分期诊断。CT还能发现少量胸腔积液和颅脑、肝、肾上腺等远处转移病灶。

CT能显示气管、支气管管腔和管壁及其周围组织的情况，有助于诊断气管、支气管管腔狭窄、受压和肿瘤等病变。薄层高分辨CT可用以诊断支气管扩张，替代支气管造影术，这对碘过敏病例远为安全。

CT增强扫描可显示纵隔内结构，有利于早期发现纵隔肿瘤。通过CT值测定对纵隔囊肿、脂肪瘤、畸胎瘤、心包脂肪垫、动脉瘤等具有较高的鉴别能力。

CT对诊断心包积液、心包增厚、钙化以及心包囊肿、肿瘤等疾病也很有诊断价值。

胸部CT检查的临床意义：①胸壁：可以发现胸片上不能显示的石棉肺伴胸膜增厚；胸腔积液时，若发现胸膜小结节或肿块，有助于转移瘤和间皮瘤的诊断；根据胸膜肿块的CT值可鉴别包裹性积液、局限性间皮瘤及胸膜外脂肪瘤；借助CT增强可以诊断胸壁血管瘤；能很好地显示肋骨骨折及肋骨的破坏。②肺脏：对周围型肺癌的早期诊断有价值；发现主支气管、肺叶支气管及肺段支气管管腔狭窄或截断时，对诊断中央型肺癌有帮助；高分辨率CT(HRCT)可能显示胸片不能显示的弥漫性间质性病变，有助于早期诊断和鉴别诊断；还可发现胸片上不能显示的肺大泡、支气管扩张、较小的肺结核空洞等。③纵隔：可以发现胸片上不能发现的增大的淋巴结，根据肿块的CT值和部位，有助于纵隔肿块的定性诊断；还可用于鉴别脂肪性、囊性、实性肿块，增强扫描可诊断出肺动脉瘤及主动脉瘤。④CT血管造影可用于肺动脉血管造影检查，对亚段以上肺动脉血管分支均有较好的显示，可用于肺栓塞的诊断。⑤CT仿真内镜可无损伤性显示段支气管及亚段支气管，能从支气管管腔闭塞和狭窄的远端观察病变；同时显示多方位的管腔外的解剖结构，且对壁外肿瘤能精确定位、确定其范围。⑥CT由于是断层扫描，并且具有比胸片高10倍的密度分辨率，能够轻易发现直径小于2mm的微小结节。

总之，胸部CT的扫描意义如下几点。

(1) 有助于对X线胸片发现的可疑病变或者无法作出定性的肿块作出诊断，如鉴别肿块为囊性、实质性、脂肪性或钙化性，或者是明确肿块的位置、范围，查明肿块与纵隔的解剖关系。

(2) 根据临床需要可检出 X 线胸片未发现的隐性病原：①查明有无微小转移瘤，可显示肿瘤的存在及其部位、大小、数目，以便制定治疗方案；②CT 引导经皮穿刺活检，使某些肿块能得到组织学诊断；③对 X 线胸片及纤维支气管镜检查阴性，而痰瘤细胞阳性，应作 CT 以查明肺内瘤源。

(3) CT 对支气管浸润、狭窄的程度及形态逊于 X 线断层摄片，更次于支气管造影。

(4) 对病原的发现、定位及定量诊断较为可靠；对实质性肿块的定性诊断尚不够准确，直径 1.5cm 以下的病灶不能显示。

胸部的 CT 平扫，先扫描胸部的定位像，常作全肺扫描，包括肺尖及肺底；进行全肋骨扫描时，扫描范围比全肺要大。发现病变后，可针对病灶部位进行减薄螺旋扫描。对多数肺部病变，平扫已能满足诊断要求。如需了解病变的血供情况，鉴别血管性病变，区别肺门增大的原因，明确纵隔病变与心脏大血管的关系，以及鉴别良性、恶性病变等情况，可进行 CT 增强扫描。

高分辨率 CT(HRCT) 扫描包括薄层厚 (1 ～ 2m) 扫描及高分辨率算法重建图像。对弥漫性肺间质病变及支气管扩张的诊断具有突出效果。

随着 CT 设备的飞速发展，螺旋 CT 扫描已广泛用于临床医学，螺旋扫描可在管球连续旋转，床位连续移动的情况下进行全胸部扫描。患者只需屏气一次即可完成。此外，仿真内镜、最大密度投影等后处理软件的不断完善，可获得与支气管内镜类似的图像，为临床医师提供必要的参考意见。

三、MRI 检查

MRI 也叫核磁共振，其诊断被广泛应用于临床医学，并日趋完善，时间虽短，也已显出其优越性。近年来随着 MR 设备及检查技术的提高，MR 已逐渐用于胸部疾病，特别是纵隔变的诊断，通常取仰卧位。用体部线，采用自旋回波序列，常规作 T_1WI 横断面及冠状面成像和 T_2WI 横断面成像，必要时可作 T_1WI 矢状面成像。为减少心搏造成的伪影，用心电门控技术。由于肺含有大量空气，MR 信号强度极低，又因检查时间长，呼吸心搏可产生伪影，故 MR 对肺实质病变显示较差。然而 MR 检查早有高的软组织分辨力，又有流空效应特点，不用对比剂也能显示心脏及大血管，因此对纵隔肿瘤和心脏大血管病变具有很高的诊断价值。纵隔在 MR 像上，可观察纵隔肿瘤及其与周围血管解剖关系，可清楚显示肿瘤对腋下，臂丛及椎管的侵犯。对肺门淋巴结肿大与中心型肺癌的诊断帮助较大。心脏大血管 MRI 检查具有快速、省时及患者痛苦小的优点，可显示房室，血管的大小，内腔，并可观察血液动力学改变，有利于功能诊断，也可识别异常组织。

与 CT 相比，MRI 对人体没有 X 射线的影响；CT 只能进行横断面三维断层扫描；应用 MRI 检查心、血管疾病，不需注射造影剂就可与非血管病变相区别，并能显示心、血管腔和心、血管壁的改变情况。

MRI 对神经组织和软组织的显示比较清楚，并能在组织缺血坏死过程中较早显示缺血性坏死区域，但是 MRI 对钙化灶的识别能力不及 CT。

对胸部疾病的诊断，MRI 能检出直径大于 1cm 的纵隔肿块并可辨认炎变、纤维组织团块、脂肪、血管或肿瘤病变和确诊后纵隔神经源性肿瘤。

MRI 对肺部疾病的诊断价值与 CT 相近。MRI 能区别脂肪组织和血管，显示纵隔和肺门区淋巴结，因而对肺癌侵犯纵隔、肺门淋巴结和血管情况以及癌肿侵犯胸壁的范围较有价值。肺尖部肿瘤是否侵犯臂丛神经和锁骨下血管，MRI 能提供有价值的诊断资料。

MRI 通过流空现象能清晰显示胸部大血管管壁及管腔内病变，因而能诊断动脉瘤、夹层瘤、血管受压、管腔狭窄、栓塞等病变。

正常胸部结构的 MRI 表现取决于不同组织的 MR 信号强度特点。肺组织、脂肪组织、肌肉组织、骨组织具有不同的 MR 信号强度，在 MR 图像上表现为不同的黑、白亮度，具体表现如下。

1. 胸壁

肌肉在 T_1WI 和 T_2WI 上均呈较低信号，显示为黑影或灰黑影。肌腱、韧带、筋膜氢质子含量很低，在 T_1WI 和 T_2WI 上均呈低信号。肌肉间可见线状的脂肪影及流空的血管影。脂肪组织在 T_1WI 上呈高信号，显示为白影，T_2WI 上呈较高信号，显示为灰白影。

胸骨、胸椎、锁骨和肋骨的周边骨皮质在 T_1WI 和 T_2WI 上均显示为低信号，中心部的海绵状松质骨含有脂肪，显示为较高信号。肋软骨信号高于骨皮质信号，低于骨松质信号。

2. 纵隔

胸腺呈均质的信号影，T_1WI 上信号强度低于脂肪，T_2WI 上信号强度与脂肪相似。气管与主支气管管腔内无信号，气管和支气管管壁由软骨、平滑肌纤维和结缔组织构成且较薄，通常也不可见，管腔由周围脂肪的高信号所衬托而勾画出其大小和走行。纵隔内的血管也是由周围脂肪的高信号所衬托而勾画。胸段食管多显示较好，食管壁的信号强度与胸壁肌肉相似。

淋巴结多易于显示，T_1WI 上表现为均质圆形或椭圆形结构。通常前纵隔淋巴结、右侧支气管旁淋巴结、右气管支气管淋巴结、左上气管旁淋巴结、主、肺动脉淋巴结及隆突下淋巴结较易显示，左下气管旁淋巴结及左主支气管周围淋巴结不易显示。

迷走神经、交感神经和左喉返神经通常不能显示。胸导管有时在横断面可显示。

3. 肺

正常肺野基本呈黑影。肺纹理显示不及 CT，不呈树枝状，而呈稍高信号的横带状影，近肺门处可见少数由较大血管壁及支气管管壁形成的支状结构。

由于肺血管的流空效应，肺动、静脉均呈管状的无信号影，而肺门部的支气管也呈无信号影，所以两者只能根据其解剖学关系进行分辨，但应用快速梯度回波序列，肺动、静脉均呈高信号，则可鉴别。在肺血管与支气管之间，由脂肪、结缔组织及淋巴组织融合而成的小结节状或条片状高信号影，其直径一般不超过 5mm。

4.横膈

膈脚在横断面显示清楚，呈一较纤细、向后凹陷的曲线状软组织信号影，前方绕过主动脉，止于第 1 腰椎椎体的外侧缘。冠状面及矢状面能较好显示横膈的高度和形态，横膈的信号强度低于肝脾的信号强度．表现为弧形线状影。

四、超声检查

超声检查设备和诊断技术的发展极为迅速，许多种类的超声诊断机相继问世，并出现各种性能先进的专用类型的超声诊断仪器。近年来越来越多的超声诊断仪配备自动记录、彩色电视、电子计算机等现代化先进技术装备，使超声在临床诊断工作中发挥的作用更为显著。

超声诊断是一种非侵入性检查，对人体不造成损伤，又无痛苦，操作简便，可作动态观察，可重复进行检查，可显示体内器官组织的断层影像并可及时得知检查结果。目前，超声检查与 X 线检查、CT、MRI 及放射性核素扫描检查等相互补充，极大地发展了对人体正常或病变的器官、组织的影像显示技术。超声检查还具有可连续进行动态观察的独特优异性能。超声检查可观察血管、胎心搏动、血液流动情况和心房、心室的腔、壁和心脏瓣膜等结构的大小、厚度和活动情况。超声心动图检查特别是双维、实时、断层显像提供的资料，对诊断先天性和后天性心脏疾病更是不可缺少的重要方法。但是对于肺部疾病，超声诊断的价值甚小，这是由于肺组织含有气体，空气对超声波吸收系数大，仅次于骨质。正常肺组织对超声波呈多次重复衰减反射回波。肺部出现病变，如病变的表面覆盖的空气层厚度超过 0.5cm，则由于气体的反向干扰，探查不到病变的回波。但如肺部病变位于肺表层，则超声波可通过不含气体的肺，传送入病变部位而产生反射回声，这样则可对诊断提供资料，有时可补充 X 线检查不足之处。

超声检查可用于查明胸膜腔有无积液、积液的数量和判定积液的部位，有助于穿刺定位。超声检查还可以帮助诊断肺脓肿，由炎症或肿瘤引致的肺实质性肿块。但临床上很少应用超声检查诊断肺部疾病。

纵隔区域大部分未被肺所遮盖，因而超声检查可用于鉴别纵隔肿块究竟囊性或实质性。

第二节　胸部正常影像表现

正常胸部 X 线影像是胸腔内、外各种组织和器官重叠的总合投影。应熟悉身体后前位及侧位片上各种影像的正常及变异表现，是影像医师进行胸部疾病 X 线诊断的基础。

一、胸廓

（一）正常 X 线影像表现

胸廓软组织及骨骼在胸片上形成的影像，包括骨骼和软组织，正常胸廓在 X 线图像上左右对称。

(1) 软组织在后前位胸部平片上，可以看到的正常软组织结构大致有：胸锁乳突肌、锁骨上皮肤皱褶、胸大肌、女性乳房及乳头以及胸膜折返所形成的伴随阴影。

①胸锁乳突肌 起自双侧颈部、向内下斜行，在两肺尖内侧形成外缘锐利、均匀致密的影像。当颈部偏斜时，两侧胸锁乳突肌影可不对称，勿误认为肺尖部病变。

②锁骨上皮肤皱褶为与锁骨上缘平行的 3 ～ 5mm 宽的薄层软组织影，与锁骨平行，呈粗细均匀要显示前的中等致密影，内侧与胸锁乳突肌影相连并略成直角，系锁骨上皮肤及皮下组织的全面又便投影。由于肥胖而锁骨上窝不凹陷时，则此影不显示。

③胸大肌在肌肉发达的男性，于两侧肺野中外带可形成扇形均匀致密影，下缘锐利，呈一斜线与腋前皮肤皱褶相连续，一般右侧较明显，不可误诊为病变。胸大肌下缘与侧胸壁之间的密度防组织骨较低区可类似气胸，应注意鉴别。

④女性乳房及乳头，女性乳房可在两肺下野形成下缘清楚、上缘不清且密度逐渐变淡的半圆形中等致密影，其下缘向外与腋部皮肤连续，常向外侧伸至腋部，上部密度逐渐变淡以致消失。勿误认为肺炎。如两侧发育有差异，或因病切除术后，软骨两侧可不对称。有时在第 5 前肋间附近，可见乳头呈小圆形致密影，一般左右对称，常见于年龄较大的妇女，有时亦见于男性。乳头在两肺下野相当于第 5 前肋间处，有时可形成小圆形致密影，年龄较大的妇女多见，有时亦见于男性。勿误诊为肺内结节性病灶。两侧对称为其特点，透视下转动患者即可与肺野分开。

⑤胸膜的水平裂及肺尖返折伴随线伴随阴影是指在尖部沿第 2 后肋骨的下缘，可见 1 ～ 2cm 宽的线条状影，称为伴随阴影，为胸膜在肺尖部的返折处及胸膜外肋骨下的软组织所形成。水平裂是右肺上叶与中叶之间的胸膜，在正位胸片上看为自肺门水平发出的一条细线条阴影至肺外带出消失，在侧位上看为自肺门水平发出的一条细线条阴影至胸骨。斜裂是右肺中叶与下叶或左肺上叶与下叶之间的胸膜，一般在正位胸片上看不到，或在肺下叶看到一短而细与肺纹理走行方向不同的一条细线，侧位胸片上是位于前胸壁后 2 ～ 3cm 处向上斜行达肺门处或稍向上一些位置而终止。

肺叶间裂的变异常见的有奇叶副裂，系肺的发育过程中，奇静脉被包入发育中的右肺芽内，由奇静脉两侧的四层胸膜形成，表现为自右肺尖部向奇静脉方向走行的弧形线状致密影，以小圆点状的奇静脉为终止点，其内侧肺组织即奇叶。

(2) 骨性胸廓胸部骨骼由肋骨、锁骨、胸骨、胸椎及肩胛骨组成。

①肋骨起于胸椎两侧，后段呈水平向外走行，前段自外上向内下倾斜走行形成肋弓。

后段圆厚，因含松质骨较少而使后段骨质密度较前段高，图像显示清晰，前段扁薄。肋骨前后端不在同一水平，一般第 6 肋骨前端相当于第 10 肋骨后端的高度。第 1～10 肋骨前端有肋软骨与胸骨相连，因软骨不显影，故 X 线片上肋骨前端游离。通常情况下，25 岁以后第 1 对肋软骨首先钙化，随年龄增长，其他肋软骨也自下而上逐条钙化，表现为不规则的斑片状、斑点状致密影，钙化的程度随着年龄的增长而逐渐增多，肋软骨钙化发生的早晚及钙化的程度没有临床意义，勿误认为肺内病变。X 线表现为沿肋骨边缘呈条状钙化，并与肋骨皮质相连，或为肋软骨内部的斑点状钙化。正常时两侧肋骨及肋间隙对称，肋骨前段间隙较宽，常用为肺部病变的定位标志。肋骨后段较平直，位置又较恒定，常用为胸腔积液的定位标志。

肋骨有多种先天性变异，常见先天性变异有：①颈肋：可发生于一侧或两侧，由第 7 颈椎处发出，较第一对肋骨短而小，表现为短小较直的小肋骨。②叉状肋：为最常见的肋骨变异，肋骨前端呈叉状，可一支较粗大，另一支较短小，甚至仅在肋骨上见一小的突起，不可误为肋骨的局限性骨质增生。③肋骨联合：多发于肋骨后段近脊椎旁处，以第 5～6 肋骨间联合最常见，表现为相邻的两条肋骨局部呈骨性联合，肋间隙变窄，易误诊为肺内病变。

②锁骨位于两肺上部，与第 1 肋骨前端相交，内侧缘与胸骨柄构成胸锁关节。正位胸片上两侧胸锁关节距离中线应大致相等，否则视为投照位置不正。锁骨内端下缘处有半月凹陷，为菱形韧带附着处，称为"菱形窝"，有时边缘不规则，勿认为骨质破坏。在后前位片上两侧胸锁关节到中线距离应相等，否则视为投照位置不正。

③肩胛骨在标准的胸部后前位图像上，通常投影于肺野之外，如上肢旋转不够则肩胛骨的内缘可重叠于肺野的上外侧，呈平行的带状影，如注意其向肺外延伸的轮廓，内缘可与肺野外带重叠，不致误为胸膜肥厚。青春期肩胛骨下角可出现二次骨化中心，勿误诊为骨折。

④胸骨由胸骨柄、胸骨体及剑突构成，柄与体交界处向前突出称胸骨角，相当于第 2 肋骨前端正位片胸骨与纵隔影重叠，仅胸骨柄两侧缘突出于纵隔影之外，若投照位置有偏斜，一侧突出可更明显，有时会误为肺内或纵隔内病变，常用来作为胸部体表定位标志。胸骨在后前位图像上与纵隔影重叠，只有胸骨柄两侧外上角可突出于纵隔影之外，勿误为纵隔病变。

⑤胸椎在后前位胸片上重叠于纵隔影内，第 1～4 胸椎清楚可见，在心脏大血管后方的胸椎仅隐约可见。胸椎的横突可突出于纵隔影之外，不应误为肿大的淋巴结。

（二）正常 CT 影像表现

1. 软组织

胸前、外侧区肌层由胸肌和部分腹肌所组成。自浅至深大致分为四层。第一层为胸大肌、腹外斜肌和腹直肌上部。第二层为锁骨下肌、胸小肌和前锯肌。第三层为肋间肌。

第四层为贴于胸廓内面的胸横肌。胸大肌位于胸前区，接起始部位不同，而分为锁骨部、胸肋部和腹部。由胸内、外侧神经支配。供血主要来自胸肩峰动脉的胸肌支和胸廓内动脉的穿支，前者与胸外侧神经、后者与肋门神经前皮支各组合成血管神经束。前锯肌位于胸外侧区，为一定薄扁肌，由胸长神经支配。主要由胸背动脉供血。若手术不慎损伤胸长神经，可出现"翼状肩"。

　　在 CT 横断面的纵隔窗或者软组织窗上，胸壁的前外侧可见胸大肌与胸小肌覆盖，胸大肌为前胸壁最厚的肌肉，其前方为乳房，其大小个体差异较大，乳房腺体组织在 CT 横断面呈树枝状或珊瑚状致密影，腺体之间的低密度、皮肤下与乳腺浅筋膜之间的低密度为脂肪组织。年轻人腺体组织相对较致密，老年人因腺体退化、脂肪组织相对较多。胸小肌较薄，位于胸大肌后上方。胸大肌与胸小肌间可见薄层脂肪影。后胸壁肌肉较复杂，脊柱两旁有背阔肌、斜方肌、大小菱形肌、肩胛提肌，各肌间可见脂肪层。肩胛骨前方有肩胛下肌，后方有网下肌，外侧有小圆肌、大圆肌、背阔肌。肩胛骨周围的肌间无脂肪层，各肌不能区分者居多。胸壁最深的肌肉是肋间肌。腋窝的前壁为胸大肌和胸小肌，内为第 1～4 肋骨及其肋间肌及部分前锯肌。后壁是背阔肌、大圆肌及肩胛下肌。腋窝内充满大量脂肪组织，检查时上肢不上举者可见腋窝走行的血管，不要认为是增大的淋巴结。有时可见小淋巴结影。

　　2. 骨性胸廓

　　胸骨柄呈前凸后凹的梯形，可分辨骨皮质和骨松质。其两侧的凹陷为锁骨切迹，与锁骨头形成胸锁关节。胸骨体呈长方形，胸骨体与肋骨前端间的软骨在纵隔窗上不显示。剑突位于胸骨体下端，成人多呈小三角形高密度影。胸椎位于后胸廓中央，CT 可分辨椎体、椎板、椎弓、椎弓根、椎管、横突、棘突、椎小关节、椎旁韧带、棘间韧带、黄韧带。胸椎椎体呈类圆形，后缘可有切迹。中、老年患者，胸椎椎体边缘多可见不同程度、形态不一的骨质增生，甚至骨桥形成，尤其老年患者，椎体可呈双凹形改变，椎体骨质疏松。椎小关节相当于椎间盘平面，也可见椎间孔。肋骨从椎体两侧发出后由后上向前下斜行，通常一个 CT 横断面同时可见多根肋骨的部分断面，肋骨断面呈弧形排列，且两侧对称，位于前方的肋骨高于后方的肋骨。第一肋软骨钙化往往突向肺野内，注意不要误为肺内钙化灶或肋骨骨软骨瘤。肩胛骨于胸背侧呈长形斜条状结构，前方可见喙突，后方可见肩峰、肩胛冈及肩胛骨关节盂。CT 三维重建可立体显示胸部骨骼，且可从任意方向观察，便于加强对胸部骨骼及周围毗邻关系的理解。

（三）正常 MR 影像表现

　　胸廓 MR 横断面解剖与 CT 横断面解剖显示相同，但是由于 MR 密度分辨率高，在显示软组织方面，明显优于 CT。冠状面主要显示左、右侧胸壁，而矢状面主要显示前后胸壁，其解剖分别类似于胸部正侧位，但以横断面显示图像的层次最常见、最清晰，且观察全面又便于两侧对比。胸壁肌肉在 T_1WI 和 T_2WI 上均呈较低信号，分别显示为黑影或灰黑影。

肌腱、朝带、筋膜在 T_1WI 和 T_2WI 呈低信号表现。肌肉间可见线状脂肪影及流空的血管影。脂肪组织在 T_1WI 上呈高信号，显示为白影，在 T_2WI 上呈较高信号，显示为灰白影。胸骨、胸椎、锁骨和肋骨周边的骨皮质 T_1WI 和 T_2WI 上均显示低信号，而中心部的海绵状的骨松质中含有脂肪，尤以胸骨柄及胸椎体内含量较多，信号较强，显示为较高信号。肋软骨的信号高于骨皮质的信号，而低于骨松质的信号。在前胸壁的冠状切面上可见内乳动脉，在后胸壁的冠状位或斜位层面上，可以看到肋间动脉、静脉。

二、纵隔

纵隔是左右纵隔胸膜之间的器官、结构和结缔组织的总称。纵隔呈矢状位，位于胸腔正中偏左，上窄下宽，前短后长。纵隔的前界为胸骨，后界为脊柱胸段，两侧为纵隔胸膜和肺门，上界是胸廓上口，下界是膈。正常情况下，纵隔位置较固定。一侧发生气胸时，纵隔向对侧移位。其中主要结构有心脏、大血管、气管、支气管、食管、淋巴组织、神经、脂肪及胸腺等结构和组织。

（一）正常 X 线影像表现

在纵隔结构和组织中，由于气管和主支气管含气，X 线图像上易于分辨，其余则均为软组织密度，缺乏结构对比度，只能观察其形态以及其与肺相邻部分的轮廓。

纵隔的分区在判断纵隔肿块的来源和性质上有着重要意义。纵隔的划区有以下几种方法。

(1) 三分法：由 Shields 于 1972 年提出的最简单的分类方法。所有的纵隔分区都是上至胸廓入口，下至膈肌。前纵隔前界为胸骨内面，后界为心包前壁于与大血管；内脏纵隔区前方位前纵隔后界，后方位于椎体前方；后纵隔为椎旁纵隔区，由内脏纵隔区后方至肋椎角。

(2) 临床分类法：上纵隔，胸骨角至第 4 胸椎体下缘的水平线以上；以气管为界，分为前后纵隔；下纵隔，胸骨角至第 4 胸椎体下缘的水平线以下；以心包为界：心包前方为前纵隔；心包与气管处为中纵隔；心包后方为后纵隔。

(3) 九分法：前纵隔，位于气管、升主动脉及心脏的前缘，呈倒置的狭长的三角区域；中纵隔，相当于气管、主动脉弓、肺门和心脏的范围；后纵隔，食管前缘以后的区域；上纵隔，胸骨角至第四胸椎体下缘的水平线以上；下纵隔，第 4 前肋端至第 8 胸椎下缘的水平线以下；中纵隔，位于上下纵隔之间。

现在，多采用九分法，其划分方法是：即在侧位胸片上将纵隔划分为前、中、后及上、中、下共九个区。

前纵隔系胸骨之后，心、升主动脉和气管之前的狭长三角区。中纵隔相当于心、主动脉弓、气管及肺门所占据的区域，食管前壁为中、后纵隔的分界线。食管以后和胸椎旁区为后纵隔。自胸骨柄、体交界处至第 4 胸椎下缘连一水平线，其上为上纵隔，其下至肺门下缘（第 8 胸椎下缘）的水平线为中纵隔，肺门下缘以下至膈为下纵隔。在侧位胸片上将纵隔分成前、中、后三个区，前、中纵隔由心脏后面及气管轴的一条假想的垂直线划分；后、中纵隔由胸椎椎体前缘向后 1cm 处的各点连线分开，前纵隔包括胸骨后含气间隙、心脏及主动脉弓的近侧；中纵隔有迷走神经、气管、食管和主脉弓；后纵隔基本上是脊柱旁沟，它含有神经成分及降主动脉。淋巴结分布于整个体内。胸部 X 线检查主要以胸腔内的肺脏、胸膜、胸壁、横膈、纵隔及其中的心脏和大血管为内容，其应用解剖以肺、支气管和心脏及大血管为主。

正常纵隔于卧位及呼气时，宽而短，立位及吸气时窄而长，尤以小儿为显著。婴幼儿的胸腺可致纵隔向一侧或两侧增宽，呈帆形影。正常时纵隔居中，纵隔的位置有赖于两侧胸膜腔压力的平衡。当一侧胸腔压力增高，如一侧胸腔大量积液或气胸、一侧肺气肿或巨大占位性病变，纵隔可被推向健侧；相反地，如一侧的肺萎缩或高度瘢痕纤维性收缩，使患侧胸腔压力减低，如肺不张和广泛胸膜增厚，纵隔可被牵向患侧。纵隔可因炎症、肿瘤、增大淋巴结、主动脉瘤、食管极度扩张及椎旁脓肿等而呈普遍或局限性增宽。当支气管发生部分性阻塞时，导致两侧压力不平衡，而且在呼气和吸气时，两侧压力的差度有变化，由于呼吸时两侧胸腔压力不均衡，可在呼吸时发生左右摆动，纵隔便左右摆动，称为纵隔摆动。利用透视下观察纵隔摆动，可辨别小儿支气管异物的位置。气体进入纵隔形成纵隔气肿，可在两侧边缘出现透明的气带影。

（二）正常 CT 影像表现

1. 纵隔的分区

与 X 线图像相比，CT 密度分辨率高，在显示纵隔内组织结构方面明显优于 X 线。CT 横断面影像，不存在重叠现象，所按照 X 线侧位胸片纵隔的分区（九分法），CT 一般采用六分法，即将纵隔分为前、中、后区，再以主动脉弓为界将纵隔分为主动脉弓上区、主动脉弓下区。

许多胸内器官均位于纵隔内。在上纵隔，最前面的器官为胸腺，分左右两叶，上端可伸入颈部，下端可扩展至前纵隔。胸腺后面为左无名静脉，自左向右斜行，和右无名静脉相连后，组为上腔静腔。上腔静脉的后方为升主动脉、主动脉弓及其分支。肺动脉在主动脉弓之下，分为左右肺动脉。右肺动脉在升主动脉之后，而左肺动脉在降主动脉之前。气管在升主动脉和主动脉弓的后方。主动脉弓横跨气管的前面，并在其左侧向下形成降主动脉。气管之后为食管。中纵隔组织结构最多，包括气管与支气管、大血管及其分支、膈神经及喉返神经、迷走神经、淋巴结、心脏等。后纵隔附内有食管、降主动脉、胸导管、奇静脉、交感神经干、胸导管、半奇静脉及淋巴结。纵隔结构主要通过纵隔窗观察。

2. 纵隔内的组织结构

(1) 心脏及大血管

心脏内血液与心肌密度相等，不能区分，但各房室之间有少量脂肪组织分开，所以 CT 上可大致区分心脏的各房室。自上而下依次显示左心房、右心房、右心室和左心室。

左心房居脊柱正前方,位于心脏的后上部,右心房居右,右心室居前下,左心室居前下偏左。在心脏的周同可见密度略高的心包,星弧线状厚度均匀一致,但有时左心室层而心包不显示,而邻近右心室的心包可局部波浪状增厚。在左右心隔角部可见三角形防密度影,常对称性出现,右侧多大于左侧,为心包外脂肪垫,注意不要误为病变。

(2) 胸腺

胸腺主要位于上纵隔的血管前间隙,见于主动脉弓与左肺动脉层面,分左右两叶,形状似箭头,尖端指向胸骨,箭头正中常见脂肪组织形成的间隙。腺边缘光滑或星波浪状。10 岁以下儿童胸腺外缘常隆起,前缘与胸骨接触,后缘与纵隔大血管接触,无明确分界,密度均匀一致,与胸肌肉相近或增高。10 岁以上外缘常凹陷。20 ～ 30 岁胸腺形态仍保持角形,边界清晰,但逐渐开始萎缩、退化,部分腺体由脂肪组织取代,胸腺密度略低于肌,外缘平直或凹陷;如轮廓隆起,应疑为胸腺瘤或胸腺增生。30 ～ 40 岁胸腺组织大部分被脂肪组织取代,密度明显下降,60 岁以上胸腺几乎全部为脂肪组织代替,仅见一些细纤维索条状结构。

胸腺大小的测定:

①如胸腺为两叶状,其厚度由垂直于长轴测出。

②若胸腺两叶融合,胸腺呈三角形,其三角底边之 1/2 为厚度,侧边为胸腺宽度。

(3) 淋巴结

CT 通常能显示正常大小的淋巴结,其直径多小于 10mm,不同部位的淋巴结数量和大小差异较大,前纵隔淋巴结较多,气管旁较少,心包旁最少。隆突下淋巴结较大,下气管右旁淋巴结次之,上气管旁淋巴结最小。通常淋巴结直径 11 ～ 14mm 为临界性增大,直径等于或大于 15mm 的淋巴结视为病理性增大,而直径等于或大于 20mm 的淋巴结多为恶性或转移性。淋巴结表现为中等密度的圆形影或卵圆形影。

胸内淋巴结分胸壁淋巴结和脏器淋巴结。

1. 胸壁淋巴结

胸壁淋巴结分为前胸壁淋巴结、后胸壁淋巴结和横膈淋巴结三类。前胸壁淋巴结位于胸骨两侧的胸壁和胸膜之间,每侧各有 4 ～ 8 个淋巴结,左侧最后引流至胸导管,右侧注入右支气管纵隔淋巴结。后胸壁淋巴结位于肋骨小头附近,收集胸后壁的骨、肌肉及胸膜的淋巴液,最后引流入胸导管及乳糜池。横膈淋巴结包括前、中、后三组:前组位于胸骨剑突根部后方,接收前部横膈及壁层胸膜的淋巴液,其输出管注入前胸壁淋巴结;中组位于膈神经周围,接收横中部、心包及肝的淋巴液,引流至后纵隔淋巴结;后组位于膈肌后部脊椎旁,与腰椎的淋巴结相连,引流至后纵淋巴结。

2. 脏器淋巴结

脏器淋巴结分为三组,即前纵隔淋巴结、中纵隔肺淋巴结和后隔淋巴结。

前纵隔淋巴结分上下两组。上组称为血管前淋巴结,右侧者位于上腔静脉和无名静脉之前,称静脉前淋巴结;左侧者位于主动脉弓和左颈总动脉起始部,称动脉前淋巴结。

血管前淋巴结接收前纵隔、肺尖部、纵隔、纵隔胸膜、心脏及心包的淋巴液。下组前纵隔淋巴结位于胸骨柄后部，接收前下纵隔、横膈及肝脏的淋巴液，其输出管注入支气管纵隔干或胸导管。

中纵隔肺淋巴结分为四组，即气管旁淋巴结、气管支气管淋巴结、气管分叉下淋巴结和支气管肺淋巴结。气管旁淋巴结沿气管两侧排列。气管支气管淋巴结位于气管与两侧支气管的交角处，位于奇静脉旁者称奇静脉淋巴结，位于主动脉旁者称主动脉淋巴结，位于动脉导管旁者称导管淋巴结。气管分叉下淋巴结位于支气管分叉之间，直至下叶支气管起始部位。支气管肺淋巴结又称肺门淋巴结，位于支气管及肺动脉的分歧角内，在第4级、第5级分支部位有淋巴小结出现，又称淋巴滤泡，但淋巴小结不是一个恒定的淋巴组织结构。

后纵淋巴结位于食管和胸主动脉之间，接收心包、横后部及气管的淋巴液，输出管注入胸导管。

3. 纵隔间隙

纵隔间隙为纵隔内脏器官与血管围绕形成，其内主要为脂肪和淋巴结。包括：①胸骨后间隙：前方为胸骨，两侧为纵隔胸膜，后方与血管前间隙相延续，其内主要为脂肪和结缔组织。②血管前间隙：前方与胸骨后间隙相延续，两侧为肺组织，后方为上腔静脉、升主动脉主动脉弓及其分支、肺动脉等。其内除脂肪外，还有头臂静脉、胸腺及淋巴结。主肺动脉窗（隔主动脉 – 肺动脉间隙）居主动脉弓与左肺动脉之间，其内侧为气管、外侧是左肺，内有脂肪、动脉导管、喉返神经、淋巴结。③气管前间隙或腔静脉后间隙：前为纵隔大血管，上至胸腔入口，下达气管隆突，其内为脂肪，可见淋巴结，是淋巴结肿大的好发部位。在下界平面，有时可见升主动脉后方的心包上隐窝，呈椭圆形，其密度高于脂肪，低于淋巴结，无强化，不要误为肿大淋巴结。④隆突下间隙：上为气管隆突，两侧分别为左、右支气管，前为右肺动脉和左上肺静脉，后为胸椎椎体，下为左心房，其内有食管和奇静脉，有时可见淋巴结。⑤膈脚后间隙：由两侧膈脚、降主动脉和胸椎围成的间隙，降主动脉的右侧有胸导管及其静脉，左侧有半奇静脉；该区正常淋巴结不超过6mm。

纵隔内含有较多脂肪，在低密度脂肪组织的对比下可清晰显示各结构轮廓，增强扫描显示纵隔内的大血管、淋巴结等更加清晰。借用以下典型纵隔层面的CT图像来说明。

(1) 胸廓入口层面：相当于胸骨颈静脉切迹水平，包括两肺尖和上纵隔。气管居中线位置，在胸椎前方左为食管断面；气管两旁偏前见双侧颈总动脉，外前方为两侧头臂静脉，颈总动脉之外后方为两侧锁骨下动脉。右侧锁骨下动脉的后方可见肋间最上静脉，左侧锁骨下动脉的前方可见椎动脉。

(2) 胸骨柄层面：该层面相当主动脉弓上水平。气管前方较粗的血管断面为无名动脉，气管左侧为左颈总动脉，其左后方为左锁骨下动脉。无名动脉与左颈总动脉的前外方分别为右侧、左侧为头臂静脉。右头臂静脉呈圆形断面，左头臂静脉可在无名动脉的前方呈水平走行。

(3) 主动脉弓层面：可见主动脉弓自气管前方沿气管左侧壁斜向左后方走行。气管的右前方、主动脉的右侧为上腔静脉。气管的左后方，主动脉弓右侧为食管。

(4) 主动脉窗层面：升主动脉在气管的右前方，其右侧为上腔静脉，上腔静脉后方可见自胸椎前弯向右前方走行的奇静脉弓。气管左侧为主动脉窗内的脂肪组织，正常时可见有数个下淋巴结。胸椎左前方为降主动脉，其右侧为食管。

(5) 气管分叉层面：在这一层面可见气管隆突与左、右主支气管，肺动脉主干位于左主支气管的左前方，两侧肺动脉呈人字形分叉，左肺动脉向左后方斜行位于左主支气管的前外方。右肺动脉向右后方走行，介于升主动脉与右主支气管之间。左、右肺动脉可在同一层面显示，但通常左肺动脉略高于右肺动脉，故右肺动脉常在左肺动脉以下的层面显示。

(6) 左心房层面：在这一层面可见脊椎左前方为降主动脉，降主动脉前方偏右为左心房，左心房前方正中为升主动脉根部，其右侧为右心房，其左前方为右心室及流出道。

(三) 正常 MRI 影像表现

由于纵隔的主要成分是心脏大血管及其周围的脂肪组织，而心脏大血管的流空效应及脂肪组织特有信号强度，使 MRI 在显示纵隔结构方面具有明显的优势。

1. 气管与主支气管

气管、主支气管腔内有气体，在 MRI 图像上均容易识别，气管和主支气管腔内无质子，故为无信号。气管和支气管壁由软骨、平滑肌纤维和结缔组织构成，而且较薄，通常在 MRI 图像上不显示，管腔由周围脂肪的高信号所勾画。气管和支气管壁通常不可见，管腔由周围脂肪组织的高信号所衬托，而勾画出其大小和走行，只是在气管、支气管与对着纵隔胸膜的肺相接触的区域，两者之间无脂肪膜才能观察到，气管支气管壁在 T_1 加权图像上呈中等信号；这是因为组成气管壁的黏膜、平滑肌和软骨环均有较长的 T_1 时间，在 T_2 加权图像上黏膜可呈高信号，而平滑肌及软骨环组织仍呈低信号。由于胸段气管自上向下的走行过程中向后倾斜，因此只有平行于气管长轴、并与冠状面成角的斜位检查，或矢状面检查才能显示气管的完整行程。另外，血管腔在肌 MRI 上亦呈无信号，与气道腔内含空气所致低信号相仿，故在 MRI 上有时较难区分支气管或血管影。

2. 血管

血管腔内因血流所产生的流空效应通常为无信号，因此血管腔内的低信号与周围的脂肪高信号形成鲜明的对比，从而勾画出血管的走行和管径的大小。血管壁主要由平滑肌、弹性纤维和结缔组织构成，管壁薄，通常也不可见，只有在与胸膜面和肺相接触的区域，且这些组织结构间须无脂肪相隔时才能见到。血管壁为介于脂肪和血管腔之间的中等强度信号。主动脉由于搏动强度大，易引起运动影，采用心电门控技术可明显改善血管的观察。横断面检查见升主动脉粗大而居中，冠状面可见其与左心室相连续，矢状面可见其完整行程。降主动脉居脊柱左旁，矢状面 MRI 图像可显示其整个行程。主动脉弓上的血管分支多能见到、肺动脉干与左肺动脉自前向后走行，横断面和矢状面观察最满意，而右肺动脉则与横断面和冠状面观察最佳。

3. 食管

胸段食管多显示较好，尤其上段和下段由于其周围结构简单而易于显示，中段因与左心房紧贴而难以分辨。如食管腔内有气体存在，可显示食管壁的厚度（约 3mm）。食管壁的信号强度与胸壁肌肉相似，在 MRI 上呈圆形中等信号，如内含气体，则见中心低信号，MRI 上胸主动脉呈低信号，故食管在低信号的胸主动脉、左心房及气管衬托下形态显示较 CT 更清楚，矢状面 MRI 则可纵行显示食管情况，对食管病变的检查非常有利，还可明确病变的上下关系和范围。食管黏膜在 T_2 加权图像上呈高信号。在横轴位上能测量食管的厚度，其厚度大约为 3mm；上段食管之前后径平均为 14mm，正常范围为 11～20mm，冠状位上平均 18mm，正常范围为 11～28mm。有时食管和主动脉相贴很紧而又无脂肪相隔，所以有时难以分辨其界面。

4. 胸腺

胸腺的大小、重量和成分随年龄不同而变化甚大，于新生儿期相对重量最大，随后胸腺缓慢长大，青春期达到最大，30g 左右，青春期后，胸腺的实质成分逐渐减少，萎缩的腺泡逐渐被脂肪代替，到 40 岁左右，胸腺主要含脂肪成分，60 岁以后，胸腺一般萎缩成小片残留物。

胸腺表现为均质的信号影，由于胸腺的 T_1 值大于脂肪，因此在 T_1WI 上其信号强度低于脂肪，在 MRI 上，胸腺实质呈中等信号，边缘清楚，信号均匀，位于前上纵隔内。40 岁以后的成人，由于胸腺萎缩及脂肪浸润，MRI 信号增高，与周围纵隔内脂肪软组织信号差别减小，胸腺形态可显示不清，边缘模糊。随着年龄的增长，胸腺组织逐渐为脂肪所取代，与脂肪的信号强度差别也随之缩小，而胸腺的 T_2 值与脂肪相似，且不随年龄而变化，在 T_2WI 上信号强度与脂肪相似。在横断面上，胸腺显示为以下几种形态：①位于升主动脉和主动脉弓水平段前方，呈圆形或三角形；②与主动脉弓之左前表面相接触，经常呈现为椭圆形。胸腺的较大横径测量为 27.9±14.4mm，较小径线测量为 18.15±6.3mm。矢状面上胸腺位于升主动脉和上腔静脉前方，上至甲状腺下极，下达心包上界，呈椭圆形结构，上下径约 5～7cm。

5. 淋巴结

正常情况下，由于心脏大血管的流空效应和脂肪组织特有的信号强度，纵隔内的淋巴结多易于显示，故在 MRI 上呈中等信号的淋巴结的显示较 CT 清楚明确。淋巴结的 T_1 比脂肪长，所以在短 TR 序列上更易显示，表现为均质圆形或椭圆形结构的中等信号影，边缘清楚完整。一般以 MRI T_1 加权图像上表现最为清楚，淋巴结一般表现为圆形或椭圆形在 MRI 上评估正常淋巴结的大小，参考 CT 标准，除个别例外，正常淋巴结的横径应小于 10mm。通常前纵隔淋巴结、右侧气管旁淋巴结、右气管支气管淋巴结、左上气管旁淋巴结和主、肺动脉淋巴结及隆突下淋巴结较易显示，而左下气管旁淋巴结及左主支气管周围淋巴结不易显示。食管旁淋巴结、肺韧带淋巴结及胸壁淋巴结也多难以显示。

6. 心包

心包表现为心包外脂肪与心外脂肪层之间弧形线状的低信号影，包含于心包内的少量液体因 T_1 长而表现为低信号影。心包的厚度在收缩期和舒张期有所不同，收缩期厚度大于舒张期，收缩期比舒张期观察较好。其厚度在舒张期 0.5 ～ 1.2mm，收缩期 0.5 ～ 1.7mm。但一般不超过 2mm。右心室前面的心包常可见，而心尖部及左心室后外侧的心包则并不常见。位于升主动脉前、后方的心包上隐窝常可见。

7. 神经与胸导管

迷走神经、交感神经和左喉返神经通常不能显示。胸导管有时在横断面可显示。

8. 纵隔间隙

纵隔间隙为纵隔内脏器官与血管围绕形成，其内主要为脂肪和淋巴结。纵隔的重要间隙有以下几点。①腔静脉后与气管前间隙：主要在横断面上观察，其前外侧为上腔静脉，前内侧为升主动脉，后侧为气管、右主支气管。冠状面及矢状面观察，上方为头臂动脉干，下方为奇静脉。②主肺动脉窗间隙：横断面上，内侧为气管与左主支气管，外侧为胸膜，前后均为主动脉号。冠状面上方为主动脉弓，下方为左肺动脉和左主支气管，呈三角形或矩形。矢状面上见于经过主动脉弓的层面上。③隆突下间隙：冠状面显示最佳，其上外方为左、右主支气管，前为肺动脉，后方为食管奇静脉隐窝，下方为左心房。横断面观察也较满意，而矢状面观察欠佳。

三、气管与支气管

(一) 气管

气管 (trachea) 起于喉部环状软骨的下缘，向下向后伸入胸腔，相当于第 6 ～ 7 颈椎水平，长 11 ～ 13cm，宽 1.5 ～ 2cm，在第 5 ～ 6 胸椎平面分为左、右主支气管。气管由 16 ～ 20 个半环状软骨构成，环之开口在后方，由结缔组织与平滑肌纤维膜联结。气管分叉部下壁形成隆突，分叉角度为 60° ～ 85°，吸气时角度略大。两侧主支气管与气管长轴的角度不同，右侧为 20° ～ 30°，左侧为 30° ～ 45°，一般不应超过 90°。气管位于正中线上，分叉部略偏右。分叉部左上方可见主动脉压迹。

(二) 支气管及其分支

支气管分支大多呈两分支方式进行，直至 15 ～ 16 次分支达到终末细支气管。终末细支气管与若干腺泡 (acinus) 相连，腺泡由结缔组织包绕构成呼吸器官肺的最小单位。

右侧主支气管可视为气管的直接延续，较短而粗，平均长约 2 ～ 3cm，直径约 1.4 ～ 2.3cm，与气管纵轴的延长线约呈 22° ～ 35°；右侧支气管约在第 5 胸椎下缘进入肺门，分为三支进入各相应的肺叶，即上叶、中叶和下叶支气管。左侧主支气管细而长，平均长约 4 ～ 5cm，与气管中线延长线的夹角约呈 40° ～ 55°，走行较倾斜，经左肺门入左肺。两侧主支气管分别分为肺叶支气管，继而又分出肺段支气管，经多次分支，最后分支为终末细支气管。此外，左右主支气管的区别：前者细而长，嵴下角大，斜行，通常有 7 ～ 8 个软骨环；后者短而粗，嵴下角小，走行较直，通常有 3 ～ 4 个软骨环，故临床上气管内异物多坠入右主支管。

熟悉两侧肺叶及肺段支气管的名称及分支形式，有利于根据正侧位胸片判断肺内病变位于哪一肺叶或肺段。一般用数字表示肺段气管的名称。两侧支气管的分支形式不完全相同，有以下几点差异：①右主支气管分为上、中、下三支肺叶支气管、左主支气管分为上、下两支肺叶支气管；②右上叶支气管直接分为肺段支气管，而左上叶支气管先分为上部及下 (舌) 部支气管，然后再分别分出肺段支气管；③右上叶支气管分为尖、后、前三支肺段支气管，左上叶支气管分为尖后支及前支两支肺段支气管；④右侧主支气管分出上叶支气管后至中叶支气管开口前的一段称为中间支气管。左侧无中间支气管；⑤右下叶支气管共分为背、内、前、外、后五支肺段支气管，左下叶支气管则分为背、内前、外、后四支肺段支气管。

(1) 右肺上叶支气管右上叶支气管距隆突约 2.5cm 处自右主支气管的后壁与主支气管略呈直角向上外分支，向右上方进入右肺上叶。右肺上叶支气管长约 1 ～ 2cm，开口直径宽约为 8 ～ 10mm，分为尖支、后支及前支三个肺段支气管，尖支 (B1) 可视为上叶支气管的直接延续，向上垂直并稍向外分布于肺尖部，再分为亚肺段支气管尖分支 (B1a) 和前分支 (B1b)，相当于平片的锁骨上方。后支 (B2)，上叶的后部分；自上叶支气管分出后向后外再分为后分支 (B2a) 和外分支 (B2b)，一支向后，另一支向腋部走行，相当于胸片第 2 肋间部。前支 (B3)，斜向前外侧走行，分出外分支 (B3a) 和前分支 (B3b)，一支向前，另一支向腋部走行，后段和前段的腋分支，构成所谓腋亚段，相当于水平裂上方的肺野，分布于上叶的前方。

(2) 右肺中间支气管为右主支气管的直接延续，为右上叶支气管开口以下至中叶支气管开口间的支气管，长约 2 ～ 3cm，管径 10 ～ 11mm，无分支称中间支气管。

(3) 右肺中叶支气管起自右主支气管分出上叶后向下外约 2cm 处，自支气管前壁分出中叶支气管，开口于中间支气管下部的前壁，管径约 7mm，向前向外走行约 1.5cm 后，分为内支和外支肺段支气管。内支 (B5) 为中叶支气管直接延续部分，向前下走行，再分为外分支 (B5a) 及内分支 (B5b)，分布于中叶的内下部分。外支 (B4) 向外并稍向下走行，分出外分支 (B4a) 及内分支 (B4b)。分布于中叶的后外侧区域。

(4) 右下叶支气管右肺下叶支气管为中间支气管延续部分，即中叶支气管开口以下的支气管，主干甚短，长约 0.5 ～ 2cm，管径约为 7mm，共分五支：在中叶支气管开口的水平或稍下的后侧分出下叶背支 (B6)，在中叶开口的对侧后壁，向后分出，是下叶较大的分支。由此再分出三个分支。向上分出上分支 (B6a)，外分支 (B6b)，内分支 (B6c) 呈 Y 字形。此三个分支属于下叶向背部范围走行。有时在下叶尖支的下方再向后分出一支气管为尖下支，也叫作变异支气管。

背支管径与中叶支气管近端相等，在开口后约 0.5cm 处分为内分支、上分支和外分支，分别分布于背段的内、后及外侧部。下叶支气管在分出背支后称为基底支气管干，基底支气管干在向后外走行中又先后分出内基底支 (B7)、前基底支 (B8)、外基底支 (B9) 和后基底支 (B10) 四个分支。内基底支最小，又称为心支，在下叶尖支开口的下方约 1.5cm 处于下叶支气管的前内方分出，主要分布于右心缘肺部。再分为前分支 (B7a)，心缘前部及后分支 (B7b)，分布于心缘后方。前基底支较大分布于下叶基底部的前外侧部，开口在内底支下 1 ～ 2cm 处，向肺底前外侧分支，再分为外分支 (B8a) 及内分支 (B8b)。外基底支分布于下叶基底部的外侧部，继 B8 分出后，约 1.5cm 分出，向肺底后外侧走行。再分出外分支 (B9a) 及内分支 (B9b)。后基底支为右肺支气管最后一个分支，分布于右下叶的后部。由此再分为三个分支，向后的后分支 (B10a)，外分支 (B10b) 及内分支 (B10c)。后基底支位于肺的最低位置，从支气管分支看来，似大树的末梢部分，可视为下叶支气管的直接延续，分布于下叶的后下部。

(5) 左上叶支气管左肺上叶支气管主干基短，分出上部和舌部两支。上部相当于右上叶，舌部也称舌叶，相当于右中叶。上部支气管又分为尖后支与前支，尖后支又分为尖支与后支，尖支较大，向上垂直走行。后支较小，向上、外、后走行。尖后支分布于左上叶的肺尖和后外侧部。前支变异较大，分布于左上叶的前部，舌部支气管即舌叶支气管，向前、向下稍向外斜行，又分为上支及下支，分布于左上叶的前下部。

(6) 左下叶支气管左侧主支气管较右侧倾斜，而略低于右侧，长约 7cm。共分出上叶与下叶两大支气管，而上叶又分出上部和舌部支气管，上部相当于右肺上叶，舌部相当于右肺中叶。分出上叶支气管后，向下延续部分即为左下叶支气管，无中间支气管。左下叶支气管向下、向外、向后走行，其分支与右肺下叶支气管分支不尽相同。因心脏大部分位于左侧胸腔内，左肺体积较右肺小，内基底支较小，且不开口于基底支气管干，而通常开口于前基底支，成为前内基底支。因此左下叶支气管有背支、前内基底支、外基底支、后基底支共四个分支，背支较右侧稍高。

上叶支气管约在第 7 肋间处向上分出尖后支 (B1+2) 及上叶前支 (B3)。上叶支气管长约 1 ～ 2cm，与主支气管呈 100° ～ 110°。上叶尖后支 (B1+2)：又分出尖分支 (B1+2a) 及后分支 (B1+2b)，外分支 (B1+2c)。主要分布于左上叶尖部及后部肺野。上叶前支 (B3)：分布于左肺上叶的前部，再分出外分支 (B3a) 和前分支 (B3b)。舌部支气管 (B4) 及 (B5) 又称为舌叶，斜向前外走行，先分出舌上支 (B4)，再分出舌下支 (B5)。舌上支 (B4)：由舌叶支气管最先分出的支气管，分布于舌叶上部，相继分出外分支 (B4a) 和内分支 (B4b)。舌下支 (B5)：舌叶下部的支气管分支，向前下内侧走行，分布于左心缘近旁的舌叶的内下部分。此支气管再分为上分支 (B5a) 及下分支 (B5b)。

下叶支气管：上叶支气管开口下方 1.5cm 处为下叶的支气管，共分为四支，所不同的是内基底支 (B7) 与前基底支 (B8) 为联合分支，并不独立分支，其分布区域与右肺下叶相同。下叶尖 (B6)：开口于上叶开口稍下方，呈水平向后走行，继而发出上分支 (B6a)、外分支 (B6b) 及内分支 (B6c)，大小与右侧肺相似。有的病例可见下叶尖下支气管，与 (B6) 下叶尖支平行反后分支。内前基底支 (B7+8)：是下叶的前基底支，因左心室偏于左侧，左肺下叶体积较右侧稍减小，故内基底支实际上肺体积减小，而只有前基底支的部位。内前基底支分布于下叶基底部前方，分出外分支 (B7+8a) 及内分支 (B7+8b)。外基底支 (B9)；分布于下叶外基底部分，分出有外分支 (B9a) 及内分支 (B9b)。

后基底支 (B10)：为左肺最末的一个分支。分布于下叶后基底肺部，分出有后分支 (B10a) 及外分支 (B10b)，最末梢支为内分支 (B10c)。

CT 图像上，气管基本位于中线，气管壁由马蹄形软骨环与后部的厚纤维膜围成。胸段气管在 CT 上其形态变异较大，多呈圆形或椭圆形，也有的呈马蹄形甚或呈倒梨状，但儿童的呈圆形，气管前方及两侧常有纵隔脂肪包绕，在纵隔窗上，气管与周围大血管结构分界多较清楚，但后壁为纤维膜，多呈均匀的线状影，与椎前软组织无法区分。40 岁以上的人，气管壁的软骨可发生钙化，表现为不连续的高密度影。在肺窗上，气管壁与周围结构难以区分，仅显示低密度的气管腔。在上腔静脉起始至奇静脉弓层面，气管的右侧后壁通常与右上肺相邻，此处气管壁厚度如超过 4mm，要注意有无气管壁或气管旁病变存在。

右主支气管短而粗 (直径约 15mm)，左主支气管细而长 (直径约 13mm)。段支气管是 CT 图像上确定肺段及其亚段的主要依据。在胸部 CT 肺窗上，其 CT 表现与管径大小、走行方向有关。当 X 束与支气管的走行垂直时呈圆形，与支气管的走行平行时显示呈树枝状，而与支气管走行斜交时则为卵圆形断面。横行的支气管易在 CT 上显示，直行的支气管也较易显示，斜行的支气管则不易显示。常规 CT 采用常规检查层厚就能显示肺叶支气管和肺段支气管，薄层检查可显示亚段支气管。高分辨率薄层检查，可以显示次级肺小叶的终末细支气管。

气管和主支气管在 MRI 图像上均容易识别，气管和主支气管管腔内无质子，故为无信号。管腔由周围脂肪的高信号所勾画。气管和支气管管壁通常不可见，只是在气管、支气管与对着纵隔胸膜的肺相接触的区域，两者之间无脂肪膜才能观察到。气管支气管管壁在 MRI T_1 加权图像上呈中等信号。这是因为组成气管壁的黏膜、平滑肌和软骨环均有较长的 T_1 时间，在 T_2 加权图像上黏膜可呈高信号，而平滑肌及软骨环组织仍呈低信号。另外，血管腔在肌 MRI 上亦呈无信号，与气道腔内含空气所致低信号相仿，故在 MRI 上有时较难区分支气管影或血管影。

四、肺门及肺

(一) 肺门

1. X 线影像表现

肺门影是肺动、肺静脉、支气管及淋巴组织的总合投影，肺动脉和肺静脉的大分支为其主要组成部分。后前位上，肺门位于两肺中野内带第 2～4 前肋间处，左侧比右侧高 1～2cm 右肺门分上下两部：上部由上肺静脉、上肺动脉及下肺动脉干后回归支组成，其外缘由上肺静脉的下后静脉干形成；下部由右下肺动脉干构成，其内侧因有含气的中间支气管衬托而轮廓清晰，正常成人宽度不超过 15mm 上下部相交形成一较钝的夹角，称肺门角。左肺门主要由左肺动脉及上肺静脉的分支构成。上部由左肺动脉弓形成，为边缘光滑的半圆形影，易被误认为肿块；下部由左下肺动脉及其分支构成，由于左心影的掩盖，只能见到一部分。侧位时两侧肺门大部重叠，右肺门略偏前。肺门表现似一尾巴拖长的"逗号"，前缘为上肺静脉干，后上缘为左肺动脉弓，拖长的"逗号"尾巴由两下肺动脉干构成。

肺门影：正确的称谓应是肺根影。我们对正常肺根影的认识很长一段时间都是一个未知数。从而疏忽他对胸部影诊断的重要性。

(1) 肺根影的中心部位：右肺动脉由左向右横穿纵隔，在未达肺根区时已分为上、下两支，这个分支点即为右肺根影中心点。左肺动脉上跨左主支气管向后与 X 线方向一致，因而在左肺根影上部形成一个圆形致密点，这个圆团影的中心，即左肺根影中心点。

(2) 肺根影的上下界限：上界 — 右肺动脉分三个肺阶段处，即上部肺血管汇集点；下界 — 右下肺动脉背段分支处，右中叶动脉也出发于此。即下部肺血管汇集点。

(3) 侧位胸片的肺根影计量：美国放射学家 Proto 指出："右左肺动脉在侧位肺根区的投影分别呈现一个圆形及一个弓形软组织影像。"右肺动脉在侧位投影时，它的行径与 X 线方向一致，就形成一个卵圆形或圆形致密点团，其位于侧位胸片肺根区的前方。它是侧位肺根影中最致密的影像。左肺动脉自前上向后下绕行左主支气管 (它在侧位片中形成一个小透明圆) 形成一个弓形淡白色片段。恰在主动脉弓影之下，因而被学者认作小型动脉血管影或称第二动脉弓。由于这两个主肺动脉的投影都集结在左主支气管影的周围，因此阅片时作为一个整体肺根影。

(4) 肺根影的密度：正位胸片上，左肺门影上方的左肺动脉结节影为肺根影中的最高密度区，有时会误诊为左上肺根部包块影。正位胸片上的次高密度影是右下肺动脉区，由于右下肺较多的肺组织结构组成。肺根影的最低密度区是右上肺根，虽然左下肺根影常常被心影重叠，但仍可查见其存在。侧位胸片上，肺根影最高密度区是右肺动脉的卵圆形投影。因为它与 X 线并行了一段距离。

(5) 胸片上的肺血管支气管纹影统称肺纹影。从中央肺根影向外围四周散射出的血管支气管纹影，是由粗变细，由少变多，逐渐变细变薄。侧位胸片上肺纹影自肺根的中心部位，主要向四个方向发散：上组肺纹向上延气管中轴线走向肺上端；下组肺纹顺气管中轴线走向膈面，左肺上叶舌段肺纹理斜向前下，下叶背段肺纹延横轴线向后。

(6) 肺根影的指标：①双侧肺动脉及左右主支气管是正侧位胸片肺根影的主要组成。②肺动脉在各侧的投影是各侧肺根影的中心。侧位胸片的中心点是左主支气管的断面投影，双侧肺动脉的投影，就围绕在这个小透明圆影的周围。③成人左肺根影永远高于右肺根影。但在幼儿则不然。肺根影自新生儿至老年逐渐慢慢地长大；右肺根影较左侧为大，这与解剖学完全一致。④正位胸片肺根影最高密度区是左肺根上部的左肺动脉投影，由于它的走向与X线一致，因而形成一个致密圆团影。依同样原理，右肺动脉在侧位胸片的投影也是侧位肺根影的最高密度区。⑤由于CT及MRI进入现代放射学领域，它们将对肺根影作出不同断面以及不同方位更精细，高分辨率的分析识别，将使平片对肺根影的讨论相形见绌。

多种肺部疾病可引起肺门大小、位置和密度上的改变。肺门增大见于肺门血管的扩张、肺门淋巴结的增大和支气管管腔内或管腔外的肿瘤等。由于肺门大小的正常差异较大，又无正常标准，因此，除非增大明显，多较难判断。但如内凹的肺门角变成外凸，则多系肺门邻近肿物所致。肺门缩小则见于肺门血管的变细。肺门移位多见于肺叶不张，上叶或下叶肺不张可使肺门上移或下移。肺门密度增高常与肺门增大同时存在。如未见肺门肿块，则多因肺门血管及支气管周围间质内的病变，如炎症或水肿所致。

2. CT影像表现

右肺门：右肺动脉在纵隔内分为上、下肺动脉，上肺动脉常很快分为分支分别伴行于右上叶的尖段、后段、前段支气管。下肺动脉在中间段支气管前外侧下行中，先分出回归动脉参与供应右上叶后段。然后由右中叶动脉、右下叶背段动脉分出，最后分出2～4支基底动脉供应相应的基底段。右肺静脉为两支静脉干，即引流右上叶及右中叶的右上肺静脉干和引流右下叶的右下肺静脉干。

左肺门：左上肺动脉通常分为尖后动脉和前动脉，其分别供应相应的肺段。左肺动脉跨过左主支气管后即延续为左下肺动脉，左下肺动脉先分出左下叶背段动脉和舌段动脉，然后再分出多支基底动脉供应相应的基底段。左肺静脉也为两支静脉干，即引流左上叶的静脉进入纵隔后与左中肺静脉汇合形成左上肺静脉干，引流左下叶的左下肺静脉干。

(1) 气管分叉层面在此层面可见右侧肺门上部的上叶尖段支气管起始部的断面，其内侧为伴行的尖段肺动脉。左肺门上部可见尖后段支气管断面。

(2)右上叶支气管层面在此层面可见右上叶支气管及其分出的前、后段支气管，介于前、后段支气管间的血管断面为右上肺静脉，为前、后段肺静脉的共干，称中心肺静脉。右上叶支气管前方为右上肺动脉。左肺门可见尖后段支气管断面，其前内方为肺段动脉分支，其后内方为左肺动脉。

(3) 中间支气管层面此层面为右肺门下部层面之一，包括右侧中间支气管，其前方为右肺动脉，在稍低层面则转向中间支气管的外侧。肺动脉之前外方为肺静脉，左肺门可见左主支气管及左上支气管，其前方为肺静脉，后方为左动脉。

(4) 中叶支气管层面见右中叶支气管并与下叶支气管在同层面，两支气管相邻处外侧壁呈三角形尖突称中叶嵴。与中叶支气管口相对可见自下叶支气管后壁分出的右下叶背段支气管，中叶支气管前内方为右上肺静脉，中叶嵴外侧为粗大的叶间动脉。左肺门可见向前走行的舌段支气管及左下叶支气管起始部的断面，并可见自左下叶支气管后壁分出的左下叶背段支气管。舌段支气管的前内方为肺静脉，外后方为左下肺动脉。

(5) 下叶支气管层面为肺门下部，在两侧可见形态相似的下肺静脉，在下肺静脉外侧可见数个基底段支气管的断面及伴随的下肺动脉。在右肺门下部内基底段及前基底段支气管在下肺静脉内前方，外、后基底段支气管在下肺静脉外后方。在左肺门下部内前基底段支气管共干在左下肺静脉前方，外、后基底段支气管在下肺静脉外后方。伴随动脉均在支气管的外侧

3. MRI 影像表现

CT 上血管影与淋巴结影密度相似，较难区分。在 MRI 上，由于肺血管的流空效应，两侧肺动脉、静脉均呈管状的无信号影，两者只能根据其解剖学关系进行分辨。应用快速梯度成像序列，动静脉均表现为高信号，则可以鉴别；双侧支气管均呈低信号，而淋巴结或实质性病灶呈中等信号，极易与血管及支气管影区分，对诊断非常有利。在肺血管与支气管之间，由脂肪、结缔组织及淋巴组织融合而成的小结节状或条片状高信号影，其直径一般不超过 5mm，但在右侧腋间动脉出肺门后的上外侧部、右下肺动脉的外侧部及左上叶支气管和后降肺动脉间，其大小可达 1cm，前者有时更大，应注意不要误为异常。MRI 肺门横断面解剖下与 CT 的横断面解剖表现一致，只是信号有所不同。冠状面及矢状面检查可作为重要补充，可多方位观察肺门结构，但有时 MRI 上血管影和支气管影较难区分，需采用 CT 和 MRI 互相对照以及运用正常解剖知识对其进行分辨。

（二）肺

1. X 线影像表现

(1) 肺野是指含有气体的双肺在胸片上所显示的均匀一致的透明的区域称为肺野。两侧肺野的透光度基本相同，其透光度与肺内所含气体量成正比，深吸气时肺内含气量增多，透光度增高，深呼气时肺内含气量减少，则透光度减低，以两肺中下野表现明显，肺尖部含气量较少，故较不透明。为便于标记病变部位，通常人为地将一侧肺野纵行分为三等分，称为内、中、外带和上、中、下野。分别在第 2、4 肋骨前端下缘水平线分为上、中、下三野，并纵行三等分为内、中、外三带。第 1 肋骨外缘以内的部分称为肺尖区，锁骨以下至第 2 肋骨外缘以内的部分称为锁骨下区。

(2) 肺叶由叶间胸膜分隔而成，右肺分为上、中、下三个肺叶，左肺分为上、下两个肺叶。肺叶属解剖学范畴，与肺叶为两种不同的概念，正常情况下，除非叶间胸膜显影借以分辨肺叶外，在胸片上并不能显示各肺叶的界限。肺叶由 2～5 个肺段组成，每个肺段有单独的段支气管。但结合正、侧位胸片，却可推断各肺叶的大致位置，借以确定病变的所在。例如右肺中叶的病变可能在上叶，也可能在下叶。

右肺有上、中、下三叶，左肺有上、下两叶。各肺叶由叶间裂分隔。右肺有斜裂与

水平裂两个叶间裂。侧位片上或右肺斜裂上起第4胸椎水平，向前下斜行达膈前部距前肋膈角2～3cm处。水平裂起自斜裂的中部，向前稍向下达前胸壁。水平裂上方为上叶，下方为中叶，后下方为左下叶。左肺上叶相当右肺上、中两叶。

胸片上，借显影的叶间胸膜可分辨肺叶，大多不能完整地显示肺叶的界限，但结合正侧位胸片常可推断各肺叶的大致位置。

右肺上叶：右肺上叶位于右肺前上部，上缘达肺尖，下缘以横裂与中叶分隔，后缘以斜裂与下叶为界。

右肺中叶：右肺中叶位于右肺前下部，上缘以横裂与上叶为界，下缘以斜裂与下叶分隔，自横裂最外端向内、向下斜行至右膈内侧部，内界直达右心缘，呈三角形。

右肺下叶：右肺下叶位于右肺后下部，以斜裂与上叶及中叶分界。

左肺上叶：左肺上叶相当于右肺上叶和中叶所占据的范围。

左肺下叶：左肺下叶相当于右肺下叶所占据的范围。

肺的分叶还可有先天变异，主要的是副叶，由副裂深入肺叶内而形成。常见的副叶有：①奇叶，为常见的变异，因奇静脉位置异常，奇副裂则形成于胚胎早期，奇静脉移行障碍，嵌入右肺尖部，脏、壁层胸膜也随之陷入，奇静脉与周围的胸膜返折形成奇副裂，分隔右肺上叶内侧部分成为奇叶。后前位胸片奇副裂呈中等密度的细线状影，奇副裂呈细线状影，自右肺尖部向内、下走行至肺门上方，终端呈一倒置的逗点状是奇静脉断面的垂直投影，奇副裂的内侧即为奇叶。②下副叶，又称心后叶，由下副裂将内基底段分隔成独立的肺叶而成，以右侧多见，而左下副叶因心影遮盖常不易发现。后前位胸片下副裂自横膈内侧部向上内斜行经下叶基底部达肺门，将内基底段分隔成独立肺叶。下副裂长短不一，呈细线影。下副裂的内侧为下副叶，呈楔形，位于下叶的前内侧部，底部位于膈面，尖端指向肺门，是先天性肺囊肿和支气管扩张的好发部位。③后副叶，由后副裂把下叶背段分隔为独立的肺叶而成。④左中副叶，由左横副裂把左肺舌叶分隔为独立的肺叶而成。

正位胸片上，上叶下部与下叶上部重叠，中叶与下叶下部重叠。侧位胸片上，上叶位于前上部，中叶位于前下部，下叶位于后下部，彼此不重叠。如肺叶在后前位像上前后重叠，如右肺中叶与下叶完全重叠，中叶在前，下叶在后。右肺上叶与下叶的上部重叠。在确定病变的部位时应结合侧位片，根据叶间裂的位置，辨别病变位于哪个肺叶或肺段。

(3) 肺段。肺叶由2～5个肺段组成，每个肺段有其单独的肺段支气管，肺段通常呈圆锥形、尖端指向肺门，底部向肺的外围，但肺段之同并没有明确的边界。各肺段的名称与其相应的支气管一致。正常时，X线片不能显示肺段的界限，只有在病理情况下，单独肺段受累，才能看到肺段的轮廓。肺段的名称与相应的支气管一致。

肺段是气管第三级分支及其所属肺组织构成的一个支气管肺段。呈锥体形，尖向肺门，是肺段支气管及血管出入的门户，即第三肺门。底朝肺表面各占有一定部位，与相邻肺段之间有结缔组织隔开。在段内，动脉与支气管伴行，静脉走行于肺段之间，可作为分界标志。因此，它是一个解剖结构与生理功能单位。一般将右肺分为 10 段，左肺分为 8 段或 10 段。

(4) 肺小叶。每一肺段由许多肺小叶 (pulmonary lobule) 组成，肺小叶既是解剖单位又是功能单位。肺小叶由小叶核心、小叶实质和小叶间隔组成，肺小叶的直径约 1cm，小叶核心主要是小叶肺动脉和细支气管，其管径 1mm 左右。有一小叶支气管及伴随的小叶动脉进入。小叶实质为小叶核心的外围结构。小叶之间有疏松的结缔组织间隔，称小叶间隔，其中有小叶静脉及淋巴管。小叶的大小不完全一致，直径约为 10 ~ 25mm，每支小叶支气管分出 3 ~ 5 支末梢细支气管，每支末梢细支气管所支配的范围称为腺泡 (呼吸小叶)，为肺部病理改变的基本单位，其直径约为 6mm。终末细支气管直径约 0.6 ~ 0.8mm，在腺泡内继续分出 1、2、3 级呼吸细支气管，然后再分为肺泡管、肺泡囊、最后为肺泡。肺泡壁上有小孔，称为肺泡孔，空气可经肺泡孔相互沟通。呼吸细支气管、肺泡管、肺泡囊、肺泡为肺的气体交换部分。

胸片上不能显示其轮廓。单个肺小叶实变可表现为直径 1 ~ 2cm 的片状影。一个腺泡的直径约为 4 ~ 7mm。当腺泡范围内发生实变时，胸片上可表现为类似圆形结节状致密影，称腺泡结节样病变。

(5) 肺实质与肺间质。肺组织由肺实质与肺间质组成。肺实质为肺部具有气体交换功能的含气间隙及结构，包括肺泡与肺泡壁。肺间质是支气管和血管周围、肺泡间隔及脏层胸膜下由结缔组织所组成的支架和间隙。包括肺泡间隔、小叶间隔、支气管及血管的周围组织。

(6) 肺纹理。自肺门向肺野外带呈放射分布的树枝状影，称为肺纹理。肺纹理主要由肺动脉、肺静脉组成、支气管、淋巴管及少量间质组织也参与形成。肺纹理自肺门向外围延伸，逐渐变细，正常情况下，下肺野纹理较上肺野纹理多且粗，右下肺野纹理较左下肺野纹理多而粗，特别是右下肺野因无心重叠更为明显，并可见略呈水平走行的肺静脉分支所形成的纹理。

观察肺纹理应注意其多少、粗细、分布、有无扭曲变形等。其正常粗细和多少并无明确标准，但变化明显时则不难确定。肺纹理的改变受多种因素影响，应密切结合临床进行分析，其对多种心肺疾病的诊断有重要意义。

2. CT 影像表现

肺叶和肺段的部位依据相应支气管及伴随血管的分布及一般解剖位置来进行判断。支气管及其伴随的肺动脉位于肺叶及肺段中心，而叶间裂和肺段静脉主支构成肺叶、肺段的边缘。肺段之间没有明确的分界，各肺段的形态、大小各异，且检查部位、检查层厚及 X 线束与肺段纵轴相交角度等不同，因此各肺段的大致位置只能依据段支气管及伴随的血管位置及其走行来进行推测或估计。肺段支气管及其伴随的肺段动脉位于肺段中心，而肺裂和肺段静脉主支则位于相邻肺段之间，构成肺段的边缘。常规 CT 对各肺段支气管的显示率差异较大，左舌叶上下段支气管多不易显示，高分辨力 CT 不仅可清楚显示段支气管，而且对亚段支气管显示率也很高。在 CT 上根据支气管分布基本可以估计肺段的范围，某些特殊部位如肺尖区仅为上叶尖端所占据。肺小叶既是解剖单位又是功能单位。

在高分辨力 CT 上呈不规则的多边形或截头椎体形，底朝向胸膜，尖指向肺门。小叶核心主要是小叶肺动脉和细支气管，其管径 1mm 左右。小叶实质为小叶核心的外围结构，主要为初级肺小叶亦即肺腺泡结构，其内可见斑点状高密度影，为小血管的断面影。小叶间隔构成肺小叶的边缘界，主要由来自胸膜基质的结缔组织构成。肺小叶是否完整取决于有无完整小叶间隔，分布于肺外围部位的肺小叶均较完整。常规 CT 难于显示小叶间隔，而在高分辨力 CT 上有时可显示，表现为长 10～25mm 均匀线状致密影，易见于胸膜下，且与胸膜垂直。小叶间隔内的小静脉多可显示，表现点状或伸向胸膜的线状影。

肺血管的 CT 表现与支气管相同，取决于管径大小和走行方向。在 CT 肺窗上，正常支气管内含空气，呈环状或管状低密度影，而血管内含血液，呈圆点或柱状高密度影，两者的密度完全不同，从而形成鲜明的对比。但肺动脉和肺静脉不存在密度差异，只是其走行有所不同。一般而言，肺段动脉分支长伴行于同名支气管，多位于支气管的前、外或上方，从纵隔走行至肺外围。而肺段静脉主干则位于同名支气管的后、内或下方，大多不与支气管并行，从外围引流汇合成肺静脉主干导入左心房后上部。在胸部 CT 纵隔窗上，只有近肺门部比较大的肺叶和肺段动脉及大的肺静脉支干与肺静脉主干才能显示。

肺血管影与小结节影的鉴别点是：①血管断面呈圆点状或长柱状，边缘锐利，小结节影形态可不规则，边缘可不锐利。②血管断面与相邻的支气管断面大小相近，小结节影可大于血管影。③两侧的肺血管影多呈对称性，非对称部位的多为小结节影。④两侧的血管影密度一致，高于血管密度的为小结节影，可通过调节窗宽、窗位进行观察。⑤与支气管伴行的为血管影，不伴行的可视为小结节影，与上下层面有连续的为血管影，无连续的为小结节。⑥随体位改变其位置与形态改变的为血管影，不改变的为小结节影。在仰卧位检查时，由于血流分布及动力等因素，有时在下胸部同一层面可见后部血管相对粗于前部，且血管边缘亦相对模糊，一般两侧同时出现，这种现象称为肺血坠积效应，不要误为病变，改为俯卧位检查上述现象消失，可供鉴别。高分辨率薄层检查可显示次级肺小叶的小动脉影。

3. MRI

目前 MRI 在肺实质的成像尚不理想，整个肺实质的影像基本呈无信号的黑色，这与下列因素有关：①肺内氢质子密度很低，所产生的 MRI 信号很微弱，所以不利于 MRI 成像。②水与空气的磁敏感性差异导致磁场中水 - 气交界面的微磁场不均匀，影像肺实质成像。③心跳和呼吸运动产生运动伪影。④肺部的血流和弥散运动影响射频脉冲的再次激励效果。在 MRI 上，两侧肺门中大血管及支气管均呈低信号，而淋巴结或实质性病灶呈中等信号，极易与血管及支气管影区分，对诊断非常有利。但有时 MRI 上血管影和支气管影较难区分，需采用 CT 和 MRI 互相对照以及运用正常解剖知识进行分辨。

五、胸膜

胸膜是衬覆在胸壁内面和肺表面的浆膜，分为壁层和脏层两部，两层之间的密闭间隙称胸膜腔。根据胸膜壁层的位置可分四部分：即胸膜顶是突出胸廓上口的部分；肋胸膜是衬贴在胸壁内面的部分；膈胸膜是覆盖在膈上面的胸膜；纵隔胸膜是包被在纵隔器官表面的胸膜；壁层胸膜各部分之间互相移行，在某些部位成隐窝而肺缘并不伸入其间。这些隐窝即胸膜窦。在肋胸膜与膈胸膜的转折处形成膈肋窦，它是胸膜腔的最低点，胸膜炎时渗出液首先积聚于此。脏层胸膜覆盖在肺表面，并伸入叶间裂内，与肺实质紧密相连。

胸膜菲薄，分为两层，分包裹肺和叶间的脏层和与胸壁、纵隔及横膈相贴的壁层，两层胸膜之间为潜在的胸膜腔，由于正常胸膜菲薄一般不显影，只有在胸膜返折处或胸膜走行与 X 射线投照方向一致时方可显影，呈线状致密影。在胸膜返折处且 X 线与胸膜走行方向平行时，胸膜可显示为线状致密影。后前位片常见于第 2 肋骨下缘，表现为与肋骨下缘平行的线形阴影称伴随阴影。

右侧斜裂约自起右侧第 5 后肋水平，向前下斜行，大致与第 6 肋骨平行，下端止于距膈面前缘约 2～3cm 处，与膈顶平面约呈 50°。左侧斜裂起点较高，约起自左侧第 3～4 后肋水平，前下端达肺的前下缘，与膈顶平面约呈 60°。斜裂只能在侧位片上显示，呈线状致密影，斜裂胸膜表现为自后上（第 4、5 胸椎水平）斜向前下方的线状致密阴影，在前肋膈角后 2～3cm 处与膈肌相连两侧斜裂常可同时出现，与横裂交界的为右侧斜裂，其前下端的下有胃泡气体者为左侧斜裂。

常规胸部正位片多可见水平裂胸膜，表现为从腋部第 6 肋骨水平向内止于肺门外1cm 处的水平线状致密影。水平裂位于右肺上叶与中叶之间，由肺外带至肺门外侧接近水平走行，约平起第 4 前肋或第 4 肋间隙前端，在胸部正侧位片上均可显影。侧位片上水平裂后端起自斜裂中部，向前且稍向下走行至肺的前缘，表现为线状致密影，有时可呈双曲面，其内、外侧分别呈凸面向上及向下。

肺叶间裂的变异常见的有奇叶副裂，系肺的发育过程中奇静脉被包入发育中的右肺叶内，由奇静脉两侧的四层胸膜形成，表现为自右肺尖部向奇静脉方向走行的弧形线状致密影，以小圆点状的奇静脉为终止点，其内侧肺组织即奇叶。

叶间裂是识别肺的标志，左侧以斜裂前方为上叶，后方为下叶。右侧在中间段支气管以上层面，斜裂前方为上叶，后方为下叶；在中间段支气管以下层面，斜裂前方为中叶，后方为下叶。

肺的叶间裂是 CT 上肺叶划分标志，由于叶间裂处实际是其两侧相邻肺叶的边缘部分，普通 CT 图像上其边缘部分的微细血管、支气管等结构已不能显示，所以在肺窗上表现为透明带。当叶间裂走行与扫描平面接近垂直或略倾斜时，则可显示为细线状影。横断面上斜裂可见于第4胸椎平面以下的层面，表现为从纵隔至侧胸壁的横行透明带影；水平叶间裂因其与扫描平面平行，可表现为三角形或椭圆形无血管透明区。多层螺旋CT冠状面或矢状面成像易于显示叶间胸膜。常规层厚检查时肺裂多表现为无肺理"透亮带"，而高分辨率HRCT叶间裂则可清楚的显示为高密度的"线状"影。X线束与裂面斜交或平行时，可表现无肺纹理的"透亮带"，而X线束与裂面垂直时则显示为高密度"线状"影。由于斜裂从后上向前下走行，与X线束有一定的角度，因此通常可辨认出斜裂的位置，斜裂后方区域即为下叶，在自上而下的连续检查中、左斜先出层肺斜裂略低。随着斜裂位置由后上方向前下方推移，斜裂形态在不同高度的检查见于主动脉弓或稍上方层面其表现也不同，上部斜裂的内侧高于外侧，呈凸面向后的弧形，中部斜裂的内侧、外侧几乎等高，略呈内侧后凸外侧前凸的波浪状，下部斜裂的外侧高于内侧，呈凸面向后的弧形。水平裂如与X线束平行，仅表现为三角形无肺纹理或少肺纹理区域，在薄层检查时，水平裂也可常表现为高密度线状影，尤其HRCT显示更佳。水平裂如呈波浪状或向前下斜行则可显示为条带状小血管区。奇静脉裂为先天发育变异，在椎体外侧与右无名静脉间可见前后走行的弧线，凸面向外侧，在其下方可见奇静脉弓。两侧胸膜返折在肺门的下部并形成肺下韧带。

六、横膈

膈后前位上分左右两叶，呈圆顶状。膈在外侧及前方、后方与胸壁相交形成肋膈角，由内侧与心形成心膈角。膈的圆顶偏内前方，因而外、后肋膈角深而锐。右膈顶较左膈顶高1～2cm，一般位于第9或第10后肋水平，相当于第6前肋间隙。呼吸时两膈上下对称运动，运动范围为1～3cm，深呼吸时可达3～6cm，膈的形态、位置及运动，可因膈之发育与胸腹腔病变而出现变化。

膈的局部可发育较薄，向上呈半圆形隆起，称局限性膈膨升，多发于右侧，中老年多见，为正常变异。有时深吸气时，膈顶可呈波浪状，称波浪膈，系因膈附着于各肋骨前端，在深吸气时受肋骨牵拉所致，勿误为胸膜粘连。

胸腔及腹腔压力的改变可影响膈的位置。胸腔压力减低如肺不张、肺纤维性病变；腹腔压力增高，如妊娠、腹水、腹部巨大肿块等均可使膈升高。反之胸腔压力升高可使膈降低，如肺气肿、气胸及胸腔积液等。一侧膈发育不良，因膈张力减弱而升高，称膈膨升。膈神经麻痹时，膈也升高。

上述引起膈位置改变的因素及胸腔、腹腔的炎症均可使膈运动减低。膈膨升及膈神经麻痹时，由于膈的运动功能减弱或丧失，可出现矛盾运动，即吸气时正常侧下降而患侧上升，呼气时反之。

膈脚在横断面显示清楚，呈一侧较纤细、向后凹陷的曲线状软组织信号影，前方绕过主动脉，止于第1腰椎椎体的外侧缘。冠状面及矢状面能较好显示横膈的高度和形态，横膈的信号强度低于肝脾的信号强度表现为弧形线状影。

第三节　胸部基本病变影像表现

胸部疾病可表现为不同形态、大小、密度或信号及数目的异常影像学表现，这些异常影像学表现是胸部病变的大体病理改变在影像学上的反映。一种疾病在发展的不同时期可出现不同的异常影像学表现，不同病变又可发生相同或类似的异常影像学表现。认识基本病变的影像学表现是进行诊断和鉴别诊断的基础。

一、肺部病变

1.支气管阻塞

支气管阻塞由腔内阻塞或外在性压迫所致。腔内阻塞的病因可以是异物、肿瘤、炎性狭窄、分泌物淤积、水肿，也可以是血块等。外压性阻塞主要由邻近肿瘤或肿大淋巴结压迫所致。阻塞的病因、程度和时间的不同。可引起不同的阻塞改变。支气管阻塞可引起阻塞性肺气肿、阻塞性肺炎和阻塞性肺不张。

(1)阻塞性肺气肿：肺气肿是指终末细支气管以远的含气腔隙过度充气、异常扩大，可伴有不可逆性肺泡壁的破坏，分局限性和弥漫性阻塞性肺气肿。局限性阻塞性肺气肿系因支气管部分性阻塞产生活瓣作用，吸气时支气管扩张空气进入，呼气时空气不能完全呼出，致使阻塞远侧肺泡过度充气。弥漫性阻塞性肺气肿则为终末细支气管慢性炎症及狭窄，形成活瓣性呼气性阻塞，终末细支气管以远的肺泡过度充气并伴有肺泡壁破坏。

X线检查：局限性阻塞性肺气肿表现为肺部局限性透明度增加，其范围取决于阻塞的部位。一侧肺或一个肺叶的肺气肿表现为一侧肺或一叶肺的透明度增加，肺纹理稀疏，纵隔移向健侧，患侧横膈下降。支气管异物引起者透视下可有纵隔摆动即呼气时纵隔移向健侧，吸气时恢复正常位置。弥漫性阻塞性肺气肿表现为两肺野透明度增加，常有肺大疱出现，肺纹理稀疏。肺气肿晚期，肺组织及毛细血管床破坏加重，气肿区小血管变细减少，肺野透明度明显增加；胸廓前后径及横径均增大，肋间隙增宽，横膈低平且活动减弱；心影狭长呈垂位心形，中心肺动脉可以增粗，外围肺血管纹理变细，严重者出现肺动脉高压及肺心病。

CT检查：局限性阻塞性肺气肿表现为某断面上肺局限性透明度增加，肺纹理稀疏。CT对局限性肺气肿的检出比X线检查敏感，可显示阻塞的部位甚至阻塞的原因。弥漫性阻塞性肺气肿表现为肺纹理稀疏、变细、变直。在肺的边缘部常可见大小不等的肺大泡影。高分辨率CT可显示肺小叶的结构及异常改变，可发现早期肺气肿。

(2) 阻塞性肺不张：阻塞性肺不张为支气管管腔内完全阻塞、腔外压迫或肺内瘢痕组织收缩引起，以支气管阻塞最为多见。支气管突然完全阻塞后 (如支气管异物或血块)，肺泡内气体多在 18 ～ 24 小时内被吸收，相应的肺组织萎陷。阻塞性肺不张的影像学表现与阻塞的部位和时间有关，也与不张的肺内有无已经存在的病变有关。阻塞可以在主支气管、叶或段支气管、细支气管，而导致一侧性、肺叶、肺段和小叶的肺不张。

X 线检查：①一侧性肺不张：患侧肺野均匀致密，肋间隙变窄，纵隔向患侧移位，横膈升高。健侧有代偿性肺气肿表现。②肺叶不张：不张肺叶缩小，密度均匀增高，相邻叶间裂呈向心性移位。纵隔及肺门可有不同程度向患侧移位。邻近肺叶可出现代偿性肺气肿。③肺段不张：单纯肺段不张较少见，后前位一般呈三角形致密影，基底向外，尖端指向肺门，肺段缩小。④小叶不张：为多数终末细支气管被黏液阻塞所致，表现为多数小斑片状。

CT 检查：①一侧性肺不张：不张的肺缩小，呈边界清楚锐利的软组织密度结构，增强扫描可见明显强化，常可发现支气管阻塞的部位和原因。②肺叶不张：右肺上叶不张表现为上纵隔右旁的三角形或窄带状软组织密度影，尖端指向肺门，边缘清楚。左肺上叶不张表现为三角形软组织密度影，底部与前外胸壁相连，尖端指向肺门，其后外缘向前内方凹陷。右肺中叶不张较常见，表现为右心缘旁三角形软组织密度影，其尖端指向外侧。肺下叶不张 CT 表现为脊柱旁的三角形软组织密度影，尖端指向肺门，其前外缘锐利，患侧横膈升高，肺门下移。③肺段不张：常见于右肺中叶的内、外段，表现为右心缘旁三角形软组织密度影，边缘内凹。④小叶不张：CT 表现与 X 线表现则相似。

MRI 检查：肺不张的肺叶或肺段在 T_1WI 上表现为较高信号影，T_2WI 上为略高信号影。

2. 肺实变

肺实变指终末细支气管以远的含气腔隙内的空气被病理性液体、细胞或组织所替代。病变累及的范围可以是腺泡、小叶、肺段或肺叶，也可以是多个腺泡、小叶受累而其间隔以正常的肺组织。常见的病理改变为炎性渗出、水肿液、血液、肉芽组织或肿瘤组织。肺实变常见于大叶性肺炎、支气管肺炎及其他各种肺炎；也见于肺泡性肺水肿、肺挫伤、肺出血、肺梗死、肺结核、肺泡癌及真菌病等。肺实质的急性炎症主要变化为渗出，肺泡内的气体被渗出的液体、蛋白及细胞所代替，多见于各种急性炎症、渗出性肺结核、肺出血及肺水肿。肺泡内的渗出液可通过肺泡孔向邻近肺泡蔓延，病变区与正常肺组织间无截然分界，呈逐渐移行状态。

X 线检查：X 线胸片上实变范围可大可小，多数连续的肺泡发生实变则形成单一的片状致密影；多处不连续的实变，膈以含气的肺组织，则形成多个灶性影，边界模糊。如实变占据一个肺段或整个肺叶，则形成肺段或大叶性阴影。实变中心区密度较高，边缘区较淡，但当其边缘至叶间胸膜时，可表现为锐利的边缘。当实变扩展至肺门附近，较大的含气支气管与实变的肺组织常形成对比，在实变区中可见含气的支气管分支影，称支气管气像或空气支气管征。炎性实变经治疗后，可在 1～2 周内消散，在吸收过程中，病变常失去均匀性。肺出血或肺泡性水肿所形成的实变，其演变较炎性实变快，经适当治疗，可在数小时或 1～2 日内完全消失。

CT 检查：以渗出为主的急性实变在肺窗上表现为均匀性高密度影，大的病灶内常可见空气支气管征。病灶密度均匀，边缘不清楚，靠近叶间胸膜的边缘可清楚。渗出性病变的早期或吸收阶段，实变区可表现为较淡薄的毛玻璃样影，其内常可见肺血管纹理。纵隔窗上急性渗出性病变可完全不显示。慢性过程的实变密度多高于急性病变所引起的实变密度，病灶的边缘也多较清楚。实变小而局限于腺泡时，实变影则表现为数毫米至1cm 大小的结节状，形似梅花瓣状，边缘常较清楚。

MRI 检查：由于 MRI 对液体的成像效果好，因此对于显示肺泡的渗出性病变很有帮助。渗出性病变通常在 T_1WI 上显示为边缘不清的片状略高信号影，T_2WI 上显示较高信号影。有时在病变区内可见含气的支气管影和血液流空的血管影像，类似 CT 图像上的空气支气管征。渗出物所含蛋白质的量不同，所表现的信号强度也就不同，如肺泡蛋白沉积症是以蛋白质和脂质沉积于肺泡为特征，在 MRI 上可显示脂肪的信号特点，与其他渗出性病变的表现明显不一样。

(3) 空洞与空腔：空洞为肺内病变组织发生坏死后经引流支气管排出后而形成的。空洞壁可由坏死组织、肉芽组织、纤维组织、肿瘤组织所形成，多见于结核、肺癌。根据洞壁的厚度可分厚壁空洞与薄壁空洞。厚壁空洞的洞壁厚度等于或超过 3mm；薄壁空洞的洞壁厚度小于 3mm。空腔与空洞不同，是肺内生理腔隙的病理性扩大，如肺大疱、含气肺囊肿及肺气囊等属于空腔。

X 线检查：薄壁空洞的洞壁为薄层纤维组织、肉芽组织及干酪组织，呈圆形、椭圆形或不规则的环形，空洞壁内外光滑清楚，多无液面，其周围无大片状阴影，可有斑点状病灶。多见于肺结核，肺转移瘤也可呈薄壁空洞。厚壁空洞的洞壁厚度多在 5mm 以上，空洞周围有高密度实变区，内壁光滑或凹凸不平，多见于肺结核及周围型肺癌。结核性空洞壁外面整齐清楚，空洞内常无或仅有少量液体。周围型肺癌的空洞壁外面呈肿瘤形态，洞壁内面凹凸不平，有时可见壁结节。空腔的壁薄而均匀，周围无实变，腔内无液体。合并感染时，腔内可见气液平面，空腔周围可见实变影。寄生虫性囊肿，如包虫囊肿穿破后，当囊液及内囊完全咳出可形成含气囊腔，如部分囊液排出则囊腔内可形成气液面以及内囊塌陷漂浮于液面上的水上浮莲征。

CT 检查：结核性空洞多见于上叶尖段、后段或下叶背段，癌性空洞多位于上叶前段及下叶基底段。空洞直径达 3cm 者多为肿瘤，空洞外壁不规则或呈分叶状，内壁凹凸不平或呈结节状，多为癌性空洞。洞壁壁厚小于 4mm 者多为良性病变，大于 15mm 者多为恶性病变。偏心性空洞与壁之间形成半月形空气影称为空气半月征，为空洞内曲菌球的特征性表现。结核性空洞周围多可见纤维条索影、结节状或斑片状卫星病灶以及与肺门相连的支气管管壁的增厚。癌性空洞有时可见支气管狭窄或阻塞，可见阻塞性肺炎征象。

先天性肺囊肿的囊壁多较薄且较均匀，厚度在 1mm 左右。肺大疱的壁较先天性肺囊肿的壁更薄，不到 1mm，厚度均匀。肺大疱多发于胸膜下区，大小差异很大，一般较小，大者可占据一个肺叶或更大。

MRI 检查：空洞内多有空气，在 T_1WI 和 T_2WI 上空洞均呈低信号影。空洞壁的信号强度依病变的性质、病程的长短及洞壁的厚薄而不同。如结核性空洞形成早期，洞壁厚而内壁不光整。洞壁在 T_1WI、T_2WI 上呈中等或中等偏高信号。随病情发展，干酪性物质继续溶解排出，洞壁变薄且较光整，洞壁在 T_1WI 上和 T_2WI 上均呈中等偏低信号。空腔的壁薄，内多无液体，周边多无实变，MRI 上显示不满意。

(4) 结节与肿块：结节与肿块是病灶以结节或肿块为基本的病理形态，其直径小于或等于 2cm 的称结节，大于 2cm 的为肿块。结节或肿块可单发，也可多发。单发者常见于肺癌、结核球、炎性假瘤等，多发者最常见于肺转移瘤，其他可见于血源性金黄色葡萄球菌肺炎、坏死性肉芽肿、多发性肺囊肿及寄生虫性囊肿等。结节与肿块除其大小不同外，其他表现相同。

X 线检查：肺良性肿瘤多有包膜，是边缘锐利光滑的球形肿块。错构瘤可有"爆玉米花"样的钙化。含液囊肿密度较淡，透视下囊肿随深呼吸而有形态的变化。肺恶性肿瘤多呈浸润性生长，边缘不锐利，常有短细毛刺向周围伸出，靠近胸膜时可有线状、幕状或星状影与胸膜相连而形成胸膜凹陷征。较大的恶性肿瘤特别是鳞癌，中心易发生坏死而形成厚壁空洞。结核球常为圆形，其内可有点状钙化，周围常有卫星病灶。炎性假瘤多为 5cm 以下类圆形肿块，肿块上方或侧方常有尖角状突起，病变近叶间胸膜或外围时可见邻近胸膜的粘连、增厚。肺转移瘤常多发，大小不一，以中下叶较多，密度均匀，边缘整齐。

CT 检查：肿块的轮廓可呈多个弧形凸起，弧形相间则为凹入而形成分叶形肿块，称为分叶征，多见于肺癌。瘤体内有时可见直径 1～3mm 的低密度影，称为空泡征；瘤体边缘可有不同程度的棘状或毛刺状突起，称为棘状突起征或毛刺征；邻近胸膜的肿块其内成纤维反应收缩牵拉胸膜可形成胸膜凹陷征，多见于周围型肺癌。肿块内如发现脂肪密度影则有助于错构瘤的诊断。结核球周围常有多少不一、大小不等的小结节状卫星病灶及厚壁的引流支气管。癌性肿块可见引流到肺门的癌性淋巴管炎。增强扫描结核球仅周边环形轻度强化；肺部良性肿瘤可不强化或轻度均匀性强化；肺部恶性肿瘤常为均匀强化或中心强化，且常呈一过性强化。肺炎性假瘤可呈环状强化或轻度均匀性强化。结节可为腺泡状结节 (直径在 1cm 以下)，边缘较清楚，呈梅花瓣状的结节，即相当于腺泡范围的实变，也可为粟粒状结节影 (4mm 以下)。粟粒型肺结核的结节具有大小一致，分布均匀的特点。癌性淋巴管炎所形成的粟粒结节，分布可不均匀。

MRI 检查：肿块内的血管组织、纤维结缔组织、肌组织及脂肪组织等成分不同，MRI 信号也不同。慢性肉芽肿、干酪样结核或错构瘤等由于其内含有较多的纤维组织与钙质，在 T_2WI 上呈低信号。恶性病变如肺癌或肺转移癌在 T_2WI 上是高信号。肿块内坏

死腔 T_1WI 上呈低信号，T_2WI 上呈高信号。囊性病变在 T_1WI 呈低信号，在 T_2WI 上呈高信号。血管性肿块如动静脉瘘。由于流空效应表现为无信号。

(5) 网状、细线状及条索状影：肺部的网状、细线状及条索状影是间质性病变的反应。肺间质病变是指以侵犯肺间质为主的病变，实际上常同时伴有肺实质的改变。肺间质的病理改变可以是渗出或漏出，炎性细胞或肿瘤细胞浸润。纤维结缔组织或肉芽组织增生。常见的肺间质病变有慢性支气管炎，特发性肺纤维化、癌性淋巴管炎、尘肺及肺结缔组织病等。肺间质病理改变的性质不同、范围不同、时间不同，影像学表现可有所不同；应用不同的影像学检查方法，其影像学表现也可有不同。

X 线检查：较大的支气管、血管周围间隙的病变表现为肺纹理增粗、模糊。发生于小支气管、血管周围间隙及小叶间隔的病变，表现为网状与细线状影或蜂窝状影。局限性线条状影可见于肺内病变沿肺间质引向肺门或向外围扩散，如肺癌肿块与肺门之间或与胸膜之间的细条状影；肺结核愈合后其周围肺间质可发生纤维化，表现为条索状影，走行不规则，粗细不一。小叶间隔内有液体或组织增生，可表现为不同部位的间隔线。常见的有间隔 B 线，表现为两下肺野近肋膈角处的外带，有数条垂直于胸膜的线状影，长约 2cm，也可见中上肺野外带，多见于肺静脉高压、肺间质水肿。

CT 检查：CT 检查对肺间质病变的检出很敏感，尤其是高分辨率 CT 可以发现早期轻微肺纤维化，显示小叶间隔增厚等微细改变，对肺间质病变的诊断具有重要的价值。小叶间隔增厚表现为与胸膜相连的线状影，长 1～2cm，病变明显时可呈多角形的网状影。肺纤维化时，由于广泛的小叶间隔增厚，相邻增厚的小叶间隔相连，在胸膜下 1cm 以内，可见与胸壁平行的弧形线状影，长 2～5cm，称为胸膜下线。肺纤维化后期，在两中、下肺野的胸膜下区可见蜂窝状影。高分辨率 CT 不但可敏感检出肺小结节，还可鉴别实质结节与间质结节。间质结节常分布在肺门邻近的血管支气管束、小叶间隔、胸膜下及叶间裂处。肺间质较广泛的纤维化，可见肺组织扭曲变形、病变区肺组织容积缩小，亦可见牵拉性支气管扩张。

MRI 检查：由于正常情况下肺野信号很低，网状、细线状病灶显示不满意，比较大的条索状病灶多能在黑色的肺野背景上显示，在 T_1WI 上和 T_2WI 上均呈中等信号影。

(6) 钙化：钙化在病理上属于变质性病变，受到破坏的组织局部脂肪酸分解而引起酸碱度变化时，钙离子以磷酸钙或碳酸钙的形式沉积下来，一般发生在退行性变或坏死组织内。多见于肺或淋巴结干酪性结核病灶的愈合阶段。某些肺内肿瘤组织内或囊肿壁也可发生钙化。两肺多发钙化除结核外还可见于矽肺、骨肉瘤肺内转移、肺组织胞浆菌病及肺泡微石症。

X 线检查：表现为密度很高、边缘清楚锐利、大小形状不同的阴影，可为斑点状、块状及球形呈局限或弥散分布。肺结核或淋巴结结核钙化呈单发或多发斑点状；矽肺钙化多表现为两肺分散在多发结节状或环状钙化；淋巴结钙化是蛋壳样。

CT 检查：在纵隔窗上钙化的密度类似于骨骼密度，CT 值常可达 100HU 以上。层状钙化多为良性病灶，多见于肉芽肿性病变。错构瘤的钙化呈"爆米花"样；周围型肺癌的钙化呈单发点状或局限性多发颗粒状、斑片状钙化。肺门淋巴结蛋壳状钙化常见于肺尘埃沉着病。通常钙化在病灶中所占的比例越大，良性的可能性就越大。弥漫性小结节状钙化多见于肺泡微石症、肺含铁血黄素沉着症和矽肺。

MRI 检查：钙化无信号，较大的钙化灶表现为信号缺损区。

二、胸膜病变

1.胸腔积液

多种疾病可累及胸膜产生胸腔积液。病因不同，可以是感染性、肿瘤性、变态反应性，也可以是化学性或物理性。液体性质也不同，可以是血性、乳糜性、胆固醇性，也可以是脓性。可以是渗出液，也可以是漏出液。

X 线检查对胸腔积液主要有以下几种。

(1) 游离性胸腔积液：少量积液最先积聚于位置最低的后肋膈角，因而站立后前位检查多难以发现。积液量达 250ml 左右时，于站立后前位检查也仅见肋膈角变钝，变浅或填平。随积液量增加可依次闭塞外侧肋膈角，掩盖膈顶，其上缘在第 4 肋前端以下，呈外高内低的弧形凹面。中量积液上缘在第 4 肋前端平面以上，第 2 肋前端平面以下，中下肺野呈均匀致密影。大量积液上缘达第 2 肋前端以上，患侧肺野呈均匀致密阴影。有时仅见肺尖部透明，可见肋间隙增宽，横膈下降，纵隔向健侧移位。

(2) 局限性胸腔积液：包裹性积液为胸膜炎时，脏、壁层胸膜发生粘连使积液局限于胸膜腔的某一部位，多见于胸下部侧后胸壁。切线位片上，包裹性积液表现为自胸壁向肺野突出之半圆形或扁丘状阴影，其上下缘与胸壁的夹角呈钝角，密度均匀，边缘清楚，常见于结核。

(3) 叶间积液为局限于水平裂或斜裂的叶间裂积液，可单独存在，也可与游离性积液并存。发生于斜裂者，正位 X 线检查多难以诊断，侧位则易于发现，典型表现是叶间裂部位的梭形影，密度均匀，边缘清楚。游离性积液进入叶间裂时多局限于斜裂下部，表现为尖端向上的三角形密度增高影。叶间积液可由心衰或结核引起，少数肿瘤转移也可表现为叶间积液。

(4) 肺底积液为位于肺底与横膈之间的胸腔积液，右侧较多见。被肺底积液向上推挤的肺下缘呈圆顶形易误诊为横膈升高。肺底积液所致的"横膈开高"圆顶最高点位于偏外 1/3，且肋膈较深而锐利可供鉴别。

CT 检查：少量、中等量游离性积液表现为后胸壁下弧形窄带状或新月形液体样密度影，边缘光滑整齐，俯卧位检查可见液体移至前胸壁下。大量积液则整个胸腔为液体样密度影占据，肺被压缩于肺门呈软组织影，纵隔向对侧移位。包裹性积液表现为自胸壁向肺野突出的凸镜形液体样密度影，基底宽而紧贴胸壁，与胸壁的夹角多呈钝角，边缘光滑，邻近胸膜多有增厚，形成胸膜尾征。叶间积液表现为叶间片状或带状的高密度影，有时呈梭状或球状形，积液量多时可形似肿瘤，易误诊为肺内实质性肿块。

MRI 检查：一般非出血性积液在 T_1WI 上多呈低信号；结核性胸膜炎及外伤等所致的积液，由于内含较高蛋白质和细胞成分，在 T_1WI 上可呈中高信号。胸腔积液不论其性质如何，在 T_1WI 上均为很高信号，说明积液的性质主要影响 T_1WI 上的信号强度。MRI 有利于胸腔积液、腹腔积液的鉴别。

2. 胸与液气胸

空气进入胸膜腔内为气胸。空气进入胸腔是因脏层或壁层胸膜破裂。前者多在胸膜下肺部病变的基础上发生，称自发性气胸，如严重肺气肿、胸膜下肺大疱、肺结核及肺脓肿等，当胸膜裂口具活瓣作用时，气体只进不出或进多出少，可形成张力性气胸。后者为壁层胸膜直接损伤破裂，体外空气进入胸腔，如胸壁穿通伤、胸部手术及胸腔穿刺。胸膜腔内液体与气体同时存在为液气胸。外伤、手术后及胸腔穿刺后均可产生液气胸。

X 线检查：气胸区无肺纹理，为气体密度。少量气胸时，气胸区呈线状或带状，可见被压缩肺的边缘，呼气时显示较清楚。大量气胸时，气胸区可占据肺野的中外带，内带为压缩的肺，呈密度均匀软组织影。同侧肋间隙增宽，横膈下降，纵隔向健侧移位，对侧可见代偿性肺气肿。如脏、壁层胸膜粘连，可形成局限性或多房局限性气胸。液气胸时立位片可见气液面，严重时，气液面横贯胸腔。如脏、壁层胸膜粘连，可形成局限性或多房性液气胸。

CT 检查：肺窗上气胸表现为肺外侧带状无纹理的高透亮区，其内侧可见弧形的脏层胸膜呈细线状软组织密度影，与胸壁平行。肺组织有不同程度的受压萎陷，严重时整个肺被压缩至肺门成球状，伴纵隔向对侧移位，横膈下降。液气胸由于重力关系，液体分布于背侧，气体分布于腹侧。可见明确的液气平向及萎陷的肺边缘。液气胸由于胸膜黏连可局限于胸腔的一部。

MRI 检查：不能显示气胸，只能显示液气胸的液体信号。

3. 胸膜肥厚、粘连及钙化

胸膜炎性纤维素渗出、肉芽组织增生、外伤出血机化均可引起胸膜增厚、粘连及钙化。胸膜增厚与粘连常同时存在。轻度局限性胸膜增厚粘连多发生在肋膈角区。胸膜钙化多见于结核性胸膜炎、出血机化、肺尘埃沉着症。

X 线检查：胸膜肥厚、粘连表现为肋膈角变浅、变平、膈运动轻度受限。广泛胸膜增厚粘连时，可见患侧胸廓塌陷，肋间隙变窄，肺野密度增高，肋膈角近似直角或闭锁，横膈升高且顶变平。横膈运动微弱或不动，纵隔可向患侧移位。胸膜钙化时在肺野边缘呈片状、不规则点状或条状高密度影。包裹性胸膜炎时，胸膜钙化可呈弧线形或不规则环形。

CT 检查：胸膜肥厚表现为沿胸壁的带状软组织影，厚薄不均匀，表面不光滑，与肺的交界面多可见小的粘连影。胸膜肥厚可达 1cm 以上，当胸膜增厚达 2cm 时多为恶性。胸膜钙化多呈点状、带状或块状的高密度影，其 CT 值接近骨骼。

MRI 检查：对胸膜肥厚、粘连与钙化的显示不如普通 X 线和 CT。

4.胸膜肿块

胸膜肿块见于胸膜原发或转移性肿瘤 多为胸膜间皮瘤，少数为来自结缔组织的纤维瘤、平滑肌瘤、神纤纤维瘤等。也可见于急性化脓性胸膜炎（脓胸）及石棉肺形成的胸膜斑块等。胸膜肿瘤可为局限性或弥漫性，弥漫性均为恶性。可伴有或不伴有胸腔积液，肿块合并胸腔积液多为恶性。

X 线检查：表现为半球形、扁丘状或不规则形肿块、密度均匀，边缘清楚，与胸壁呈钝角相交，胸膜外脂肪层完整。弥漫性间皮瘤可伴有胸腔积液，转移瘤可伴有肋骨破坏。

CT 检查：除 X 线检查所见外．有时可见肿块周边与胸膜相延续而形成胸膜尾征。增强扫描肿块多有较明显强化。弥漫性胸膜肿瘤多呈弥漫性，胸膜增厚，表面高低不平，呈结节状或波浪状，范围较广者可累及整个一侧胸膜。急性化脓性胸膜炎（脓胸）或石棉肺斑块多伴有钙化。

MRI 检查：在 T_1WI 上在肿瘤呈中等信号，T_2WI 上信号强度增高。

三、纵隔改变

纵隔本身病变及 / 或肺内病变对引起纵隔形态、位置改变。纵隔的形态改变多表现为纵隔增宽。纵隔增宽分为局限性和非对称性。引起纵隔增宽的病变时为肿瘤性、炎症性、出血性、淋巴性和血管性，以纵隔肿瘤最常见。胸腔、肺内及纵隔病变均可使纵隔移位，肺不张及广泛胸膜增厚可牵拉纵隔向患侧移位；胸腔积液、肺内巨大肿瘤及偏侧生长的纵隔肿瘤可推压纵隔向健侧移位。

X 线检查：纵隔内肿瘤、淋巴结增大、动脉瘤均可表现为纵隔肿块，纵隔相应部分变形。畸胎瘤所含牙齿、动脉瘤壁钙化、淋巴结结核钙化均表现为纵隔内更高密度影。腹腔组织或脏器疝入胸腔也可使纵隔增宽、变形，空腔脏器疝入时，可见空气影。一侧肺气肿时，过度膨胀肺连同纵隔向健侧移位。一侧主支气管内异物引起不完全阻塞时，两侧胸腔压力失去平衡，呼气时患侧胸腔内压升高，纵隔向健侧移位，吸气时纵隔恢复原位，称此为纵隔摆动。

CT 检查：根据 CT 值可将纵隔病变分为四类：脂肪瘤、实性、囊性及血管性病变。脂肪瘤以右心膈角多见。实性病变可见于良、恶性肿瘤、淋巴结肿大等。囊性病变表现为圆形或类圆形液体样密度影，心包囊肿多位于右心膈角。支气管囊肿好发于支气管周围部、气管或食管旁及肺门部。主动脉瘤可见血管中的弧形钙化。CT 增强检查对鉴别血管性与非血管性、良性与恶性肿块很有价值。血管性病变增强检查可明确显示动脉瘤、动脉夹层及附壁血栓。实性病变中，良性病变多均匀轻度强化，恶性病变多不均匀较明显强化。囊性病变仅见囊壁轻度强化，脂肪密度病变仅见其内的血管强化。

MRI 检查：实性肿瘤在 T_1WI 信号强度常略高于正常肌肉组织，T_2WI 信号强度多有所增高。肿瘤内发生变性坏死，瘤灶地则不均匀，坏死区在 T_1WI 上呈低信号，T_2WI 上呈明显高信号。畸胎瘤在 T_1WI 和 T_2WI 上时见脂肪信号。单纯性浆液性囊肿 T_1WI 呈低信号，T_2WI 上呈显著高信号。黏液性囊肿或囊内含丰富的蛋白时，在 T_1WI 和 T_2WI 上均为高信号。囊内含胆固醇结晶或出血时，T_1WI 上也呈高信号。脂肪性肿块在 T_1WI 和 T_2WI 上均为高信号，应用脂肪抑制技术，脂肪性肿块则呈低信号。动脉瘤的瘤壁弹性差，血流在该处流速减慢或形成涡流，涡流产生的信号多不均匀。动脉夹层依其血流速度不同，易分辨真假腔。通常假腔大于真腔，假腔的血流较缓慢，信号较高，且常有附壁血栓形成致腔壁增厚。真腔血流快，通常无信号。

第五章　循环系统影像

医学影像学对循环系统的检查不仅能显示心脏大血管的外部轮廓，而且能显示心脏大血管壁及腔内结构的解剖和运动情况。普通 X 线检查可显示心脏、大血管的轮廓及肺循环，实时观察搏动，但不能显示内部结构。心血管造影可显示心血管的解剖、运动和血流情况，但属有创性检查。超声心动图、CT、MRI 可直接观察心血管内在结构和功能情况，特别是超声心动图的对比和时间分辨率高，经济实用，已成为首选的检查方法。

第一节　诊断基础

一、检查方法及价值

（一）X 线

1. 普通 X 线检查

(1) 胸部透视：与摄片相比较，透视能观察心脏及大血管的搏动。从不同角度透视观察心房、心室情况及心脏、大血管与周围结构的关系。

(2) X 线平片：常规投照体位为后前位、右前斜位、左前斜位和左侧位。X 线平片能很好地显示心血管的位置、外形及大小的变化；能较好地反映肺循环改变。

2. 心血管造影检查

心血管造影是借助导管技术将对比剂快速注入心腔或大血管内，以显示腔内形态、大小和部位等解剖结构及其动态变化，是一种有创性的特殊 X 线检查。可分为右心造影、左心造影、主动脉造影等常规造影和冠状动脉造影等选择性造影。

心导管检查是心血管疾病诊断与治疗的基本技术之一，主要用于检测心血管血流动力学状况，是临床诊断和介入治疗的基础。

（二）CT

常规胸部 CT 扫描能显示心脏、大血管的轮廓及其与纵隔内器官、组织的毗邻关系。但 CT 平扫对心肌和心腔内结构的显示价值有限。对比剂的引入和心电门控、多排螺旋CT 的应用可提高心脏 CT 检查的价值和准确性。

（三）MRI

自旋回波 (SE) 序列主要显示心脏及大血管的解剖细节、心脏及大血管的血流。冠状动脉 MRA 可显示冠状动脉主支的近心段。对比增强 MRA(CE-MRA) 尤其适合较大范围的胸腹部血管包括肺动脉成像。MRI 电影成像技术 (MRC) 对评价心脏的运动功能有重要价值。

MRI 检查禁忌证：

(1) 安装心脏起搏器的患者。

(2) 少数有精神异常如幽闭恐惧症的患者。

(3) 金属瓣膜置换术后的患者因产生大量伪影及有移动危险均不适合进行 MRI 检查。

(四)超声

应用超声成像技术对心血管系统进行检查统称为超声心动图，包括 B 型超声心动图、M 型超声心动图和多普勒超声心动图。超声心动图已成为诊断各种心血管疾病不可缺少的重要检查方法。

二、正常影像解剖

(一) X 线

1. 心脏、大血管正常投影

(1) 后前位：心尖指向左下，心底部朝向右后上方。正常心影约 2/3 位于胸骨中线左侧，1/3 位于右侧，心影分左右两缘。

右心缘分上、下两段，两者之间有一浅切迹。上段较直为上腔静脉和升主动脉的复合影。下段弧度较大为右心房的外缘，构成心脏、大血管右缘的下 1/2，右心缘与横膈顶相交成一锐角称为右心膈角，此处有时可见一小的三角形阴影，为下腔静脉影。

左心缘由三段组成，上段左凸的弓状影为主动脉弓与降主动脉的起始部构成的主动脉结。其下方为肺动脉主干和左肺动脉起始部构成，称肺动脉段，呈平直略凹或略凸。下段由左心室构成，向外下方延伸然后转向内，转弯处称心尖部。在肺动脉与左心室缘之间为左心耳，但正常情况不隆起，X 线片上不能区分。透视下，左心室段与肺动脉段的搏动方向相反，其交界点称为相反搏动点。

(2) 右前斜位：心影分为前、后两缘。

心前缘自上而下可分为三段。上段为升主动脉影，边缘较平直。中段为肺动脉主干和右心室漏斗部 (圆锥部)。下段最长，向前下倾斜，多为右心室构成，仅膈上小部为左心室心尖部。心前缘与胸壁之间呈尖端向下的三角形透亮区，称心前间隙。

心后缘分两段。上段为升主动脉后缘、弓部、气管及上腔静脉重叠影；下段大部分由左心房构成，略向后凸出呈浅弧形，仅膈上一小部分为右心房。心后缘与脊柱间比较透亮的区域称心后间隙。食管吞钡时，沿途可见主动脉、左主支气管及左心房压迫形成的三个压迹。

(3) 左前斜位：心影分前后两缘。

心前缘分三段，自上而下为升主动脉、右心房耳部和右心室。

心后缘正常应与脊柱分开。分为上、下两段，上段是主动脉弓。主动脉弓下的透明区称为主动脉窗，其内有气管分叉、左主支气管和与其平行的左肺动脉。下段为房室影，其上部小部分为左心房，下部大部分为左心室。主动脉弓在此位置上显示最好。

(4) 左侧位：心影呈椭圆形，分为前、后两缘。

心前缘自上而下分升主动脉、肺动脉主干与右心室的漏斗部和右心室三段。

心后缘上段一小部分为左心房，下段大部分为左心室，二者间无明显界线。后心膈角处三角形阴影为下腔静脉。食管吞钡时，向下与左心室及膈构成一心后三角。

心脏大小的估计：最常用的方法是心脏最大横径 (T_1+T_2) 与胸廓最大横径 (T) 之比，即心胸比率正常成人小于等于 0.50。心脏大小与体格和年龄关系密切，与性别关系较小。如儿童的心胸比率较高，运动员的膈高，心胸比率可大于 0.50。此外，摄片时的呼吸相、体位、心动周期等也可显示有所差别，以上情况均为正常。

2. 正常心脏、大血管造影表现

心脏、大血管造影可以显示心脏和大血管内腔的解剖结构，了解心脏功能变化及血流动力学的改变及有无异常通道等。

（二）CT

1. 心脏

正常心脏、大血管 CT 扫描具有层面性即主动脉肺动脉窗层面、主肺动脉及左、右肺动脉层面、左心房层面、"四腔心"层面和心室层面。

2. 心包

CT 扫描是进行心包检查较为敏感而又无创伤的检查方法。通常显示的是壁层心包，正常厚度为 1 ～ 4mm。

3. 大血管

CT 在心脏扫描时，同时可显示两侧锁骨下动、静脉，颈总动脉及头臂动、静脉，主动脉、腔静脉及两侧肺动、静脉等。CT 可显示冠状动脉主干及其主要分支的近段。

（三）MRI

1. 心脏

心脏可直接显示心脏大小、心肌壁厚度以及大血管管腔大小、行径和血流速度。

2. 心包

心包因其壁层纤维组织的质子密度低，T_1 值长、T_2 值短，故无论 T_1WI、T_2WI 均表现为低信号。正常心包厚度为 1 ～ 4mm。

3. 血管

磁共振血管成像是基于血管内血液流动产生的磁共振信号，其强弱取决于血液的流速。磁共振血管造影技术除用于显示血管的形态、内径、走行外，还可测量血流速度和观察血流特征。磁共振位不同扫描体位和层面在心外脂肪的衬托下可显示冠状动脉主支的近心段。

（四）超声

心脏位于纵隔中部，有心底和心尖之分。心底朝向右后上方，心脏长轴是指心尖部与心底部中央之间的连线，与人体长轴约呈45°，心脏短轴是指与心脏长轴垂直的轴面。

1. 正常二维超声心动图

主要观察心脏及大血管的形态及内部结构。

心脏大血管二维超声心动图的基本检查部位有①心前区，即胸骨左缘（第2～5肋间）位；②心尖位；③剑突下位；④胸骨上窝位。

(1) 左心室长轴断面：将探头置于胸骨左缘第3、4肋间，探查平面与右胸锁关节和左乳头连线平行，声束几乎垂直向后。

(2) 心底短轴断面：将探头置于胸骨左缘2、3肋间，探查平面与左肩和右肋弓连线平行，即与心脏长轴垂直，声束通过主动脉根部及其瓣膜。

(3) 二尖瓣水平左心室短轴断面：将探头置于胸骨左缘3、4肋间，探查平面与左肩和右肋弓连线平行，与心脏长轴垂直，声束通过二尖瓣。

(4) 心尖四腔心断面：探头置于心尖搏动处，探查平面平分心脏四腔，声束指向右胸锁关节。

(5) 剑突下四腔心断面：将探头置于剑突下，探查平面通过心脏四腔，声束指向左肩。其特点为：①显示的结构与心尖四腔心断面相似；②心房间隔显示较完整，很少出现假性中断现象，弥补了心尖四腔心断面的不足，故此断面为观察心房间隔缺损的最佳切面。

(6) 胸骨上窝主动脉弓长轴断面：将探头置于胸骨上窝，探查平面呈右前左后方向（即通过主动脉弓长轴），声束尽量朝下。

2. 正常M型超声心动图

主要对心脏及大血管进行超声测量。

正常M型超声心动图主要在胸骨左缘左心室长轴断面图上，将取样线对准需检查的结构，即可获得该结构的M型超声心动图。

①1区：乳头肌水平心室波群；取样线对准乳头肌；②2a区：腱索水平心室波群；取样线对准二尖瓣腱索；③2b区：二尖瓣前、后叶波群；取样线对准二尖瓣前、后叶；④3区：二尖瓣前叶波群；取样线对准二尖瓣前叶；⑤4区：心底波群；取样线对准主动脉根部及主动脉瓣。

(1) M型超声心动图常见波形

1) 二尖瓣波形：正常二尖瓣前叶形成舒张期向前（向上）、收缩期向后（向下）的双峰曲线。二尖瓣后叶曲线与前叶曲线呈镜面关系，两者收缩期合拢成CD段，舒张期分开，后叶形成一振幅较低的"w"形曲线。A峰：心室舒张期末，心房收缩，左心房血液向左心室主动充盈，使二尖瓣前叶向前移动的顶点 (为二尖瓣前叶活动的次高点)。C 点：心室开始收缩，二尖瓣前、后叶关闭的接合点。D 点：二尖瓣前叶向前开放的起点。E 峰：心室舒张期，二尖瓣前叶开放活动的顶点医学影像诊断学 (为二尖瓣前叶活动的最高点)。F 点：心室舒张期，血液快速充盈左心室而形成旋流，使二尖瓣前叶回缩到最低点，此时二尖瓣处于半开放状态，形成轻轻微摆动的 FG 段。

2) 心底波形：主动脉根部及主动脉瓣波形。主动脉根部前、后壁呈两条平行的、同向运动的曲线，两条曲线收缩期向前 (向上)，舒张期向后。在主动脉前、后壁之间可见主动脉瓣的活动曲线，收缩期瓣膜分开为盒状 (其中，向前的为右冠瓣，向后的为无冠瓣)，舒张期瓣膜闭合为一条直线。

3) 肺动脉及肺动脉瓣波形：在心底短轴断面图上，将取样线对准肺动脉瓣后叶，可获得肺动脉瓣后叶的活动曲线。由 a 波、bc 段、de 段构成，a 波为右心房收缩引起瓣叶的后向运动；bc 段为右心室收缩致肺动脉瓣迅速开放；de 段为舒张期瓣叶关闭形成段，e 点为肺动脉瓣关闭点。

(2) 测量方法与正常值

1) 左、右心室内径：在 2a 区心室波形中测量，同时测量室间隔及左心室后壁的厚度和搏动幅度以及右心室内径。心室收缩期内径：23 ～ 36mm。左心室舒张期内径：37 ～ 53mm。右心室内径：10 ～ 20mm。室间隔厚度 (舒张期)：7 ～ 11mm。左心室后壁厚度 (舒张期)：8 ～ 12mm。左心室后壁搏动幅度：9 ～ 14mm。右心室壁厚度：3 ～ 5mm。

2) 左心室流出道宽度：在 3 区二尖瓣前叶波形中测量室间隔左室缘到二尖瓣前叶 C 点上缘间的垂直距离，同时可测量二尖瓣前叶的漂浮幅度 (DE 幅度) 和 EF。左心室流出道宽度：21 ～ 35mm。DE 幅度：17 ～ 28mm。EF 斜率：70 ～ 190mm/s。

3) 右心室流出道和左心房内径：在 4 区心底波形测量，同时可测量主动脉内径、主动脉瓣开放幅度。右心室流出道宽度：22 ～ 33mm。左心房内径：20 ～ 32mm。主动脉内径：22 ～ 36mm。主动脉开放幅度：16 ～ 26mm。

4) 肺动脉瓣：在肺动脉瓣后叶波形中测量 a 波深度，bc 幅度 a 波深度：2 ～ 6mm。bc 幅度：12 ～ 15mm。

3. 多普勒超声心动图

主要观察心脏及血管内的血流情况。

(1) 多普勒血流检测仪的类型和检查方法

1) 频谱多普勒诊断仪 (脉冲多普勒探测仪、连续多普勒探测仪)。

2) 彩色多普勒血流显像仪。

3) 脉冲多普勒探测仪。

优点：能确定异常血流的部位 (定位功能)。

缺点：不能确定高速血流的速度。

4) 连续多普勒探测仪。

优点：能够测定高速血流的速度。

缺点：对异常血流无法定位。

彩色多普勒血流显像仪：是在二维超声心动图上叠加上彩色的血流频移信号，从而显示出心脏及大血管内的彩色血流的分布图像。

(2) 血流多普勒的分析

1) 血流时相：频谱多普勒和彩色多普勒结合心电图可以观察各个波形的出现及持续时间，了解这些血流信号位于心动周期的某一时相。

2) 血流方向：频谱多普勒曲线上，波形分布在零位基线上下。位于基线上方的为正向频移信号，表示血流朝向探头；位于基线下方的为负向频移信号，表示血流背向探头。彩色多普勒成像中，红色表示朝向探头的正向血流，蓝色表示背离探头的负向血流。

3) 血流速度与彩色辉度：频谱多普勒中，频移的幅度代表血流的速度，幅度越大，速度越快。彩色多普勒成像中，血流速度的大小用红蓝两色的灰度级来显示。速度越快，色彩越亮。

4) 频谱离散度和多彩镶嵌图像：频谱多普勒中，频谱离散度系指多普勒频谱图上某一瞬间曲线在纵坐标上的宽度，它代表取样容积内红细胞速度的分布范围。层流：指取样容积内红细胞流动的速度和方向基本一致，正常血管及瓣膜口的血流均为层流。其离散度小，频谱窄，与基线间为一空窗。湍流或涡流：指取样容积内红细胞流动的速度和方向均不一致，血流通过异常狭窄处即形成湍流或涡流。其离散度大，频谱明显变宽，与基线间的空窗消失，呈充填的频谱图。

彩色多普勒成像时，层流显示色调单一的红色或蓝色；湍流或涡流显示出正红、负蓝多种信号同时出现的多彩镶嵌的图像。

5) 血流范围：彩色多普勒成像中，可以清楚地显示着彩色血流的分布范围。

三、基本病变的影像学表现

(一) 异常 X 线表现

心血管病变时，普通 X 线检查是根据心脏、大血管和肺循环的改变，结合病理生理的必然联系，综合分析、推断可能存在的病变及其病变部位、性质和程度。

1. 心脏形态的异常

一般指在后前位上心脏和大血管的形态改变，可分为二尖瓣型、主动脉型、普大型、梨形型。

2. 各房室增大

心脏增大包括心肌肥厚与心腔扩大两方面，单纯凭 X 线平片不易绝对区别肥厚与扩大，但 X 线片上所见的心室增大常是由扩张所引起。

左心室增大：X 线所能反映的心室增大大多已累及流入和流出道。左心室增大的 X

线表现有以下几点。

后前位：左室段向左下延长，心尖部明显低于右心膈角，相反搏动点上移；左心缘变得膨凸，心影向左、向下扩展；有时左室段的上段膨凸非常明显，成为左心室大的一个重要征象。心脏增大明显时，心脏向右逆时针旋转，肺动脉段凹陷明显，主动脉弓开大，构成"主动脉型"心脏。

左前斜位：心脏后缘下段向后、向下膨凸，与脊柱阴影重叠。

左侧位：心后缘下段向后下膨凸，心后间隙缩小，食管与左心室之间的正常三角间隙消失，正常可见的下腔静脉被左心室掩盖而缩小或消失。

左心室增大常见于高血压病、主动脉瓣疾病、二尖瓣关闭不全、室间隔缺损和动脉导管未闭等。

右心室增大：右心室增大时，一般先向前、向左上增大，继之向下膨凸。右心室增大的 X 线表现有以下几点。

后前位：肺动脉段平直或隆起，肺动脉段延长，相反搏动点下移，横径增宽；心尖可由右室构成，显示圆钝、上翘。右心室增大时，心脏发生顺时针旋转，主动脉弓缩小，肺动脉段凸出，构成"二尖瓣"型心脏。

左前斜位：心前缘下段向前膨凸，使心前间隙下部缩小，室间隔切迹向后上方移位。心后缘向后凸出，最突出点位置较高，与左心室增大不同。

右前斜位：心前缘明显膨凸，心前间隙缩小或消失；肺动脉和漏斗部隆起。

侧位：心前缘与前胸壁接触面增大。

右心室增大常见于二尖瓣狭窄、肺源性心脏病、肺动脉狭窄、肺动脉高压、心内间隔缺损及法洛四联症等。

左心房增大：左心房位于心脏的后上方，其后方紧贴食管，左、右支气管骑跨于其上。左心房增大主要发生于体部。左心房增大的方向一般先向后、向上，继之向左、右膨凸。左心房增大的 X 线表现有以下几点。

后前位：于心脏阴影之内右上方可见一类圆形密度增高影，左心房继续增大向右膨凸见心右缘呈双重边缘，称"双心房影"；向左膨凸，左心耳增大突出于左心缘肺动脉段和左心室之间，并形成单独凸出之弧形影，左心缘出现四个弧段影。

右前斜位：左心房向后增大时，食管中段受压移位，据受压程度分轻、中、重三度。

左前斜位：心后缘上段左心房向后上膨凸，与左主支气管之间透明带消失，左主支气管向后上方移位并变窄。

侧位：左心房段向后压迫食管。

左心房增大主要见于二尖瓣病变和各种原因引起的左心衰。另外，先天性心脏病中动脉导管未闭及室间隔缺损也可见。

右心房增大首先于心耳部，向右前方膨凸。但右心房增大在 X 线片上很难判断。右心房增大的 X 线表现有以下几点。

后前位：右心房增大使右心缘向右凸出，且长度增加，右心房／心高比率大于50％，上腔静脉扩张，右上纵隔阴影增宽。

前斜位：右心耳增大，使心前缘上段向上膨凸延长，有时与其下的心室有"成角现象"。

右前斜位：心后缘下段向后膨凸。

右心房增大见于右心衰竭、房间隔缺损、三尖瓣病变和心房黏液瘤等。

心脏普遍性增大：在大多数心脏病变中，最后均能导致多个心腔增大，心脏普遍性增大。X线表现：心影向两侧增宽，心脏横径增大，心前和心后间隙均缩小，服钡后食管呈普遍性受压移位。

心脏普遍性增大常见于累及全心的心肌损害、大量心包积液及风湿性心脏瓣膜病变等。

3. 主动脉的异常

主动脉的异常有主动脉增宽、伸长和迂曲；主动脉细小；主动脉位置异常；搏动改变及动脉壁钙化等。

4. 肺血管的改变

了解肺部X线表现对了解肺、心功能及疾病的诊断和预后有重要价值。

(1) 肺充血：肺充血是肺动脉内血流量增多，也称肺血增多。常见于：

1) 左向右分流先天性心脏病，如房间隔缺损，室间隔缺损，动脉导管未闭等。

2) 亦可见于心排血量增加的疾病，如体循环的动静脉瘘、甲状腺功能亢进等。

X线表现为：

1) 两侧肺门阴影增大，肺动脉段凸出，右下肺动脉干扩张。

2) 肺门血管搏动增强，透视下有时可见扩张性搏动，称"肺门舞蹈"。

3) 肺野透亮度正常。

4) 肺血管纹理增多、增粗，边缘清楚。

(2) 肺少血：肺动脉血流量减少，也称肺血减少。见于：

1) 右心排血受阻或兼有右向左分流的先天性心脏病，如肺动脉狭窄、法洛四联症等。

2) 肺动脉阻力增加，压力升高，如原发性及各种重度继发性肺动脉高压。

3) 肺动脉分支本身的重度狭窄、阻塞性病变，如肺动脉血栓栓塞等。

X线表现：

1) 肺血管纹理变细，稀疏，肺野异常清晰。

2) 肺门血管影变小，右下肺动脉变细或正常。

3) 肺动脉段平直或凹陷，凸出者多为狭窄后扩张。

4) 在严重肺少血时，肺门动脉显著缩小或消失，被无肺门形态的粗乱血管影所取代，肺野也有粗细不均的血管纹理或星网状纹理，是支气管动脉等体动脉所构成的侧支循环血管的表现。

(3) 肺瘀血：肺瘀血是由于肺静脉血流回流受阻，使血液滞留在肺静脉系统内。常见于：

1）左心房阻力增加，如二尖瓣狭窄、左心房内肿瘤等。

2）各种原因所致的左心衰竭，及肺静脉阻力增加，如各种先天性、后天性疾病所致的肺静脉狭窄、阻塞等。

X 线表现为：

1）上肺静脉扩张，自两侧肺门起始部向上走行的血管影，呈鹿角状；而下肺静脉收缩或正常，为肺血肿分布的表现。

2）肺血管纹理普遍增多增粗，边缘模糊，以两肺中、下叶明显伴小斑点状阴影。

3）肺门影增大亦较模糊，透视下缺乏搏动。

4）肺门透明度降低如同薄纱遮盖，与肺充血不同。

（4）肺循环高压：包括肺动脉高压与肺静脉高压，许多情况可能引起其中之一或二者同时存在。

1）肺动脉高压：肺动脉压力升高，收缩压和平均压分别超过 4.00kPa(30mmHg) 和 2.67kPa(20mmHg)，称肺动脉高压。引起肺动脉高压的原因主要有：肺动脉血流量增加，左向右分流畸形；心排血量增加的疾患；肺小动脉阻力增加，多为肺血管分支本身的疾患；肺胸疾患，如肺气肿、肺纤维化等。X 线表现为：肺动脉段突出；肺门增大；近肺门肺动脉分支扩张，外围的纹理纤细、稀少，形成肺门"残根"征；透视下见肺门血管搏动增强；右心室肥厚、增大。

2）肺静脉高压：肺静脉压超过 3.33kPa(25mmHg) 时，除有肺瘀血，液体渗出在肺间质和（或）肺泡内，表现为肺水肿，可分为间质性肺水肿与肺泡性肺水肿。

间质性肺水肿：除有肺瘀血的表现外，还有周围肺间隔线 (Kerley 线，克氏线)，为各种在不同部位的小叶间隔水肿增厚、积液投影的间隔线。常见有克氏 B 线，表现为肺下野近胸膜处 2 ～ 3cm 长、1 ～ 2mm 厚横行线状影。肺门模糊轻度增大，肺门附近较大支气管横断面可因周围水肿而管壁增厚。胸膜水肿和胸腔少量积液。间质性肺水肿和肺瘀血为同一病理过程的不同阶段，有时难以截然分开。

肺泡性肺水肿：多为片状、均匀的密度增高影，边缘模糊，分布无特殊，但其分布与体位有关，主要在低垂的部位，具有分布与消散易变的特点。可表现为以两肺门为中心的"蝶翼状"，也可为广泛弥漫性分布，还可局限于某一叶、段。

5. 心血管造影异常

(1) 心脏造影异常：心脏造影的异常所见主要有体积异常、交通异常、瓣膜异常、形态异常、位置异常。

(2) 冠状动脉造影异常：冠状动脉造影异常有开口异常、异常交通、血管狭窄等。

（二）异常超声、CT 和 MRI 表现

1. 心脏超声、增强 CT 和 MRI

心脏超声、增强 CT 和 MRI 可显示心肌厚薄、心肌回声、密度和信号的改变、心肌运动的异常、心腔大小及心腔内回声、密度和信号的改变。

2. 心包

(1) 心包缺损：超声、CT 和 MRI 均可显示心包缺损和可能合并的其他畸形。

(2) 心包积液：正常心包腔含有 20～30ml 液体。超声和 CT 扫描很容易发现心包积液，少至 50ml 的液体即可检出。超声表现为在心脏周围出现液性暗区，其形态可随体位的改变而改变。CT 表现为一水样密度带环绕心脏，而使壁层心包与心脏的距离加大。渗出液在 MRI 的 SE 序列 T_1WI 上呈低信号，血性积液或心包积血时，则可呈中、高信号，T_2WI 上呈均匀高信号。

(3) 心包增厚和钙化：心包厚度在 5～20mm，部分增厚的心包内可出现钙化。超声显示心包不均匀性增厚，回声增强。CT 扫描因其良好的密度分辨力而成为检测钙化最敏感的检查方法，并能准确定位钙化的部位和范围。MRI 可显示心包增厚，对钙化的显示不如 CT。

(4) 心包新生物：增强 CT 扫描常更有利于观察心包肿瘤的大小和范围，并能区分是大量渗出所致的心脏压塞还是肿瘤直接侵犯心包合并腔静脉阻塞。MRI 所见为心包内异常信号团块影，SE 序列 T_1WI 上为混杂信号，T_2W1 呈高信号。

3. 大血管的异常

(1) 位置的异常：CT 平扫和增强扫描与 MRI 均可显示大血管位置的异常。如迷走右锁骨下动脉、右位主动脉弓等。

(2) 管径的异常：主动脉瘤二维超声心动图和 CT 扫描可直接显示出主动脉内径增大的部位、范围和程度。而主动脉缩窄或狭窄则表现为管腔内径变小。MRI 可获取沿血管走行方向的切层，观察到血管全程管径的变化及主要分支受累的情况。

(3) 回声、密度和信号的异常：血管壁的钙化，CT 表现为高密度影，CT 值可达 200HU 以上。在主动脉夹层时，超声心动图主要表现为主动脉壁内血肿产生的内膜片以及由此形成的真假腔。CT 增强扫描可区分真腔、假腔及内膜片。CT 平扫时还可见内膜片的钙化。MRI 血流信号的改变直接起因于血流速度的改变，如在主动脉夹层时因真假腔内血流速度不同而在 SE 脉冲序列扫描可见血管内流空信号的改变。

4. 冠状动脉的异常表现

CT 能清楚地显示冠状动脉的钙化及其程度，表现为动脉壁的高密度影。冠状动脉 CTA 和 MRA 可显示其主要分支的局限性狭窄。

第二节　先天性心脏病

先天性心脏病是胎儿期心脏及大血管发育异常而致的先天畸形，是小儿最常见的心脏病。先天性心脏病可按病理、生理的血流动力学改变分为左向右、右向左与无分流三类；按临床分为发绀与无发绀二型；按 X 线片肺血情况分为肺血增多、肺血减少与肺血无明显改变三类。

一、房间隔缺损

(一)概述

先天性房间隔缺损，简称房缺，是先天性心脏病中最常见病变之一。房间隔缺损属无发绀心房水平的左向右分流的先天性心脏病。包括第一孔型(即原发孔型)和第二孔型(即继发孔型)。临床上以第二孔型最为常见，根据缺损部位不同可分为卵圆窝型、下腔型、上腔型和混合型四型。

通常情况下，左心房压力高于右心房压力，因此，当有房间隔缺损时，左心房的血液分流进入右心房，使右心房、右心室及肺血流量增加，加重了肺循环负担，并导致右心房、右心室心肌肥厚、心腔扩大，肺血流量持续增高导致肺动脉高压，严重时出现心房水平双向分流或右向左分流。

一般临床症状出现较晚可有劳累后心悸、气促、易患呼吸道感染，重度肺动脉高压者可有发绀。查体于胸骨左缘第 2、3 肋间闻及 2 ～ 3 级的收缩期吹风样杂音。

(二)影像学表现

1. X 线

(1) X 线平片：①肺血增多；②心脏增大呈"二尖瓣"型，多为中度以上增大；右心房、右心室增大；③肺动脉段多呈中度以上明显凸出，肺门动脉搏动增强，透视下可见"肺门舞蹈"征象；④主动脉结、左心室缩小或正常；⑤有明显肺动脉高压时，肺动脉呈残根样改变，右心室明显增大。

(2) 心血管造影：左心导管检查，左心房充盈后右心房立即显影，是心房水平左向右分流的直接征象。右心导管经间隔缺损进入左心房；当右心房压力增高并大于左心房时，右心房造影可见分流，使左心房提前显影。

2. 超声

可在剑突下四腔心、心尖四腔心和主动脉水平的短轴断面图观察。

(1) 二维超声心动图：出现房间隔局部回声中断，缺损断端回声增强、增粗，并可出现明显的左右摆动现象。同时可见右心房、右心室增大，右心室流出道扩大，肺动脉增宽，搏动增强。

(2) M 型超声心动图：在 2a 区波形中测量到右心室增大。在 4 区波形中测量到右心室流出道扩大。

(3) 多普勒超声心动图：对发现小的房间隔缺损具有重要的价值。可以通过彩色血流成像观察左心房向右心房分流的过隔彩色血流，亦可通过频谱多普勒在缺损的右房侧测及过隔血流(在收缩期和舒张早期均可测到)。

3. CT 和 MRI

CT 平扫难以直接显示缺损的部位和大小，其诊断价值不大。MRI 的 SE 脉冲序列可多方位、多层面直接显示房间隔有中断，利用快速成像序列 MRI 电影能在 SE 序列清楚地显示有无左向右分流的血流情况。

(三) 诊断要点、鉴别诊断及检查方法的比较

1. 诊断要点

(1) 临床症状较轻，无发绀，胸骨左缘第 2、3 肋间吹风样收缩期杂音。

(2) X 线检查，肺血增多，右心房、右心室增大。

(3) 二维超声心动图可观察房间隔缺损的大小及范围，多普勒超声心动图可明确由左心房向右心房分流的过隔血流。

2. 鉴别诊断

超声心动图多可明确诊断。

3. 检查方法比较

超声心动图对房间隔缺损有肯定的诊断价值；X 线检查对肺血改变观察较好；房缺较少应用 CT 和 MRI 检查。

二、法洛四联症

(一) 概述

法洛四联症是发绀型先天性心脏病中最常见的一种畸形。居发绀型右向左分流先天性心脏病的首位。法洛四联症包括肺动脉狭窄、室间隔缺损、主动脉骑跨和右心室肥厚。20%～30%伴右位主动脉弓。血流动力学变化是由于肺动脉狭窄 (为右心室漏斗部肌肉肥厚呈管状或环状狭窄) 和室间隔缺损，心脏收缩期大部分血射向主动脉，且肺动脉狭窄越重，通过缺损的室间隔右向左分流量也就越大，使主动脉管径增粗，右心室射血受阻而肥厚。肺动脉内血量减少。漏斗部下方的局限性环形狭窄与肺动脉瓣膜之间形成的局限性扩张，称之为第三心室。

临床表现中常有发绀，出生后 4～6 个月出现，且随年龄增大而加重；并出现气短，蹲踞现象，缺氧性晕厥；胸骨左缘可闻及收缩期杂音及震颤，肺动脉第二音减弱或消失。

(二) 影像学表现

1. X 线

(1) 平片典型表现是：①肺血减少，两肺门血管影细小，严重时可见两肺门区及下肺野杂乱无章、粗细不均的侧支循环影；②心影呈"木靴状"，肺动脉段凹陷，心尖圆隆、上翘；如有第三心室则肺动脉段可平直；③主动脉升弓部不同程度增宽、突出；20%～30%的病例合并右位主动脉弓。

(2) 心血管造影。①左室和主动脉提早显影：右心室造影可在收缩期时左心室及主动

脉几乎同时或稍后提早显影，主动脉前移跨在室间隔之上，升主动脉扩张；②肺动脉狭窄：漏斗部狭窄呈管道状或局限性狭窄，后者在狭窄远端与肺动脉瓣之间可见第三心室；瓣膜狭窄收缩期可呈鱼口状突向肺动脉；肺动脉主干及其左右分支常较细小；③可显示室间隔缺损及右心室肥厚。

2. 超声

可在左心室长轴断面图及主动脉瓣水平短轴断面图上观察。

(1) 二维超声心动图：在左心室长轴断面图上可见主动脉增宽、右移并骑跨在室间隔之上，主动脉前壁与室间隔不连续，出现缺损，右心室流出道狭窄。在主动脉短轴断面图上显示漏斗部狭窄，或肺动脉瓣及其左、右肺动脉处有狭窄或缩窄。右心室肥厚。

(2) M 型超声心动图：在 2a 区波形中测量到右心室增大，室壁增厚，室间隔增厚及左心室缩小。在 4 区波形中测量到左心房缩小，主动脉增宽。

(3) 多普勒超声心动图：可见在收缩期左、右心室血流均进入主动脉；肺动脉狭窄处的彩色血流束变细及其远端五彩镶嵌色血流。

3. CT 和 MRI

MRI 能够显示复杂型先天性心脏病的解剖异常。

(三)诊断要点、鉴别诊断及检查方法的比较

1. 诊断要点

(1) 出生后数月出现发绀，有典型杂音。

(2) X 线平片示肺少血，心影呈靴形。

(3) 超声心动图可直接显示室间隔缺损的范围，和动脉骑跨、肺动脉狭窄及血流动力学改变，多能作出明确诊断。

(4) 必要时行心脏造影。

2. 鉴别诊断

一般诊断不难，但应注意与右心双出口、大动脉转位、单心室等鉴别。

3. 检查方法比较

首选超声检查，必要时行 MRI 及心脏造影检查。

第三节　获得性心脏病、大血管病

一、风湿性心脏病

(一)概述

风湿性心脏病分为急性风湿性心脏病与慢性风湿性心脏病两个阶段，后者为急性期

后遗留下的心脏瓣膜病变，以二尖瓣狭窄最为常见，常并有关闭不全。

二尖瓣狭窄时，左心房血液进入左心室受阻，左心房内压力增高，致左心房增大，肺静脉各毛细血管压力增高，引起肺静脉和肺毛细血管扩张、瘀血。为保持正常的肺动脉、静脉压差，建立有效的肺循环，肺动脉平均压必须上升，持续增高的肺动脉高压可致右心室负荷加重，右心室肥大和扩张。当并有关闭不全时，左心室收缩除将大部分血液推入主动脉外，还有部分血液回流到左心房，使左心房充盈度和压力增加，因而发生扩张，而左心室也因额外的左心房回流血液，产生容量的过负荷，因而左心室扩张。

临床上以劳累后心悸、气短、咳嗽等为主要表现，严重的可出现端坐呼吸、咯血、肝大、下肢水肿及颈静脉怒张。心尖区闻及舒张期隆隆样较局限杂音。心电图示左心房扩大、右心室肥厚或心房纤颤。

（二）影像学表现

1. X 线

(1) X 线平片：二尖瓣狭窄的基本 X 线表现是左心房增大，右心室增大，伴有肺瘀血及不同程度的肺动脉高压，伴有二尖瓣关闭不全时还有左心室增大。

(2) 心血管造影：可显示二尖瓣狭窄及二尖瓣关闭不全，但为创伤性检查，少用。

2. 超声

可通过左心室长轴断面图、心尖四腔心和二尖瓣水平的短轴断面图来观察二尖瓣的改变。二尖瓣狭窄表现如下。

(1) 二维超声心动图：主要表现为二尖瓣活动度受限，瓣口变小，瓣膜增厚，回声增强。当二尖瓣体部病变较轻，但二尖瓣口部粘连较重时，二尖瓣前叶可呈"圆顶形"改变，即呈吹气球样向左心室突出。可见左心房增大，右心室增大。

(2) M 型超声心动图：二尖瓣前叶呈"城墙样"改变，前、后叶开放幅度减低，当重度狭窄时，舒张期二尖瓣前叶、后叶呈同向运动，前叶、后叶曲线会增粗。在 4 区波形中测量到左心房增大，在 2a 区波形中测量到右心室增大。

(3) 多普勒超声心动图：通过二尖瓣的血流速度明显加快，进入左心室后会形成涡流。故在彩色血流成像中，二尖瓣口部的血流呈现红黄为主的五彩镶嵌色，并且色彩明亮；在频谱多普勒中，将取样容积置于二尖瓣口左心室侧，可测到经二尖瓣口部的舒张期血流速度增快，达到 1.5m/s(正常不超过 1.2m/s)。

3. CT 和 MRI

较少用于心脏瓣膜病变的检查。

（三）诊断要点、鉴别诊断及检查方法的比较

1. 诊断要点

(1) 二尖瓣狭窄者心尖区有舒张期隆隆样杂音。

(2) X 线平片为肺瘀血，左心房、右心室增大。

(3) 二维超声心动图表现为二尖瓣活动度受限，瓣口变小，瓣膜增厚，回声增强，二尖瓣前叶可呈"圆顶形"改变；M 型超声心动图显示二尖瓣前叶呈"城墙样"改变，舒张期二尖瓣前、后叶呈同向运动。

2. 鉴别诊断

诊断不难，应注意是否有关闭不全和多瓣膜病变。

3. 检查方法比较

X 线平片多能结合临床作出诊断；超声的诊断价值很大，能直接显示瓣膜的情况，有相当的特异性。MRI、心脏造影必要时可做补充检查。

二、冠状动脉粥样硬化性心脏病

(一) 概述

动脉粥样硬化累及冠状动脉，导致冠状动脉管腔狭窄、闭塞而引起心肌缺血，而导致心绞痛等一系列临床症状的称为冠状动脉粥样硬化性心脏病，简称冠心病。

病理上冠状动脉粥样硬化主要侵犯主干和大支，引起管腔狭窄以致阻塞；粥样瘤破损，表面粗糙易于形成血栓；以左冠状动脉的前降支近心段最常见，次为右冠状动脉和左旋支。冠状动脉狭窄可产生缺血，缺血的心肌有间质纤维化极小的坏死灶，重度的冠状动脉狭窄或出血及血栓栓塞形成管腔完全阻塞，该部位心肌因营养不足产生急性坏死则为急性心肌梗死；急性梗死后数周或数月，肉芽组织、结缔组织代替了原来的心肌以致该区心肌变薄弱，从而不能抵挡心腔内的压力的冲击而产生局部向外膨隆，形成室壁瘤；心室破裂，室间隔穿孔和乳头肌断裂也是急性严重的心肌梗死的并发症，可致急性衰竭而死亡。

临床表现主要是心绞痛发作；严重、频发、持续时间长的心绞痛，一旦发生左心衰竭，可有呼吸困难、咳嗽、咯血及夜间不能平卧等。心电图可有 T 波倒置，持续出现 ST 段升高，进而出现深大 Q 波；急性心肌缺血可使心脏突然停搏而猝死。

(二) 影像学表现

1. X 线

(1) X 线平片表现：①隐性冠心病和心绞痛患者一般无异常表现，如有左心室增大，多合并有高血压；②心肌梗死：部分病例的心脏和肺循环可显示异常；梗死区搏动异常；心影增大多呈主动脉型心脏，心影中度以上增大；左心衰竭时有肺瘀血及肺水肿。梗死区附近的心包和胸膜可以产生反应性炎症和粘连；③室壁瘤：左心室缘局限性膨凸；左心室增大，左心室缘的搏动异常及钙化。

(2) 冠状动脉血管造影：显示管腔狭窄或闭塞，管腔不规则或有瘤样扩张；严重狭窄或闭塞形成侧支循环，通过侧支循环逆行充盈，可显示出狭窄或闭塞的范围；狭窄近端血流缓慢，狭窄远端显影和廓清时间延迟；闭塞近端管腔增粗和血流改道，闭塞远端出现空白区和 (或) 逆行显影的侧支循环影。

2. CT、MRI

多排螺旋 CT 冠状动脉增强扫描法的三维重建技术及 CT 仿真内镜技术，可良好地显示冠状动脉内腔、测量冠状动脉的直径，显示粥样硬化斑块。冠状动脉钙化灶多表现为沿冠状动脉走行的斑点状、条索状影，亦可呈不规则轨道状或整支冠状动脉钙化。

冠状动脉磁共振血管成像 (MRA) 能较好地显示左主干、右冠状动脉和左前降支的近段。MRI 能良好地显示心室壁的形态、厚度及信号特征。如长期缺血引起心肌纤维化时，左心室壁普遍变薄、信号降低、运动减弱等；急性心肌梗死在 T_2WI 上呈较高信号，增强后 T_1WI 呈明显高信号等。

3. 超声

(1) M 型及二维超声心动图可显示心肌结构及运动异常表现。

(2) 多普勒超声心动图可显示左、右冠状动脉影像，并可获得冠状动脉主干血流频谱，这为无创性观察冠脉血流和冠脉储备功能提供了重要途径。

(3) 超声心动图还可显示冠心病的合并症的改变。如室壁瘤、假性室壁、乳头肌功能不全、左心室血栓形成。

（三）诊断要点、鉴别诊断及检查方法的比较

1. 诊断要点

(1) 临床有心绞痛及心电图改变。

(2) 冠状动脉造影显示冠状动脉主支及分支的狭窄和 (或) 闭塞即可确诊。

2. 鉴别诊断

一般诊断不难，但应注意合并症的诊断。

3. 检查方法比较

X 线平片无明显价值，而冠状动脉造影有最重要的诊断意义，其可以确诊是否有狭窄或闭塞，也可显示心肌梗死区的相反搏动现象。冠状动脉 CTA 能显示主支近段，可作为冠状动脉粥样硬化性心脏病的筛选检查手段。超声对观察室壁运动异常很有价值，而 MRI 对心肌缺血及其程度的评价有一定的帮助。

第四节　心包疾病

心包为一坚韧的纤维浆膜囊，包裹心脏和大血管根部，心脏包膜分为脏层和壁层，脏层紧贴心脏，壁层下部附着于横膈的中心腱，两侧与纵隔胸膜疏松相连接。正常心包腔内有 15 ～ 50ml 液体。

一、心包炎和心包积液

（一）概述

心包炎是心包膜脏层和壁层的炎性病变，可分为急性和慢性，前者常伴有心包积液，后者可继发心包缩窄。急性心包炎以非特异性、结核性、化脓性、病毒性、风湿性等较为常见。

临床表现：心前区疼痛，呼吸困难，水肿及心脏压塞症状；面色苍白或发绀，乏力等；体征有心包摩擦音，心界扩大，心音遥远；颈静脉怒张，肝大和腹腔积液等。

（二）影像学表现

1. X线

干性心包炎、300ml以下少量心包积液，在X线平片可无明显改变。中等量到大量积液：心影向两侧增大呈球形或烧瓶状，心缘各段界线消失，上纵隔影增宽变短，心膈角锐利；心尖搏动减弱或消失，主动脉搏动正常；肺野清晰，肺纹理减少或正常，左心衰时出现肺瘀血。

2. 超声、CT和MRI

如第一节所述。

（三）诊断要点、鉴别诊断及检查方法的比较

1. 诊断要点

(1) 临床有心前区疼痛，心脏压塞症状。

(2) X线平片示心影增大如球形或烧瓶状，心缘各弧段界线消失。

(3) 超声示心脏周围的液性暗区，CT和MRI示心脏周围的液性密度和信号。

2. 鉴别诊断

大量心包积液须与扩张型心肌病、三尖瓣下移畸形等进行鉴别。

3. 检查方法比较

超声、CT和MRI均可很好地显示心包积液，但超声简便易行是首选；CT和MRI同时有助于对纵隔的了解；MRI则更可对心包积液的性质进行观察。

二、缩窄性心包炎

（一）概述

急性心包炎心包积液吸收不彻底，可遗留不同程度的心包肥厚、粘连。缩窄性心包炎心脏舒张受限，右心室受压，使腔静脉回流受阻；左心室受压，进入左心室血量减少，心排血量减少；二尖瓣口被纤维包绕时可引起肺循环淤滞、左心房增大等。

临床表现中多有急性心包炎病史；颈静脉怒张、腹腔积液、下肢水肿伴心悸、气短、咳嗽、呼吸困难等。

（二）影像学表现

1. X 线

(1) 心影可正常或稍增大；心影多呈三角形，心缘变直，各弓分界不清，心脏边缘不规则；或呈怪异状。

(2) 心包增厚部位心脏搏动明显减弱或消失。

(3) 心包钙化：呈线状、小片状或带状，多见于右心房室前缘、膈面和房室沟区，广泛者大片包围心影如甲壳即称盔甲心，为特征性表现。

(4) 上纵隔影增宽；可有胸膜增厚和胸腔积液。

(5) 累及左侧房室沟致左心舒张受限时，左心房可增大，有肺瘀血表现。

2. CT 和 MRI

心包增厚或弥漫性或局限性，各部位增厚的程度可不均匀，可在 5 ～ 20mm。CT 平扫能很好地显示心包内钙化，特别是平片不能显示的钙化灶。MRI 能较好地显示左、右心室腔缩小，心室缘及室间隔僵直并有轻度变形等。

3. 超声

(1) M 型及二维超声心动图：心包不均匀性增厚，回声增强，室壁在舒张中晚期活动受限，双心房增大，而心室腔正常或稍减少，下腔静脉扩张。

(2) 多普勒超声心动图：各瓣膜中血流频谱随呼吸发生变化，吸气时主动脉瓣口和肺动脉瓣口收缩期血流速度减小；二尖瓣口舒张期血流频谱呼气时峰值流速低于吸气时峰值流速。

（三）诊断要点、鉴别诊断及检查方法的比较

1. 诊断要点

(1) 临床心脏压塞（心包填塞）表现。

(2) X 线平片、CT 见心包钙化影等。

(3) 超声心动图可以观察到心肌活动受限情况及血流变化情况。

2. 鉴别诊断

诊断不难，有时要与心肌病进行鉴别，以 MRI 检查最有鉴别意义。

3. 检查方法比较

超声检查可以观察到心肌活动受限情况及血流变化情况。CT 能更好地显示心包增厚和平片不显示的钙化，及上、下腔静脉情况。MRI 可显示心室壁及心室壁运动，对本病与限制性心肌病的鉴别最有价值。

第五节　大血管疾病

一、主动脉瘤

（一）概述

主动脉某部病理性扩张称主动脉瘤。按病理与组织结构分真性动脉瘤、假性动脉瘤。真性动脉瘤由动脉壁的三层组织结构组成；假性动脉瘤是由动脉破裂后形成的血肿与周围包裹的结缔组织所构成。按动脉瘤形态可分为囊状、梭形和混合形。据病因分为粥样硬化、感染性、先天性、创伤性、大动脉炎、梅毒性等。

临床表现中常见有胸背痛，可持续性或阵发性；主动脉瘤的压迫症状：压迫气管、食管、喉返神经及上腔静脉等。

（二）影像学表现

1. X线

(1) X线平片：纵隔阴影增宽或形成局限性肿块影，呈梭形或囊状影，从各种体位观察均不与主动脉分开；肿块有扩张性搏动；瘤壁钙化可呈线状、弧形、片状及斑片状；主动脉瘤压迫或侵蚀周围器官的征象。

(2) 心血管造影：胸主动脉造影可使主动脉瘤直接显影，并显示瘤体的形态、范围及主动脉与周围血管的关系；瘤囊内如有对比剂外渗，为动脉瘤外穿。

2. 超声

超声心动图检查，如发现主动脉超过近端正常主动脉宽度的30%就应考虑主动脉瘤。假性动脉瘤表现为包块中心为囊性，周围为强回声或回声不均的血栓组织，瘤体与血管腔有交通，并有血流通过。

3. CT和MRI

CT和MRI可显示动脉瘤的大小、形态、部位及与瘤体周围结构的关系，及瘤壁钙化、附壁血栓、主动脉瘤渗漏或破入周围组织脏器等。

（三）诊断要点、鉴别诊断及检查方法的比较

1. 诊断要点

(1) X线平片显示不能与主动脉分开的局限性纵隔肿块影，有扩张性搏动。

(2) 胸主动脉造影、超声、CT及MRI均可直接显示动脉瘤。

2. 鉴别诊断

一般无须鉴别诊断。

3. 检查方法比较

心血管造影、超声、CT 及 MRI 均可直接显示动脉瘤的大小、形态、部位与瘤体周围结构的关系，但心血管造影是有创检查。

二、主动脉夹层

（一）概述

主动脉夹层为主动脉壁中膜血肿或出血，病因尚不清楚，重要因素为高血压。主动脉腔内的高压血流灌入中膜形成血肿，并使血肿在动脉壁内扩展延伸，形成所谓"双腔"主动脉。多数在主动脉壁内可见二个破口，一为入口，一为出口；少数没有破口，为主动脉壁内出血。

病理是按 DeBaKey 分型，Ⅰ型夹层广泛，破口在升主动脉；Ⅱ型局限于升主动脉，破口也在升主动脉；Ⅲ型局限或广泛，破口均在降部上端。

临床表现：急性者有突发的剧烈胸痛，严重者可发生休克，夹层血肿累及或压迫主动脉主支时肢体血压、脉搏不对称，如血肿外穿可有杂音和心脏压塞病症。慢性者可无临床表现。

（二）影像学表现

1. X 线

(1) 疑似有动脉夹层者一般不选用平片检查。

(2) 行胸主动脉造影可观察夹层范围和病变全貌，对比剂在真腔通过主动脉管壁内破口喷射、外溢或壁龛样突出等。当对比剂进入假腔后，在真假腔之间可见线条状负影，为内膜片。但为创伤性检查，现少用。

2. 超声

超声心动图主要表现为主动脉壁内血肿产生的内膜片以及由此形成的真假腔。内膜片很薄，在心动周期有不同程度的摆动。内膜片将血管腔分为真假两腔，一般真腔受压较小，而假腔较大；多普勒超声心动图见真腔血流信号强，流速较快。

3. CT 和 MRI

CT 可显示主动脉夹层的各种征象，主要优点为显示内膜钙化灶内移，假腔内血栓，及血液外渗、纵隔血肿、心包和胸腔积血等。MRI 通过自旋回波（SE）和梯度回波（GRE）电影显示，可分别用于观察夹层的解剖变化和血流动态，大视野、多体位直接成像，无须对比增强，即可明确显示内膜片、内破口，显示真假腔、腔内血栓及分支受累主要征象，也能满足分型的诊断要求。

（三）诊断要点、鉴别诊断及检查方法的比较

(1) X 线平片主动脉增宽，主动脉壁（内膜）钙化内移，心影增大。

(2) 心血管造影、超声、CT 和 MRI 均能很好地显示真假腔、内膜片及假腔内血栓等，

但心血管造影为有创检查。一般无须鉴别诊断。

三、肺栓塞

(一) 概述

肺栓塞是肺动脉分支被栓子堵塞后引起的相应肺组织供血障碍。常见的栓子来源是下肢和盆腔的深静脉血栓，如血栓性静脉炎、手术后、创伤后、长期卧床不动及慢性心肺疾患等，少数来源于右心附壁血栓、骨折后的脂肪栓子和恶性肿瘤的瘤栓。

肺栓塞的病理改变取决于肺血液循环状态和栓子的大小、数目。当肺的某一分支栓塞后，肺组织因支气管动脉的侧支供血而发生异常，栓子较小未能完全堵塞动脉分支时也不易发生供血障碍。

多数肺栓塞患者无明显临床症状，或仅有轻微的不适。部分患者可表现为突发的呼吸困难和胸痛。肺动脉大分支或主干栓塞或广泛的肺动脉小分支栓塞可出现严重的呼吸困难、发绀、休克或死亡。

(二) 影像学表现

1. X线

(1) X线平片：病变累及肺动脉主干及大分支，其所分布区域示有肺血减少，肺纹理缺损，或仅有少许杂乱的血管纹理，肺野透明度增高。病变累及外围分支少数可无异常征象；伴肺动脉压增高表现。

(2) 肺动脉造影：①肺动脉分支内的充盈缺损或截断；②肺局限性血管减少或无血管区，相应区域的血灌流缓慢；③小分支多发性栓塞引起肺动脉外围分支纡曲，突然变细，呈剪枝样改变；④继发肺动脉高压和肺心病时，肺动脉主干和大分支扩张，周围分支变细。但对外围小分支的小血栓有时只能显示肺动脉高压，而不见直接征象。

2. 超声、CT 和 MRI

超声对肺动脉栓塞作用不大。CT 检查肺动脉内栓子的显示是诊断肺栓塞最可靠的直接征象。肺门区较大肺动脉栓塞平扫时左右肺动脉、肺动脉上干及下干内可见高密度或低密度病灶。高密度为新鲜血栓，低密度为陈旧血栓。增强扫描血栓部位表现为长条状及不规则形态充盈缺损区，其 CT 值明显低于其他部位。MRI 靠近肺门的较大肺动脉内的栓子可被检出、确诊。

(三) 诊断要点、鉴别诊断及检查方法的比较

1. 诊断要点

(1) 临床有血栓性深静脉炎病史。

(2) X线平片局部肺血减少伴肺动脉高压表现。

(3) 增强 CT 见长条状及不规则充盈缺损。

(4) 部分病例须进行肺血管造影，显示为充盈缺损、管腔狭窄或闭塞及肺动脉高压

表现。

2. 鉴别诊断

据影像学表现，结合临床表现，多可确定诊断。

3. 检查方法比较

肺血管造影仍为诊断肺栓塞最可靠的检查方法，但为一创伤性检查。CT 和 MRI 对肺门区较大肺动脉栓塞的诊断有帮助。

第六章　消化系统影像

第一节　急腹症的 X 线诊断

腹部包括腹腔及盆腔、腹膜后间隙以及消化、泌尿、生殖等系统。本节重点介绍急腹症 X 线检查及诊断，以腹部平片为主。

正常时，腹内器官及其内容物和组织多为中等密度，彼此间缺乏自然对比，因此，腹部平片所提供的 X 线征象较少。但当发生病理改变时，使密度发生变化，则可能显出异常的 X 线征象，这种情况，在急腹症时尤为明显，因而腹部平片常用于急腹症的 X 线诊断。

了解急腹症的 X 线检查方法、应用范围、限度和常见急腹症的 X 线表现，将有助于合理选择 X 线检查方法，并做出急腹症的 X 线诊断。

急腹症 X 线检查的目的，在于明确疾病的病理、病因、病变部位以及并发症等，以便为及时、恰当的处理提供依据。

一、X 线检查方法

为了不改变腹部的病理状态，X 线检查最好在胃肠减压、放置肛管、洗肠和给吗啡类药物以前进行。

（一）普通检查

普通检查包括腹部平片与透视。

1. 腹部平片

由于操作简便并能在较短时间内做出诊断，因而是急腹症首选的检查方法。常用摄影位置有仰卧前后位，仰卧水平侧位，侧卧水平正位，站立正位、侧位和倒立正位、侧位等。

仰卧前后位，除少量腹内游离气体较难显示外，其余病理 X 线征象均可显示，所以是基本摄影位置。

其他各种位置，由于重力关系，器官及腹内液体均下坠，致使近地侧的投影有一定重叠，而腹内游离气体及含气较多的肠袢则上浮，因而显示在照片的上方。

上腹部病变，如膈下脓肿、肝脓肿等，多用仰卧前后位和仰卧水平侧位或站立正位、侧位，以便对脓腔进行三维空间定位，胃肠道穿孔、梗阻、外伤、腹腔和腹内器官感染，则用仰卧前后位和侧卧水平正位，便于了解腹内气体及液体的游动情况。肛门先天性闭锁，则用倒立位检查。

2. 透视

腹后壁的脂线，如肾周及腰大肌脂线，较小的结石或钙斑，透视难以看清。因此，除 X 线表现明显，且有一定特征，如胃肠穿孔和肠梗阻外，诊断均要依靠平片或造影检查。

但透视可观察膈的运动和胃肠蠕动，通过扪诊可了解胃肠动度，除外有急腹症临床表现的胸部疾病等。因此，在照腹部平片的同时，应进行胸腹透视。

(二) 造影检查

钡剂或空气灌肠主要用于回盲肠套叠、乙状结肠扭转、结肠癌所致梗阻及先天性肠旋转不良等。对肠套叠和乙状结肠扭转，部分病例还可行灌肠整复。钡餐主要用于先天性肥厚性幽门狭窄、十二指肠梗阻等。碘剂常用泛影葡胺，主要用于上消化道出血、穿孔及肠梗阻等。

(1) 诊断性气腹有时用于鉴别肿块或脓肿是位于膈上或膈下 (肝外或肝内)。

(2) 经皮经肝穿刺胆管造影在急腹症中主要用于诊断胆管梗阻并进行引流。

(3) 泌尿系统造影在急腹症中主要用于尿路外伤，多采用静脉性造影。

(4) 对急性消化道大出血，可行选择性或超选择性血管造影。在明确出血部位后，可进行滴注加压素或栓塞止血。

二、正常 X 线表现

主要介绍腹部平片的正常 X 线表现。由于腹壁及腹内器官缺乏自然对比，因此平片显示的 X 线表现较少，分述如下。

(一) 腹壁与盆壁

腹膜外间隙及器官周围有脂肪组织，于平片上显示为灰黑影。腹部前后位片上，在两侧胁腹壁内分，可见腹膜外脂肪影，上起第 10 肋骨外下端，向下延伸到髂凹而逐渐消失，称胁腹线 (flank stripe)，肾周脂肪线是肾囊内、肾周间隙的脂肪组织投影。

腰大肌、腰方肌位于腹横筋膜以内，闭孔内肌、提肛门肌等处于盆腹膜外。由于肌鞘内脂肪组织的对比，摄影条件好的腹部前后位平片也可显示出它们的边缘。

正常腹部平片，还可显示腹腔及盆腔的骨性支持结构及胸膜壁软组织。

(二) 实质器官

肝、脾、胰、肾等是中等密度，但借助于器官周围或邻近的脂肪组织和相邻充气胃肠的对比，于腹部平片上，可显示器官的轮廓、大小、形状及位置。正位像在部分患者可显示肝下缘，微向上突或较平直。肝下缘与肝外缘相交形成肝角，一般成锐角。脾上极与左膈影融合，下极较圆钝。两肾沿腰大肌上部排列。胰腺于平片上不易显示。子宫偶尔显影，位于膀胱上缘上方，呈扁圆形软组织影。

（三）空腔器官

空腔器官如胃肠道、胆囊、膀胱的脏壁为中等密度，依腔内的内容物不同而有不同的 X 线表现。胃、十二指肠球部及结肠内可含气体，于腹部平片上可显示其内腔。小肠除婴幼儿可有积气外，一般充满食糜及消化液，与肠壁同属中等密度，因缺乏对比而不能显示。如胃内有较多固态食物，结肠或直肠内有较多粪便，由于它们周围有气体衬托，故可显出软组织密度斑片或团块影。结肠分布于腹部四周。膀胱和胆囊周围如有较多脂肪，也可显示部分边缘。

三、基本病变 X 线表现

（一）腹腔积气

正常腹腔内，脏层、壁层腹膜之间无气体存留。若因某种病因导致腹内积气且随体位改变而游动，该气体则称游离气腹。立位透视，气体可上浮到膈与肝或胃之间，显示为透明新月形气影。侧卧水平位投照，气体则浮游到靠上方侧腹壁与腹内器官外壁之间。仰卧前后位时，气体浮聚于腹腔前方，也可使前方的肝镰韧带和器官外壁得到显示。局限性气腹，其腹腔内气体则局限于某处，且不随体位改变而移动。腹内游离气体常见于胃肠穿孔、腹腔术后或合并感染。

（二）腹腔积液

炎症与外伤均可导致腹腔积液，简称腹液。腹液在腹腔内坠聚集于低处。仰卧位时，以盆腔和上腹腔为低，尤其是肝肾隐窝最低，其次为两侧结肠旁沟。因此，液体易聚集于这些区域。大量腹液时，胀气的肠曲浮游于腹中部。肠曲间也可有腹液，仰卧位片上，充气肠曲之间有一定距离，即肠间隙加宽，但改变为侧卧体位水平投照时，因肠曲之间的腹液流向近地侧，其肠间隙将相对变窄，且近地侧腹部密度显著增高。

（三）实质器官增大

肝、脾、肾等实质器官增大，则在轮廓、形状、大小等方面发生改变。同时可能压迫推移相邻脏器，尤其是含气的空腔脏器，致使出现一定程度的直接推压征象。

（四）空腔器官积气、积液和管腔扩大

胃肠腔内积气、积液和管腔扩大表现最常见于梗阻性病变，也见于炎症和外伤。十二指肠降段梗阻，其近侧的胃和十二指肠球部明显胀气扩大，表现出"双泡征"。小肠和结肠充气扩大，在气体衬托下，可通过观察肠黏膜皱襞的形态而将它们区分（图 6-1）。同时可据以分析梗阻平面，观察肠曲位置、排列形式、活动度以及肠黏膜皱襞增粗、肠壁增厚等改变。

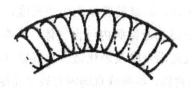

空肠

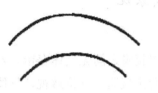

回肠

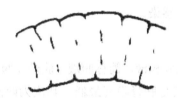

结肠

图 6-1 不同肠段胀气表现

空肠：肠腔内较多环状皱襞；回肠：肠腔内不见环状皱襞；结肠：可见结肠袋的间隔

正常时，空肠居左上腹，回肠居右下腹及盆腔。小肠及其系膜扭转，如扭转度为 180° 的奇倍数（如 180°、540°）时，则可出现易位情况，即空肠位于右下腹，回肠位于左上腹。回盲肠套叠，回肠套入较深时，对小肠系膜的牵引较明显，也可造成右下腹空虚，并使套叠近侧小肠移向右上腹。

肠曲排列形式及活动度的变化，对诊断有一定的意义。小肠系膜扭转，胀气的肠曲常因系膜紧缩、牵引而出现向周围伸展受限，即有向心性集中和对称性排列的倾向（图 6-2）；粘连性肠梗阻常有肠曲活动度减小，甚至固定。

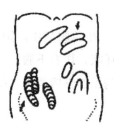

空回肠转位，回肠在左上，空肠在右下

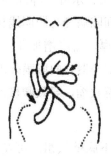

肠曲花瓣状排列

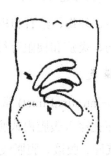

肠曲排列如一串香蕉

图 6-2　小肠扭转仰、卧位平片表现示意图

肠黏膜皱襞和肠壁增厚常发生于肠壁的循环障碍，如绞窄性肠梗阻或系膜血栓形成所致者，肠炎特别是坏死性肠炎或肠壁损伤等。腹腔感染，因肠外炎性物附着，也可使肠壁增厚。

（五）腹内肿块影

肿块在相邻充气肠曲对比下可以显示，表现为均匀的软组织块影，有较清晰的边界。畸胎瘤于肿块内可见牙、骨及脂肪影。假性肿块又称"假性肿瘤"征，是两端闭锁的绞窄肠段，即闭袢内充满大量液体的表现。密度较大，致使仰卧正位片上，呈肿块影像，而侧卧水平位照片上则在该块影的上部显示出一短小的液面，可与真正的实体性肿块区别。

（六）腹内高密度影

主要为阳性结石、钙斑和异物。在急腹症中，阳性结石包括泌尿系统结石、阑尾粪石和胆石。阑尾粪石常呈分层同心环状、居右下腹。

腹内钙斑与急腹症有关的主要为胎粪性腹膜炎、扭转的卵巢畸胎瘤等。钙斑的部位、形状及密度各有一定特点。

（七）腹壁异常

肠壁异常包括腹脂线异常、腹壁软组织肿胀、组织间积气和腹壁肌张力异常等。

炎症或外伤使脂肪组织发生充血、水肿、坏死和出血等，致使腹脂线增宽、透明度下降，甚至消失。可发生于腹膜后间隙病变与腹脂线相邻的腹腔内病变。

炎症、外伤可有腹壁软组织增厚，密度增加和向外突出。腹壁软组织内还可显示组织间积气，来源于腹膜后或腹膜间空腔器官向腹膜外破裂。

炎症、外伤还可使同侧腹肌激惹收缩，导致腰椎侧弯。

（八）下胸部异常

急腹症时，胸膜、肺底、膈及下胸壁软组织可发生改变。例如膈下脓肿，常有同侧胸腔积液、肺底炎症、膈上升、活动度减小和胸壁局部肿胀等。

四、常见急腹症的 X 线表现与诊断

急腹症中，以穿孔、炎症、梗阻、外伤、结石和出血较常见。部分患者为复合型的。例如，外伤性小肠破裂就可能有外伤、炎症和梗阻等征象。

（一）胃肠道穿孔与急性腹膜炎

胃肠道穿孔 (perforationof gastro-intestinal tract) 常发生于溃疡、外伤、炎症及肿瘤。以胃、十二指肠溃穿孔最常见。依穿孔穿入腹腔内或腹膜后间隙而有不同的 X 线表现。

穿孔穿入腹腔内时，主要出现气腹、腹液、腹脂线异常和麻痹性肠胀气等 X 线表现。它们的 X 线表现如前述。

在 X 线表现中，以游离气腹最重要。胃、十二指肠球部及结肠，正常时可以有气体，因此穿孔后大都有游离气腹征象。小肠及阑尾，正常时一般没有气体，穿孔后很少有气腹出现。胃后壁溃疡穿孔，胃内气体可进入网膜囊，如网膜孔不通畅，气体则局限于网膜囊内。站立位照片则于上腹中部显示气液腔或气腔，即网膜囊上隐窝充气，气体并不进入腹腔。腹膜间或腹膜后空腔器官向腹膜后间隙穿孔，气体进入肾旁前间隙，并可进入腹膜后其他间隙，出现腹膜后间隙积气征象，而腹腔内并无游离气体。因此，没有游离气腹征象并不能排除胃肠穿孔。

胃肠穿孔后，胃肠内容物包括食物及消化液进入腹腔引起化学性和细菌性腹膜炎，胃肠液及炎性渗液不仅产生腹液征象，也可使相邻的肋腹脂线变模糊，并使相邻的肠曲

产生反应性淤积，甚至肠麻痹。

原发性腹膜炎的 X 线表现与胃肠穿孔所致全腹膜炎的表现相同，但无气腹征象。

从发病到出现 X 线征象，需要一定时间。除游离气腹征象出现较早外，其他征象的显示一般需 6 小时以上。因此，诊断时应考虑这一因素。

局限性腹膜炎可形成腹腔脓肿。腹腔脓肿多位于腹腔的间隙或隐窝中。常以腹壁、器官及韧带作为脓腔壁。主要 X 线表现是：①脓腔内有气体时，可见含气、液的空腔或气泡征象；②脓腔内无气体时，表现为软组织块影。如与实质器官相邻，则因缺乏对比而不易显示；③脓肿相邻器官受压移位；④脓肿周围炎症浸润，使相邻肋腹脂线增宽、密度增高，甚至消失；⑤如炎症扩散，则有关的间隙、隐窝因引流而有新脓肿形成；⑥上腹腔炎性淋巴引流，可出现胸腔积液、肺底炎症及小叶性肺不张等。

依脓肿所在部位，还可有一定的特别表现。例如，膈下脓肿，脓腔壁为腹壁、肝、膈及韧带，脓肿总是位于上腹腔的解剖间隙内，并位于上腹腔的周围。结肠下区脓肿，位于结肠旁沟时，结肠旁沟增宽，相邻结肠受压、移位，肋腹脂线也有一定改变。盆腔脓肿常使相邻盆壁脂线发生改变，直肠受压移向对侧。

(二) 肠梗阻

肠梗阻 (intestinal obstruction) 一般分为机械性、动力性和血运性三类，以机械性肠梗阻最为常见。

机械性肠梗阻分为单纯性和绞窄性肠梗阻两种，前者只有肠道通畅障碍，而无血循环障碍，后者同时伴有血循环障碍，动力性肠梗阻分为麻痹性肠梗阻与痉挛性肠梗阻，肠道本身并无器质性病变。血运性肠梗阻见于肠系膜血栓形成或栓塞，有血循环障碍和肠肌运动功能失调。

X 线检查的主要目的是明确肠阻的类型，是机械性的还是动力性的，如果是动力性的，则应确定是痉挛性的还是麻痹性的，如果是机械性的，则应确定是单纯性的还是绞窄性的；是完全性的还是不完全性的；以及梗阻的位置和原因等。

不同类型肠梗阻的 X 线表现及诊断如下。

1. 单纯性小肠梗阻

梗阻发生后 3～6 小时可出现 X 线表现。梗阻近端肠曲胀气扩大。站立位影像可见肠内高低不等液面，胀气肠曲呈弓形，多发的液面呈梯状排列。早期蠕动亢进，透视可见肠内液面上、下变化活跃。病情发展，肠曲胀气扩大逐渐加重，肠壁张力减低，蠕动明显减弱，液面增宽。肠壁和肠和肠黏膜皱襞除非是慢性梗阻，一般无明显增厚。梗阻远侧肠曲无气或仅见少许气体，因而可根据胀气扩大肠曲所涉及的范围来估计肠梗阻的位置。

2. 绞窄性小肠梗阻

常见病因有：扭转、内疝、套叠和粘连等。由于有小肠系膜受累，肠曲活动被牵制。

伸展受限，因而有肠曲向某一固定部位聚集的表现。肠壁循环障碍而导致肠壁增厚，黏膜皱襞增粗，肠内积液、液面较高等改变。闭袢性肠梗阻，还可见"假肿瘤"征。绞窄性小肠梗阻后期，可合并腹腔积液，由于合并动力性因素，结肠和直肠可以充气。

不同病因所致绞窄性肠梗阻还具有一定的X线表现特点。例如，小肠系膜扭转、内疝及粘连性肠梗阻合并肠段扭转时，常合并"假肿瘤"征；粘连性肠梗阻在不同体位的X线照片上，如仰卧前后位和侧卧水平位，可见充气积液的小肠曲活动减低，部分病例可出现肠曲纠集征象和肠曲转角较急的表现；急性肠套叠以回肠（或同时合并盲肠）套入结肠这一类型最为常见。腹部平片主要表现为低位小肠梗阻，有时右腹或上腹部可见肠形肿块及套叠远端结肠和套鞘积气征。钡剂、空气灌肠可见包括套入部梗阻端所形成的杯口状或圆形充盈缺损和套鞘因钡剂或气体进入两层肠壁之间所形成的弹簧状影。

3.结肠梗阻

结肠梗阻导致近侧结肠扩大并积液。胀气扩大的结肠可显示出结肠袋借以与小肠区别。扩大的结肠位于腹部周围。平片诊断有困难时，可作钡剂灌肠检查以确定结肠梗阻病因。

乙状结肠扭转是乙状结肠袢沿其系膜长轴旋转而造成的梗阻。

闭袢梗阻型乙状结肠扭转较常见，即近端与远端各有一梗阻点。诊断大多可由平片做出，表现如下：①闭袢的乙状结肠曲明显扩大，横径可达20cm以上，自盆腔上升至中腹部甚至可达上腹和膈下；②扩大的乙状结肠曲常呈马蹄铁状，其圆顶向上，两肢向下并拢而达盆腔，内含大量气体和液体；③上述乙状结肠曲的肠壁显影如三条纵行致密线，向下方梗阻点集中。如平片不曲型需作钡灌肠，可见直肠乙状结肠交界处阻塞，上端逐渐尖削如鸟嘴状，有时可见到旋转状黏膜皱襞。这是乙状结肠扭转的特征性表现（图6-3）。

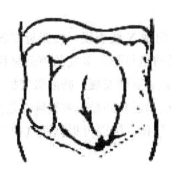

仰卧位

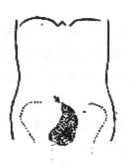

灌 肠

图 6-3 乙状结肠扭转

4.麻痹性梗阻

常见病因包括急性腹膜炎、脓毒败血症、腹部术后、低钾血症、严重外伤或外伤性休克以及腹膜后间隙感染或血肿等。

麻痹性肠梗阻，肠运动力减弱。透视下作短期间断观察，肠曲胀气程度及排列形式多无变化。肠曲胀气累及大肠与小肠，多呈中等度胀大，肠内气体多，液体少，致肠内液面较低，甚或肠内几乎全为气体。

（三）腹部外伤

腹部外伤的影像学检查主要用于闭合性损伤。实质器官破裂腹部平片检查价值有限，仅有腹腔积液和脏器增大及周边界限不清等征象，诊断主要依靠超声和CT。空腔器官破裂，若累及腹腔内器官，例如胃、十二指肠第一段、空肠、回肠、横结肠等，胃肠内容物及出血进入腹腔，可出现腹腔积液及急性腹膜炎等征象。除空肠、回肠破裂外，一般均有游离气腹征象出现。若空腔器官破裂累及的是腹膜间器官并穿破入腹膜后间隙，例如升、降结肠和十二指肠降段的后侧面穿破，肠内气体、肠内容物、出血进入腹膜后间隙，则可能显示腹膜后间隙积气，腹后指线模糊或消失。确切的诊断需借助于 USG 和 CT 等。

第二节 急腹症的 USG 与 CT 诊断

采用常规 X 线以外的影像学检查作急腹症影像诊断，尚处于发展中，使用较多的是 USG 及 CT，MRI 尚少用。

USG 主要用于检查腹部实质外伤，腹腔积液与局限脓肿，胆系结石及胆道梗阻，急性炎症及积液和急性胰腺炎累及范围及并发症等。此外，对急性阑尾炎和肾结石以及肠套叠也有一定诊断价值。由于简便、经济,与腹部平片检查相结合,互补不足,可作为急腹症影像诊断学检查方法之一。

CT 比腹部平片显示的征象丰富和精细,在显示实质器官挫伤、裂伤,包膜下血肿及器官周围出血,腹腔积液,脓肿,腹膜后间隙炎症、外伤、出血,以及腹主动脉瘤破裂、肠套叠、内疝等所致机械性肠梗阻,急性胆囊炎,急性阑尾炎及阑尾周围脓肿等方面更有优势,且诊断价值较高。

MRI 用于急腹症诊断目的前尚处于初期阶段。在腹主动脉瘤破裂、实质器官外伤、急性胰腺炎的诊断方面,也有一定的帮助。

第三节　胃肠道的 X 线诊断

一、X 线检查方法

(一)普通检查

普通检查对胃肠道疾病的诊断价值有限。

(二)造影检查

胃肠道造影检查所用的造影剂是硫酸钡 (barinm sulfate)。钡的原子量高,不易被 X 线穿透,在胃肠道内与周围组织形成鲜明对比。硫酸钡为白色粉末,不溶于水,不被胃肠道吸收,不引起中毒或过敏反应。应强调的是医用硫酸钡不得混有可溶性钡化物如硫化钡、氯化钡等。应用前依造影要求将钡剂加水调制成不同浓度的混悬液。有胃肠道穿孔时禁用。

胃肠道钡剂造影应注意以下三点:①透视与照片结合,透视可从各个角度观察胃肠道影像,摄影除用于记录透视所见外,更有利于微小病变的显示;②形态与功能并重,形态变化为诊断的主要依据,但功能变化有一定的参考意义;③触诊的使用,按摩及加压可造成胃肠道的不同充盈状态,触知胃肠道管壁是柔软或僵硬、有无肿块、压痛及移动性。

药物辅助造影检查,是利用某些药物改变胃肠道的功能或消除某些功能异常,从而达到详尽显示病变的目的。例如用抗胆碱能药物如盐酸山莨菪碱,降低胃肠道张力,有利于显示胃肠道黏膜面的细微结构及微小病变;用于消除胃肠道痉挛,使某些异常如溃疡龛影得以显示;帮助鉴别狭窄是痉挛性还是器质性。

肌肉注射新斯的明或口服胃复安(灭吐灵)可以增强胃肠道紧张力,促进胃肠道蠕动,在小肠检查时可缩短钡剂运行时间,以便能在较短的时间内 (1 ~ 2 小时) 观察全部小肠。将甘露醇混合在钡剂内服用,也能使钡剂较快地通过小肠,从而缩短检查时间。

1.钡剂造影检查

按检查范围可分为：①上胃肠道造影：包括食管、胃、十二指肠及上段空肠；②小肠系造影：可在上胃肠道造影后每隔 1～2 小时检查一次，用于空肠、回肠及回盲肠部位的检查；③结肠造影：分为钡剂灌肠造影及口服法钡剂造影，前者为检查结肠的基本方法。

按造影方法可分为传统的钡剂造影法和气钡双重造影法。传统的钡剂造影法包括：①黏膜法：应用少量钡剂以显示黏膜皱襞形态，结构，为黏膜像；②充盈法：应用较多钡剂使受检部位完全充盈，显示其轮廓、形状和蠕动等，为充盈像；③加压法：适当压迫受体检部位，推开较多的钡剂以显示病变的某些特征，为加压像。气钡双重造影法：简称双重造影，是先后引入气体与钡剂，使受检部之黏膜面均匀涂布一层钡剂，气体则使管腔膨胀，以显示黏膜面的细微结构及微小异常。

为了检查小肠还可用小肠灌钡造影。将十二指肠导管置于十二指肠远端，在透视下于 5～6 分钟内灌注低浓度钡剂 500～600mL，观察小肠情况。一般 20～30 分钟到达回盲肠部；多注入气体并用抗胆碱能药物行低张双对比造影。

2.血管造影

动脉造影主要用于钡剂检查无所发现的胃肠道出血和肿。在急性大出血和腹部外伤出血可立即确定出血部位，以便迅速行血管栓塞治疗或手术治疗。

造影方法是以经股动脉穿刺，在透视监视下，将特殊弯度的导管插入腹腔动脉、肠系膜上动脉或肠系膜下动脉，注入造影剂，快速连续摄影，可显示血管发育异常和肿瘤的异常血管，如有大出血可见造影剂自血管溢出。这种将导管放入主动脉一级分支的方法为选择性动脉造影 (selective arteriography)。亦将导管放入第 2～3 级分支如胃十二指肠动脉、右结肠动脉等，为超选择性血管造影 (superselective angiography)。造影剂量可以大为减少，且显影更为清楚。

对于门静高压、食管或胃静脉曲张的患者，可作门静脉造影以及显示侧支循环的走向和程度，不仅为治疗方案的选择提供资料，也可作疗效的追踪观察。

二、正常 X 线表现

（一）咽部

咽部在侧位上可以观察。口咽和喉咽 (下咽) 的前缘由上到下为舌根、会厌奚、会厌和喉，后缘是椎前软组织，轮廓光滑整齐，厚度一般不超过 0.5cm，但下咽部以下的椎前软组织厚度可达 18mm(包括食的厚度)。吞钡正位观察，上方正中透明区为会厌，其两旁的小囊状结构是会厌溪，会厌溪外下方较大的充钡空腔是梨状窝，近似菱形且两侧对称，两侧梨状窝中间的透明区是喉头，易误诊为病变。梨状窝向中线汇合，向下引入食管，汇合处有生理狭窄区，长约 1cm，相当于第 6 颈椎水平。侧位观察，会厌溪在上方偏前，梨状窝则在下方靠后。吞咽时梨状窝收缩，上移且变小，静止时较宽大。梨状窝内钡剂多为暂时充盈，片刻即排入食管。

（二）食管

食管为一肌肉管道，相当于第 6 颈椎水平与下咽部相连，其下端相当第 10 ～ 11 胸椎水平与贲门相连。腹段食管在肝左叶之后向左下斜行入胃。在食管上口与咽连接处以及在膈的食管裂孔处各有一生理性高压区，为上、下食管括约肌。

吞钡后正位观察，食管位于中线偏左。轮廓光滑整齐，管壁伸缩自如，宽度可达 2 ～ 3cm。右缘可见主动脉弓和左主支气管压迹。右前斜位是观察食管的常用位置，在其前缘可见三个压迹，由上到下为主动脉弓压迹和左心房压变迹。在上下两个压迹之间，食管往往略显膨出，易误诊为憩室。在老年，明显迂曲的降主动脉可在食管下段后缘造成另一个压迹。食管的黏膜皱襞表现为数条纤细纵行而平行条纹状影，与胃小弯的黏膜皱襞相连续。

食管的蠕动将钡剂由上向下推进，可分两种：第一蠕动波系由下咽动作激发，使钡剂迅速下行，数秒内进入胃。第二蠕动波又名继发蠕动波，由食物团对食管壁的压力引起，常始于主动脉弓水平向下推进。所谓第三收缩波是食管环状肌的局限性不规则收缩性运动，形成波浪状或锯状边缘，其出现突然，消失迅速，多发于食管下段，常见于老年和食管贲门失弛缓症患者。深吸气时膈下降，食管裂孔收缩，常使钡剂于膈上主停顿，形成食管下端膈上一小段长约 4 ～ 5cm 的一过性扩张，称为膈壶腹，呼气时消失，属正常表现。

贲门上方 3 ～ 4cm 长的一段食管，是从食管过渡到胃的区域，称为胃食管前庭段，具有特殊的神经支配和功能。此段是一高压区，有防止胃内容物反流的重要作用。现在将原来所定下的食管括约肌与胃食管前庭段统称为食管下括约肌。它的左侧壁与胃底形成一个锐角切迹，称为食管胃角或贲门切迹。

（三）胃

胃分胃底、胃体、胃窦三部分及胃小弯和胃大弯。胃底站立位时含气称胃泡。幽门为长约 5mm 的短管，宽度随括约肌收缩而异，将胃和十二指肠相连。

胃的形状与体型、张力和神经系统的功能状态有关。一般分为四种类型。牛角型胃，位置与张力均高，呈横位，上宽下窄，胃角不明显，多见于胖型人。钩型胃，位置与张力中等，胃角明显，胃下极大致位于髂嵴水平。长型胃，又名无力型胃，位置与张力均较低，胃腔上窄下宽如水袋状，胃下极常在髂嵴平面以下，多见于瘦长型人。瀑布型胃，胃底呈囊袋状向后倾，胃泡大，胃体小，张力高，钡先进入后倾的胃底，充满后再溢入胃体，犹如瀑布。

胃的轮廓在胃小弯和胃窦大弯一般光滑整齐。胃体大弯轮廓常呈锯齿状，系横、斜走行的黏膜皱襞所致。

胃的黏膜向皱襞间的沟内充钡，呈条纹状致密影。皱襞则为条状透明影。胃小弯的皱襞平行整齐，向大弯处逐渐变粗而呈横向或斜行。胃底皱襞较粗而弯曲，略呈网状。胃窦黏膜皱襞主要与胃小弯平行，有时亦可斜行。胃黏膜皱是可塑的，可以自行改变其形状。胃黏膜下层的厚度、黏膜肌层的张力及肌层的收缩与舒张以至于服钡多少、加压轻重等对黏膜皱襞的粗细和走向都有影响。一般胃体部黏膜皱襞的宽度不超过5mm。

在胃双重造影片上，上述的黏膜皱襞消失而显示胃微皱襞的影像。胃微皱襞是胃小沟及其勾画出的胃小区。胃小区直径约1～3mm。圆形或类圆形的小隆起，呈网眼状，在胃窦易于见到。胃小沟充钡后表现为很细的线状，宽度小于1mm，粗细深浅均匀。

胃的蠕动由胃体上部开始，有节律地向幽门方向推进，同时波形逐渐加深，一般同时可见2～3个蠕动波。胃窦没有蠕动波，是整体向心性收缩，使胃窦呈一细管状，将钡剂排入十二指肠。片刻后胃窦又整体舒张，恢复原来状态。但不是每次胃窦收缩都有钡剂排入十二指肠。胃的排空受胃张力、蠕动、幽门功能和精神状态等影响，一般于服钡后2～4小时排空。

（四）十二指肠

十二指肠全程呈"C"形，将胰头部包绕其中。在描述时，将十二指肠全程称为十二指肠曲（有人称之为弯或祥）。一般分为球部、降部和升部。球部呈锥形，两缘对称，尖部指向右上后方，底部平整，球底两侧称为隐窝或穹窿，幽门开口于底部中央，约在第1腰椎水平处急转向下成为降部。在球部与降部之间还有一小段，称为球后部，其长短差别较大。降部位于第1～3腰椎的右缘，在第3腰椎高度转向左上成为升部。升部在第1～2腰椎水平急转向下续为空肠。

球部轮廓光滑整齐，黏膜皱襞为纵行彼此平行的条纹。降部以下则与空肠相似，多呈羽毛状。球部的运动为整体性收缩，可一次性将钡排入降部。降部、升部的蠕动多呈波浪状向前推进。十二指肠正常时可有逆蠕动。

低张造影时，十二指肠管径可增宽一倍，羽毛状皱襞消失，代之以横行排列的环状皱襞或呈龟背状花纹。降部内缘可较平直或略凸，有的可在内缘中段交界有一肩样突起，称为岬部，为乳头所在处，其下的一段较平直。平直段内可见纵行皱襞。十二指肠乳头易于显示，位于降部中段的内缘附近，呈圆形或椭圆形透明区，一般直径不超过1.5cm。

（五）空肠与回肠

空肠与回肠之间没有明确的分界，但上段空肠与下段回肠的表现大不相同。空肠大部分位于左上中腹，覆于环状皱襞且蠕动活跃，常显示为羽毛状影像，如肠内钡剂少则表现为雪花状。回肠肠腔略小，皱襞少而浅，蠕动不活跃，常显示为充盈像，轮廓光滑。肠管充钡较少、收缩或加压时可以显示其皱襞影像，呈纵行或斜行。末段回肠自盆腔向右上行与盲肠相接。回盲瓣的上下缘呈唇状突起，可在充钡的盲肠中形成透明影。蜿蜒盘曲的肠管称为肠曲或肠祥。小肠的蠕动是推进性运动，空肠蠕动迅速有力，而回肠慢而弱。有时可见分节运动。服钡后 2～6 小时钡先端可达盲肠，7～9 小时肠排空。

（六）大肠

大肠绕行于腹四周。横结肠和乙状结肠的位置及长度变化较大，其余各段大肠较固定。直肠居骶骨之前，其后部与骶骨前部紧密相邻。直肠壶腹为大肠中最宽的部分，其次为盲肠，盲肠以下的肠管则逐渐变小。大肠的长度和宽度随肠管的充盈状态及张力而不同，同时位置还与体位和呼吸状态有关。

结肠 X 线表现的主要特征是充钡时可见多数大致对称的袋状凸出，为结肠袋（图6-4）。它们之间由半月襞形成不完全的间隔。结肠袋的数目、深浅、大小因人因时而异，横结肠以上较明显，降结肠以下逐渐变浅，至乙状结肠接近消失。充盈过满或肠管收缩均可使结肠袋消失。直结肠没有结肠袋，但在壶腹的两侧和前壁可见浅切迹，由半月形皱襞所造成。大肠的黏膜皱襞表现为纵、横、斜三种方向交错结合的纹理。盲肠与升结肠、横结肠的皱襞较密，以斜行及横行为主，降结肠以下皱襞渐稀且以纵行为主。大肠的蠕动主要是总体蠕动，右半结肠出现强烈的收缩，呈细条状，将钡剂迅速推向远侧。结肠的充盈和排空时间差异较大，一般服钡后 24～48 小时排空。

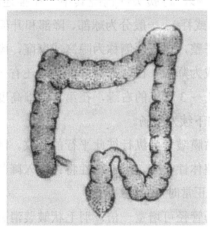

图 6-4　正常大肠（充盈像）

阑尾在钡餐或钡灌肠时可能显影，呈长条状影位于盲肠内下方。一般粗细均匀，边缘光滑，易于推动。阑尾不显影、充盈不均或其中有粪石而造成充盈缺损不一定是病理性的，阑尾的排空时间与盲肠相同，但有时可延迟达 72 小时。

在双重造影照片上，有可能见到结肠的微皱襞，又称无名沟或无名线，这是一些纤细、长短不等、相距不足 1mm、与肠垂直的线条影，它们可以平行，或呈网状。观察微皱襞的形态有助于结肠病变的早期诊断。

三、基本病变 X 线表现

钡剂造影显示的是胃肠道内腔或内壁。当胃肠道病变引起黏膜和管腔改变时，可由造影检查显示。胃肠道肿瘤、溃疡、炎症可以造成形态和功能的改变。

（一）轮廓的改变

胃肠道壁上的病变，可使其轮廓发生改变。

1. 龛影

龛影 (crater) 是由充钡的胃肠轮廓某局部向外突出的含钡影像 (图 6-5)。来自胃肠道壁的局限性缺损，见于胃肠道溃疡，也是作为描述溃疡的钡剂造影表现。切线位易于显示，轴位投影则呈钡斑与胃肠道重叠。

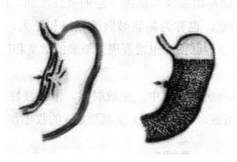

标本所见　　　　　造影所见

图 6-5　胃小弯溃疡示意图

胃肠道憩室则表现为肠轮廓上向外膨出的囊袋状影像，与龛影表现不同。

2. 充盈缺损

充盈缺损是充钡胃肠轮廓某局部向内突入未被钡剂充盈的影像 (图 6-6)，来自胃肠道上局限性肿块，多见于胃肠瘤，也是肿瘤的直接征象。也见于胃肠炎性肉芽肿和异物。

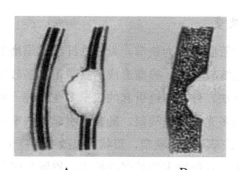

A　　　　　　　　　B

图 6-6　食管癌示意图

A 标本所见，食管腔内有菜花状肿物　　B 造影所见，服钡剂后显示为充盈缺损

（二）黏膜与黏膜皱襞的改变

黏膜的异常表现对发现早期病变和鉴别诊断有重要意义。

1. 黏膜破坏

表现为黏膜皱襞影像消失，代之以杂乱不规则的钡影，大都由于恶性肿瘤侵蚀所致。黏膜破坏与正常皱襞常有明确的分界，造成黏膜皱襞中断的表现。

2. 黏膜皱襞平坦

表现为皱襞的条纹状影变得不明显，严重时可完全消失。造成这种表现的原因有两类：一类是黏膜和黏膜下层被恶性肿瘤浸润，其特点是形态较为固定而僵硬，与正常黏膜有明显分界，常出现在肿瘤破坏区的周围。另一类是由于黏膜和黏膜下层的炎性水肿引起，与正常黏膜皱襞无锐利的分界而逐渐移行，常见于溃疡龛影的周围。

3. 黏膜皱襞增宽和迂曲

黏膜皱襞增宽和迂曲是由黏膜和黏膜下层的炎性浸润、肿胀和结缔组织增生引起，表现为透明条纹影的增宽，也称为黏膜皱襞的肥厚和肥大，常伴有皱襞的迂曲和紊乱，多见于慢性胃炎。黏膜下静脉曲张也常表现为皱襞的增宽和迂曲。

4. 黏膜皱襞纠集

表现为皱襞从四周向病变区集中，呈放射状。常由慢性溃疡性病变产生纤维结缔组织增生（瘢痕收缩）而造成。有时硬癌（浸润型癌）的收缩作用也能造成类似的改变，但较僵硬而不均匀。

5. 胃小区及胃沟异常

胃小区及胃沟的异常在疾病的诊断中有较大价值。中度和重度萎缩性胃炎，胃小沟宽增宽、密度增高，胃小区增，且大小不均。炎性糜烂使胃小沟和胃小区破坏消失，有小片不规则钡剂存在其中。良性溃疡周围胃小区和胃小沟存在，但大小粗细不均。癌瘤局部胃小区和胃小沟完全破坏消失，其周围可见极不规则的沟纹。因胃小区和胃小沟完全破坏消失，其周围可见极不规则的沟纹。因胃小区和胃小沟并不是总能清晰显示，所以判断时要慎重。

（三）管腔大小的改变

超正常范围的持久性管腔缩小为狭窄。炎症性纤维组织增生所造成的狭窄，范围多较广泛或具有分段性，边缘较整齐。癌瘤造成的狭窄范围多较局限，边缘多不整齐，且管壁僵硬，局部常触及包块。外在压迫引起的狭窄多在管腔一侧，可见整齐的压迹或伴有移位。先天性狭窄边缘多光滑而较局限。肠黏连引起的狭窄形状较不规则，肠管的移动受限，甚至互相聚拢。痉挛造成的狭窄，形状可以改变，痉挛消除后即恢复正常。

超过正常限度的持久性管腔增大为扩张或扩大。胃肠扩张多由于远侧有狭窄或由于紧张力降低，常累及较长范围。由梗阻引起的管腔扩大常有液体和气体的积聚，并有蠕动增强，例如幽门梗阻和肠梗阻。由于紧张力降低引起的管腔扩大没有通过障碍，也有液体和气体积聚，但蠕动减弱。发现管腔扩张伴蠕动增强时，应注意显示狭窄的部位、程度、范围等，以明确诊断。

（四）位置及可动性的改变

病变的压迫和推移可改变胃肠道的位置。推移常使某处比较"拥挤"，而另外一处又比较空虚。压迫常使胃或肠管出现弧形压迹，多可触及肿物。粘连与牵拉除造成位置改变外，还常引起可动性受限。先天性异常可以使胃肠道改变，例如盲肠位过高或过低等。胃肠道可动性变限主要见于黏性病变。先天性固定不良或腹腔积液，肠管可动性加大。

（五）功能性改变

胃肠道器质性病变常有功能性改变，包括张力、蠕动、运动力和分泌功能等改变，但功能性改变也可以单独存在。

1. 张力的改变

胃肠道有一定的张力，以维持管腔的正常大小，犹如一个弹性口袋具有一定的松紧度一样。张力由神经系统调节和平衡。迷走神经兴奋使张力增高，交感神经兴奋或迷走神经麻痹使张力降低。张力增高使管腔缩窄、变小，而张力降低则使管腔扩大。引起张力改变的原因可以是神经反射性的，也可以由于局部刺激（如溃疡）所致。

痉挛是局部张力增高，多为暂时性。食管痉挛表现为轮廓呈波浪状，明显时可呈螺旋状。胃大小弯的痉挛表现为一个或多个深浅不等的凹陷，其边缘光滑。胃窦痉挛表现为胃窦狭窄，但其形状可变，胃壁柔软，使用解痉药物可以消除。幽门痉挛使幽门持久收缩，钡通过幽门及胃排空延迟。十二指肠和回盲部痉挛使它们充盈缺损，一旦充盈立即排空。肠痉挛使肠管细小，袋形增多，肠壁出现多个凹陷切迹，使肠壁呈波浪状。

2. 蠕动的改变

可为蠕动波的多少、深浅、运行速度和方向的改变。蠕动增强表现为波增多、加深和运行加快，蠕动减弱表现为波减少、变浅和运行缓慢。与正常运行方向相反的蠕动为逆蠕动，可能出现在梗阻区的上方。胃肠的麻痹可使蠕动消失，肿瘤浸润使局部蠕动消失。

3. 运动力的改变

运动力为胃肠道输送食物的能力，具体表现在钡剂到达和离开胃部的时间。例如，服钡后 4 小时胃尚未排空可认为胃运动力减弱或称胃排空延迟。服钡后少于 2 小时即到达盲肠为小肠运动力增强或通过缓快，超过 6 小时为运动力减弱或通过缓慢。超过 9 小时而小肠尚未排空为运动力减弱或排空延迟。胃肠道内钡剂的排空与张力、蠕动和括约肌功能等有密切的关系。

4. 分泌功能的改变

某些病变可以引起分泌功能的改变。胃分泌增加造成空腹状态下胃液增多，在站立位可见胃内液面，为空腹潴留。服钡时可见钡剂不能均匀地涂布在胃壁上而呈絮片状下降和不均匀分布。小肠分泌增加使黏膜皱襞模糊或使钡剂分散在分泌液中，呈不定型的片状影。大肠分泌增多时，钡剂附着不良，肠管的轮廓显示不清或在黏液中呈现线条状钡影。

四、胃肠道病症 X 线表现与诊断

（一）食管静脉曲张

食管静脉曲张 (esophageal varices) 是门静脉高压的重要并发症，常见于肝硬化。

正常情况下，食管下半段的静脉网与门静脉系统的胃冠状静脉、胃短静脉之间存在着吻合。当门静脉血液受阻时，来自消化器官及脾等的回心血液不能进入肝，而被迫另找出路，大量血液通过胃冠状静脉和胃短静脉进入食管黏膜下静脉和食管周围静脉丛，经奇静脉进入上腔静脉，于是形成食管和胃底静脉曲张。

X线检查是发现食管静脉曲张的有效、简便而安全的一种方法。

早期食管静脉曲张发生于食管下段，表现为黏膜皱襞稍增宽或略为迂曲，有时因皱襞显示不连续而呈虚线状，管壁边缘也稍不整齐。典型表现为食管中下段的黏膜皱襞明显增宽、迂曲，呈蚯蚓状或串珠状充盈缺损，管壁边缘呈锯齿状。病变加重。上述表现则更为明显，食管张力降低，管腔扩张，蠕动减弱，钡剂排空延迟，病变也逐渐向上发展。本病的食管壁柔软而伸缩自如，是与食管癌的重要鉴别点。

（二）食管癌

食管癌 (esophageal carcinoma) 好发于 40 ～ 70 岁的男性，主要症状是进行性吞咽困难。食管癌的病理形态分为三种类型。①浸润型：管壁呈环状增厚、管腔狭窄；②增生型：肿瘤向腔内生长，形成肿块；③溃疡型：肿块形成一个局限性大溃疡，深达肌层。以上各个类型可混合出现。有人将食管癌分为四种类型：①髓质型；②蕈伞型；③溃疡型；④缩窄型。

食管癌的 X 线表现可概括为以下几点：①黏膜皱襞消失、中断、破坏，代之以癌瘤表面杂乱不规则的影像。②管腔狭窄，在典型浸润型癌，肿瘤表现为环状狭窄，狭窄范围一般局限，为 3 ～ 5cm，边缘较整齐，与正常区分界清楚。钡餐通过受阻，其上方食管扩大。管腔狭窄也见于各型食管癌的进展期，范围常较大，轮廓不规则、不对称，管壁僵硬。③腔内充盈缺损，癌瘤向腔内突出，造成形状不规则，大小不等的充盈缺损，是增生型癌的主要表现 (图 6-7)。④不规则的龛影，见于溃疡型癌，可见一个较大、轮廓不规则的长形龛影，其长径与食管的纵轴一致，周围不规则的充盈缺损。向食管壁内或管外生长的肿瘤可形成纵隔内肿块影。

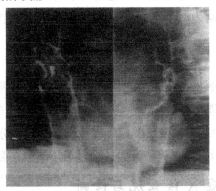

图 6-7　　食管癌（增生型）

食管中段显示不规则充盈缺损，黏膜破坏，管腔狭窄以上这些表现常不同程度地同时存在

早期食管癌只侵犯黏膜和黏膜下层，范围局限，症状轻微，必须进行细致的检查才能做出诊断。其 X 线表现为：①病变区黏膜皱襞增粗、迂曲、紊乱、毛糙和中断；②在

紊乱毛糙的黏膜面上出现一些 0.2 ～ 0.4cm 的小龛影；③出现局限性小充盈缺损，直径约 0.5cm，最大不超过 2cm；④食管壁一小段柔软度和舒张度减低。此外可出现病变区钡剂通过减慢和痉挛表现。正确的检查方法是诊断早期食管癌的重要环节，应拍摄良好的食管双重造影像，并清晰显示黏膜的细微结构，才能早期发现。

不同部位的食管癌有其特殊的表现。食管上端癌使气管后软组织影增宽，喉向前推移，钡易反流入气管。食管下端癌常为胃贲门癌向上发展所致，有时可在胃贲门部和胃泡内见到软组织块影，或贲门附近的侵犯。在某些有吞咽困难而食管检查阴性的患者，尤应注意贲门和胃底的情况。

食管癌的并发症可产生相应的 X 线表现。食管癌穿孔形成瘘管，可见造影剂溢出食管轮廓之外。癌瘤穿入纵隔可造成纵隔炎和纵隔脓肿，使纵隔影增宽，有的可见液面，其中有钡剂进入。并发食管气管瘘，则钡剂经瘘管进入相应的支气管，使之显影（大多为左下叶）。食管癌有胸内淋巴结转移，发展过大时可造成肺门增大，呈结节状，使上纵隔增宽。明显增大的淋巴结可使食管发生移位。X 线检查对判断肿瘤能否切除及预后有较大价值，而 CT 检查对食管癌的分期，可切除性及预后的判断更为精确。

（三）胃溃疡、十二指肠溃疡

胃溃疡、十二指肠溃疡（gastric ulcer, duodenal ulcer）是常见疾病，好发于 20 ～ 50 岁。十二指肠溃疡的发病率约为胃溃疡的五倍。

溃疡从黏膜开始并侵及黏膜下层，常深达肌层，其直径多为 5 ～ 20mm，深为 5 ～ 10mm。溃疡口部周围呈炎变水肿。慢性溃疡如深达浆膜层时，称穿透性溃疡。如浆膜层被穿破且穿入游离腹腔者为急性穿孔。后壁溃疡易致慢性穿孔，与网膜、胰等粘连甚至穿入其中。溃疡周围具有坚实的纤维结缔组织增生者，称为胼胝性溃疡。溃疡愈合后，常有不同程度的瘢痕形成，严重者可使胃和十二指肠变形或狭窄。溃疡常单发，少数为多发。胃和十二指肠同时发生溃疡称为胃合性溃疡。

本病的临床表现主要是上腹部疼痛，具有反复性、周期性和节律性的特点。严重者可继发大出血和幽门梗阻。胃溃疡可恶性变。

1. 胃溃疡

胃溃疡的直接征象，是龛影。多见于小弯，切线位呈乳头状、锥状或其他形状，边缘光滑整齐，密度均匀。底部平整或稍不平。龛影口部常有一圈黏膜水肿所造成的透明带。这种黏膜水肿带是良性溃疡的特征，依其范围而有不同的表现。①黏膜线：为龛影口部一条宽 1 ～ 2mm 的光滑整齐的透明线；②项圈征：龛影口部的透明带宽 0.5 ～ 1cm，如一个圈；③狭颈征：龛影口部明显狭小，使龛影犹如具有一个狭长的颈。慢性溃疡周围的瘢痕收缩，造成黏膜皱襞均匀纠集。这种皱襞如车轮状向龛影口部集中且到达口部边缘并逐渐变窄，是良性溃疡又一特征。

显示龛影以双重造影及加压法较准确，双重造影尚可清晰显示线形溃疡，其龛影呈线状、哑铃状或蝌蚪状等。

　　胃溃疡引起的功能性改变包括：①痉挛性改变，表现为胃壁上的凹陷（又称切迹），小弯龛影，在大弯的相对处出现深的痉挛切迹，犹如一个手指指向龛影（图6-8）。胃窦痉挛或幽门痉挛也很常见。②分泌增加，使钡剂不易附着于胃壁，液体多时在胃内形成液面。③胃蠕动增强或减弱，张力增高或减低，排空加速或减慢。此外，龛影处常有不同程度的压痛。溃疡好转或越合时，功能性改变也常随之减轻或消失。

　　胃溃疡引起的瘢痕性改变可造成胃的变形和狭窄。小弯溃疡可使小弯缩短，致幽门与贲门靠近。也可以使胃体呈环状狭窄而形成"葫芦胃"。幽门处溃疡可造成幽门狭窄和梗阻。

　　胃溃疡还有一些特殊表现。①穿透性溃疡：龛影深而大，深度和大小均超过1cm，龛影周围常有范围较大的水肿带；②穿孔性溃疡：龛影甚大，如囊袋状，其中常出现液面和分层象，即气液钡三层或气钡两层现象，但这种表现并非穿孔性溃疡所特有；③胼胝性溃疡：龛影较大，达1.5～2cm，深度一般不超过1cm。龛影口部有一圈较宽的透明带，其边界清楚而整齐，常伴有黏膜皱襞纠集。这种溃疡与恶性溃疡难以鉴别。

　　胃溃疡越合的X线表现为龛影变浅变小，周围水肿减轻或消失，较大溃疡越合后可遗留一些瘢痕，使局部胃壁平坦而蠕动呆滞，该处皱襞可平坦或纠集，但无龛影。较小溃疡越合后可不留痕迹。

　　慢性胃溃疡发生恶变且发展到一定阶段，可在良性溃疡表现的基础上出现一些恶性表现：①龛影周围出现小结节状充盈缺损，犹如指压迹；②周围黏膜皱襞呈杵状增粗或中断；③龛影变为不规则或边缘出现尖角征；④治疗过程中龛影增大。胃溃疡恶变发展到后期，与溃疡性癌的表现一样，统称为恶性溃疡。

　　2.十二指肠溃疡

　　十二指肠溃疡绝大部分发生在球部，占90%以上。球部腔小壁薄，溃疡易造成球部变形，X线检查易于发现。球部溃疡常较胃溃疡小，直径多为4～12mm，大都在后壁或前壁，因此多显示为轴位象，表现为类圆形或米粒状密度增高影（图6-9），其边缘大都光滑整齐，周围常有一圈透明带，或有放射状黏膜皱襞纠集，可以是单个或多个。龛影通常使用加压法或双重造影法才能显示。

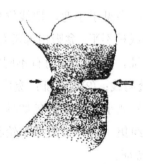

图6-8　胃溃疡－大弯侧痉挛切迹

↑ 龛影，　⇧ 痉挛切迹

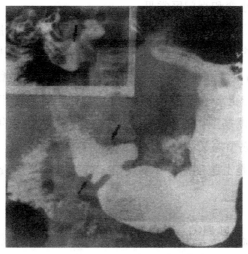

图 6-9 十二指肠球部溃疡

十二指肠球部小弯侧龛影（↓），周围水肿而内陷，
其对侧可见痉挛切迹（↑）。上角图为加压像，显示龛影更清晰

许多球部溃疡不易显出龛影，但如有恒久的球部变形，也能做出溃疡的诊断（图 6-10）。球部变形主要是由于瘢痕收缩、黏膜水肿和痉挛所致，可以是山字形、三叶形、葫芦形等。有时在变形的球部仍可显示龛影。球部溃疡愈合后，龛影消失，变形可继续存在。

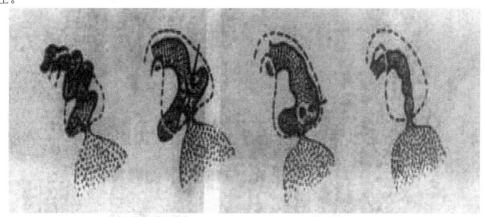

图 6-10 十二指肠球部溃疡（变形）

球部呈不同形状的变形，有的其中可见龛影（↓）

此外，球部溃疡还可出现一些其他征象。①激惹征：表现为钡剂到达球部后易停留，迅速排出；②幽门痉挛，开放延迟；③胃分泌增多和胃张力及蠕动方面的改变等；也常伴有胃炎的一些表现如胃黏膜皱襞的粗乱、迂曲等；④球部有固定压痛。

（四）胃癌

胃癌（gastric carcinoma）是胃肠道最常见的肿瘤，好发于 40～60 岁。可发生在胃的任何部位，但以胃窦、小弯和贲门区常见。

按胃癌的大体形态常将胃癌分为三型。①蕈伞型 (息肉型、肿块型、增生型)：癌瘤向胃腔内生长，表面大多高低不平，如菜花样，常有糜烂，与周围壁有明确的分界。②浸润型 (硬癌)：癌瘤沿胃壁浸润生长，常侵犯胃壁各层，使胃壁增厚、僵硬，弹性消失。黏膜表面平坦而粗糙，与正常区分界不清，病变可只侵犯胃的一部，但也可侵犯胃的全部，形成"革袋状胃"。③溃疡型：癌瘤常深达肌层，形成大而浅的盘状溃疡，其边缘有一圈堤状隆起称环堤。溃疡型癌又称恶性溃疡。

胃癌临床表现主要是上腹疼痛，不易缓解，吐咖啡渣样血液或有柏油便，可以摸到肿块或发生梗阻症状。

1. 胃癌 X 线表现

X 线表现与大体形态有关，但不能截然划分。常见下列表现：①充盈缺损，形状不规则 (图 6-11)，多见于蕈伞型癌。②胃腔狭窄、胃壁僵硬，主要由浸润型癌引起，也可见蕈伞型癌。③龛影，见于溃疡型癌，龛影形状不规则，多呈半月形，外缘平直，内缘不整齐而有多个尖角；龛影位于胃轮廓之内；龛影周围绕以宽窄不等的透明带，即环堤，轮廓不规则而锐利，其中常见结节状或指压迹状充盈缺损。以上表现被称为半月综合征。④黏膜皱襞破坏、消失或中断，黏膜下肿瘤浸润常使皱襞异常粗大、僵直或如杵状和结节状，形态固定不变。⑤癌瘤区蠕动消失。

不同部位胃癌的 X 线表现又有些特殊性，不再赘述。

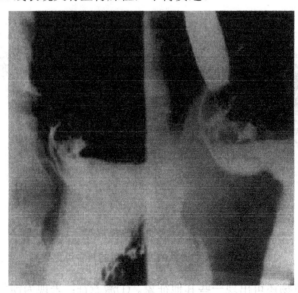

图 6-11　胃底癌（蕈伞型）
胃底贲门区巨大肿块，不规则

2. 早期胃癌

当前国内外多采用日本内镜学会提出的早期胃癌定义和分型。早期胃癌是指癌限于黏膜或黏膜下层，而不论其大小或有无转移。早期胃癌依肉眼形态分为三个基本型。胃双重造影可显示黏膜面的细微结构而对早期胃癌诊断具重要价值。①隆起型（Ⅰ型）：肿瘤呈类圆形突向胃腔，高度超过 5mm，边界清楚。②表面型（Ⅱ型）：肿瘤表浅，平坦，沿黏膜及黏膜下层生长，形状不规则，边界清楚，少数病例境界不清。其三个亚型中的隆起及凹陷均不超出 5mm。此型需在良好的双重造影及加压像上才能显示，可见胃小区及胃小沟破坏呈不规则的颗粒状杂乱影，有轻微的凹陷和僵直，多数病区界限清楚。③凹陷型（Ⅲ型）：肿瘤形成明显凹陷，超过 5mm，形状不规则。双重造影及加压法可显示形态不整、边界明显的龛影，其周边的黏膜皱襞可出现截断、杵或融合等，但有时难与溃疡的龛影鉴别。

早期胃癌的诊断要综合 X 线、胃镜、活检等材料才能诊断。

3. 胃癌的鉴别诊断

(1) 胃良性溃疡与恶性溃疡的 X 线鉴别诊断：应从龛影的形状，龛影位置，龛影口部的充钡状态及周围的黏膜皱襞情况，邻近胃壁的柔软和蠕动等作综合分析，才能得到较正确的结论。现将主要鉴别点见表 6-1。

表 6-1 胃良性溃疡与恶性溃疡的 X 线鉴别诊断

	良性溃疡	恶性溃疡
龛影形状	圆形或椭圆形，边缘光滑整齐	不规则，扁平，有多个尖角
龛影位置	突出于胃轮廓外	位于轮廓之内
龛影周围和口部	黏膜水肿的表现如黏膜线、项圈征、狭颈征等。黏膜皱襞向龛影集中直达龛口	指压迹样充盈缺损，有不规则环堤，皱襞中断、破坏
附近胃壁	柔软，有蠕动波	僵硬，峭直，蠕动消失

(2) 胃窦癌与胃窦炎的 X 线鉴别诊断：胃窦炎或胃窦慢性溃疡可以引起胃窦痉挛、变形和狭窄，因溃疡较小而查不出龛影，需与胃窦癌鉴别。鉴别的着重点是观察黏膜皱襞是否完整和胃壁是否柔韧等，见表 6-2。

表 6-2 胃窦癌与胃窦炎的 X 线鉴别诊断

	胃窦癌	胃窦炎
黏膜皱襞	破坏消失	存在，常肥大、迂曲、粗乱
轮廓	不齐、陡峭	较整齐或如波浪形
胃壁柔韧度	僵硬不变	柔软可变化
蠕动	消失	存在
病变区与正常区的分界	截然清楚	无明确分界
肿块	大多有	没有

（五）肠结核

肠结核多继发于肺结核。肠结核好发于青壮年，常与腹膜结核和肠系膜淋巴结结核同时存在。临床上常为慢性起病，长期低热，有腹痛、腹泻、消瘦、乏力等。

肠结核好发于回盲部，其次为空肠、回肠。病理上常将肠结核分为溃疡型和增殖型，但实际上不能截然区分。

溃疡型肠结核，首先是肠壁集合淋巴结和淋巴滤泡受侵，形成干酪样病灶，随后泡破而成为溃疡，病变可沿肠壁扩散或向深部发展，易侵犯浆膜，导致粘连或瘘管形成。溃疡修复时可产生瘢痕组织，甚至造成肠狭窄。

增殖型肠结核，首先侵犯盲肠，再蔓延到升结肠和末段回肠。干酪样病变很少，而以大量肉芽组织增生为其特点。肠壁增厚、肠腔狭窄，局部可形成肿块。肠黏膜上可以有溃疡，但不严重。如有腹膜和肠系膜受累，可造成腹炎、肠粘连和腹腔积液。

本病常先口服钡餐检查，配合钡剂灌肠以全面了解肠道的形态与功能。

溃疡型肠结核的主要 X 线表现为患病肠管的痉挛收缩，黏膜皱襞紊乱。钡剂到达病变区时，如回盲部结核，不能在该区正常停留，而立即被驱向远侧肠管。因此常见到末段回肠、盲肠和升结肠的一部分充盈缺损，或只有少量钡剂充盈，呈细线状，或者完全没有钡剂充盈，而其上、下、肠管则充盈如常。这种征象称之为"跳跃"征，是溃疡型肠结核较为典型的表现。钡剂灌肠检查，可发现回盲部并没有器质性狭窄，钡剂可以使肠管扩展而充盈，但黏膜皱襞紊乱或破坏或见到小点状或小刺状的龛影。肠道运动常加快。

增殖型肠结核主要表现为肠和升结肠的狭窄、缩短和僵直。黏膜皱襞紊乱、消失，常见多数小息肉样充盈缺损，代表肠壁的肉芽组织增生。回盲瓣常受侵犯，表现为增生肥厚，使盲肠内侧壁凹陷变形，末段回肠扩大以及小肠排空延迟。如末段回肠受累，也可造成短段的狭窄与僵直以及皱襞的紊乱和小息肉样改变，钡剂灌肠时上述改变恒久不变。

（六）结肠息肉

结肠息肉多数为腺瘤和炎性息肉，少数为错构瘤。腺瘤性息肉好发于直肠、乙状结肠，为癌前期病变。

临床以反复性血便为主，或有黏液便、腹痛等。

钡灌肠是诊断息肉的重要方法，尤以双重造影重要。结肠充钡时，息肉表现为圆形充盈缺损，常光滑整齐，稍可活动，往往需要在加压时才能显出。如息肉带蒂，蒂显示为带状透明影，且可见息肉有一定的可动性，但与蒂始终相连。排钡后，息肉表面与肠黏膜上有钡剂残存，息肉显示为圆形影。双重造影上，息肉常显示更为清楚，在透明的气影中显示为边界锐利的肿块影，常有一圈钡影环绕。如表面有糜烂或溃疡可显示为不规则影像。

　　检查前肠道准备非常重要，否则肠内粪便将造成干扰或导致误诊。

　　下列情况应考虑息肉有恶变的可能：①息肉表面毛糙不规则，呈分叶状或菜花状；②息肉较大且基底较宽（大于3cm，70%～80%有恶性变可能）；③息肉处肠壁内陷和僵直；④息肉迅速增大（1年内增大一倍）。

　　多发息肉广泛累及全部结肠甚至小肠，称为息肉病，有明显的家族遗传性，恶变机会也多，大多在儿童和青年期发病。钡灌肠可见肠腔内有很多弥漫分布的小充盈缺损，黏膜皱襞明显紊乱变形，肠管轮廓很不整齐。肠腔并无明显狭窄。

（七）结肠癌

　　结肠癌好发生在直肠乙状结肠，可分为三型。①增生型：肿瘤向腔内生长，呈菜花状，表面可有浅溃疡。肿瘤基底宽，肠壁增厚。②浸润型：癌瘤主要沿肠壁浸润，使肠壁增厚，病变常绕肠壁呈环形生长，使肠腔形成环形狭窄。③溃疡型：肿瘤主要表现为深而不规则的溃疡。

　　临床表现为腹部肿块、便血和腹泻，或有顽固性便秘，也可有脓血便或黏液样便。直肠癌主要表现为便血、粪便变细和里急后重感。

　　钡灌肠表现如下：①肠腔内出现充盈缺损，轮廓不规则，黏膜皱襞破坏或消失。病变多发生在肠壁的一侧，该处肠壁僵硬平直、结肠袋消失。如肿瘤较大，可使钡剂通过困难。病变区可摸到肿块。②肠管狭窄，常只累及一小段肠管，狭窄可偏于一侧或环绕整个肠壁，形成环状狭窄，轮廓可以光滑整齐或不规则。肠壁僵硬。黏膜破坏消失，病变界限清楚，此型肿瘤易造成梗阻，甚至钡剂止于肿瘤下界，完全不能通过。狭窄区可摸到肿块。③较大的龛影，形状多不规则，边缘多不整齐，具有一些尖角，龛影周围常有不同程度的充盈缺损和狭窄，肠壁僵硬，结肠袋消失，黏膜破坏。

第四节　胃肠道的 USG 与 CT 诊断

　　胃肠道疾病的影像诊断中，USG和CT主要用于肿瘤诊断，但其目的不在于查出肿瘤，而是为了解肿瘤向外侵犯的有无与程度，以及同周围脏器及组织间关系，是否有无淋巴结转移和远隔脏器的转移等。这有助于肿瘤的分期，为制订治疗方案和估计预后提供重要依据，也用于恶性肿瘤手术后、放射治疗或药物的随诊观察。因此，CT检查多在胃肠道造影检查发现病变后进行。

　　一般认为淋巴结径线大于1.5cm时为增大，在恶性肿瘤患者多为转移所致。恶性肿瘤的淋巴转移可有假阴性及假阳性，需结合其他检查资料综合分析。

第七章 骨科疾病影像

第一节 骨肿瘤样病变

有一大批骨的病变影像学表现与肿瘤非常相似，这些病变总体上可以分为两类。第一类是有占位效应的病变，大体表现像肿瘤，但实质上不是肿瘤。这类病变包括：

(1) 囊性占位，如单纯性骨囊肿 (SBC) 和动脉瘤样骨囊肿 (ABC)。

(2) 纤维性占位，如非骨性纤维瘤、纤维异常增殖症及朗格汉斯细胞组织增生症。第二类包括所有会被误诊为骨肿瘤的非肿瘤性病变。至于和肿瘤的相似程度依赖于个人对影像的判读能力。这类病变主要包括正常变异、代谢性、外伤后及感染性病变。

一、病变的特点

（一）囊性占位性病变

1. 单纯性骨囊肿

单纯性骨囊肿也叫单一性骨囊肿或者单腔性骨囊肿，是最常见的肿瘤样骨病变，通常是偶然发现的或经常表现为病理性骨折。单纯性骨囊肿的年发病率大约为 0.301/10 万。单纯性骨囊肿是一种具有一层薄的间皮样细胞的充满液体的真正的骨内囊肿。多数病例都是在人生的第一个以及第二个 10 年发病，仅有 15％的病例发病年龄会大些。本病男性好发，约有 55％的病例发生在肱骨近侧干骺端，25％的病例发生在股骨近侧干骺端。其他位置，除跟骨前部之外，都不常见。在影像上，单纯性骨囊肿主要表现为干骺端生长线一侧的圆形、边界清楚的、略有膨胀的溶骨性病变。在 20％的病例中，有骨折存在时会有典型的表现，称为"陷落骨片征"，表现为骨折的皮质小碎片会落到囊内。这一征象虽有特征性，但和其他许多影像征象一样，在病理上不具有唯一性，因为这一征象在有骨折的以囊性成分为主的其他骨病变中也会出现。MRI 可以显示病变的囊液特性，表现为 T_1 加权像上轻度低信号，T_2 加权像上高信号。当有骨折时囊内出血会发现碎屑和单一的液－液平面。当只有骨折时，骨囊肿可以治愈。近年来还提倡一些其他治疗，包括注射类固醇皮质激素和 (或) 刮除术，伴或不伴骨移植。在一定的时间内，当健康新骨在干骺端产生时囊肿可以长离骺板，表现为沿着骨干移行生长。随访的囊肿的平片有无精确的表现，要看对于囊肿的最初治疗。以下情况是比较常见的，尤其是正在发育的年轻男孩，如骨折循环，部分实变，经过若干年后再次骨折，当单纯性骨囊肿移行到长骨骨干，会导致其弓状变形。

2.动脉瘤样骨囊肿

动脉瘤样骨囊肿是由巨细胞、纤维及反应性针织骨组成的间隔分隔的囊腔内充满血液的骨的良性囊性病变。该病变的起因长期以来都存在争议。到目前为止，一般认为该病是肿瘤样病变，可能是由于局部的血流动力学问题，也可能是对于外伤后的反应。近年来更多证据表明，动脉瘤样骨囊肿是真正的骨肿瘤，将来可能会被划归到第十七节所涵盖的肿瘤范围。动脉瘤样骨囊肿大约占骨肿瘤及肿瘤样病变的8%。动脉瘤样骨囊肿发生于20岁以下的年轻人。它的年发病率与单纯性骨囊肿相仿，大约为0.32/10万。70%的动脉瘤样骨囊肿是原发的骨肿瘤，而30%的动脉瘤样骨囊肿与其他骨肿瘤伴发，为继发性动脉瘤样骨囊肿，首先包括骨巨细胞瘤、软骨母细胞瘤、骨母细胞瘤；其次为软骨黏液细胞瘤、骨纤维异常增殖症。恶性骨肿瘤可能会有动脉瘤样骨囊肿样改变，特别是毛细血管扩张型骨肉瘤。因此，要认真观阅所有的影像学资料，查找是否具有前述的骨肿瘤很重要。常见的发病部位是长骨(50%)和椎弓根后部(20%)。85%的动脉瘤样骨囊肿发生在骨松质，15%发生在骨皮质以及骨膜下区域。主要的影像学表现为：发生在儿童或年轻人的长骨干骺端的溶骨性、偏心性、具有多分隔的、明显膨胀性生长骨肿瘤。通常在病灶的周围会有薄的骨桥或者薄的骨膜鞘，但如果肿瘤生长比较活跃，骨膜鞘会缺失，而使病灶周缘表现很像Codmen三角，从而使病变有侵袭性或恶性征象。骨膜下的动脉瘤样骨囊肿通常发生在长骨，表现为向骨外膨胀性生长的占位性病变。CT及MRI都证实了动脉瘤样骨囊肿多囊的特征。由于每个囊肿都有血液产物，因此会在病变中经常见到液－液平面。

有报道孤立的动脉瘤样骨囊肿可以恶变，但该作者可能只是想表明动脉瘤样骨囊肿会存在于已有的恶性病变之中(毛细血管扩张性骨肉瘤)，鉴定潜在的恶性病变可能要费一定的周折。作为补充，要注意动脉瘤样骨囊肿有两种变异，分别为实性动脉瘤样骨囊肿和软组织动脉瘤样骨囊肿，这两种病变在活检前一般很难诊断。

3.表皮包含性囊肿

表皮包含性囊肿也叫作植入性表皮样囊肿，典型的发病部位是手指骨的远端，极少部分病例会发生在趾骨。该病主要发生在成熟骨，是由于经表皮的骨的穿通伤所致。在病理上，该病外周围排列的鳞状上皮，内部包含着角蛋白碎屑。影像表现为骨端边界清楚的、圆形溶骨性、有硬化边的占位性病变。病变可能有也可能没有膨胀性，如果没有病理性骨折该病一般没有症状。该病可能会与血管球瘤有相似的表现，但血管球瘤会有疼痛和触痛。发育性表皮样囊肿，与外伤后的病变刚好相反，典型病变一般发生在儿童的颅骨。

4.骨内腱鞘囊肿

骨内腱鞘囊肿是骨内发生的良性非肿瘤性病变，在病理上，与软组织内发生的腱鞘囊肿类似。它由不同大小的空腔组成，没有表皮或者滑液衬托，其内包含着黏稠的黏液。起初该病被认为很罕见，但随着对其认识的深入，诊断的该病也随之增多。

目前，骨内腱鞘囊肿也被称作软骨下骨囊性变或软骨下淋巴腔，尽管后两种叫法经常用来命名关节邻近的退变或者炎性病变。

骨内腱鞘囊肿可以发生在任何年龄成熟的骨内，但其发病高峰年龄一般为40～60岁。

该病下肢的长骨好发，尽管腕骨也比较好发。平片表现为骨骺或干骺端的边界清楚的、溶骨性、圆形或者卵圆形的单房或者多房的占位性病变，伴有或不伴有皮质膨胀性改变以及软组织侵犯。骨膜新骨形成不是其特征。大部分骨内腱鞘囊肿都比较小，一般直径为1～2cm，>5cm的不常见。大的病变会被误诊为骨巨细胞瘤、软骨瘤，对于老年人还会被误诊为软骨肉瘤、转移瘤及浆细胞瘤。有一个特征可以偶尔被观察到，可由于诊断，通常CT上易识别，该征象就是囊肿内含有气体，有时候其被称为骨内含气囊肿。

尽管该病变倾向惰性生长，但由于周围骨成骨和破骨活性作用，在骨扫描时还经常可以观察到放射活性增加。病变在T_1加权像上，与肌肉相比为等或低信号，在T_2加权像和STIR上为高信号，反映的是黏液、囊的特性。有边缘，或者一般很少，不均质强化。尽管没有上皮和黏液排列，但会有不等厚度的纤维，它可以表现为周边的强化。不均质的强化也可能是早期病变，正在经历着黏液样变。大约50%的病例可以看到周围的骨髓水肿，提示病变扩展到了骨髓或者由于病变的膨胀式生长继发了骨小梁骨折。液-液平面在该病变也有过报道。

（二）纤维性占位

纤维源性良性肿瘤样病变包括纤维皮质缺损、非骨性纤维瘤、纤维性发育不良、骨纤维异常增殖症和脂肪硬化性黏液纤维瘤。前两者相对较常见，而且通常是因为别的原因拍片时偶然发现。

（三）纤维皮质缺损/非骨化性纤维瘤

以前的文献里纤维皮质缺损、非骨化性纤维瘤称作纤维黄色瘤，组织学上都是由不等量的组织细胞和富脂的黄瘤细胞与席纹状纺锤细胞组成。它们唯一的区别在于发病部位和相对大小的不同。

完全生长在皮质内小的病变(最大径<15mm)一般称作纤维皮质缺损，较大生长在髓质内的病变称作非骨化性纤维瘤。在儿童及青春期发病的病例中，一般男孩多于女孩，多发生在下肢长骨，特别是膝关节周围。据说在骨未融合前，大约有1/3的人可见纤维皮质缺损，有少于的病例是多发的。X线平片表现为，在长骨邻近生长面的地方的骨皮质内边界清楚的椭圆形的溶骨性占位性病变。病变的长轴与长骨的长轴平行。纤维皮质缺损典型的都是平片偶然发现，随着骨的成熟，其一般背向生长面生长。大多数病变会自发地转化为正常骨或者在原来骨皮质缺损的地方出现硬化骨。

非骨化性纤维瘤表现为较大的占位，认为是骨皮质缺损持续进展的结果。它们也可以表现为起自骨皮质的、界限清楚的、偏心性病变，可以伸展到邻近的髓腔。骨内膜缘典型的为硬化表现，大的病变可以有分隔和(或)小梁样突起。基质矿物质沉积和骨膜新生骨尽管可以在病理骨折后出现，但这并不是该病的特点，但病理性骨折是非骨化性纤维瘤的特点。小口径的骨发生的病变可以是中心的。病变在 T_1 加权像上为低信号，根据纤维成分的不同，T_2 加权信号多变。纤维皮质缺损不需要治疗。非骨化性纤维瘤，如果相对较小，只需 X 线平片随访确保病变没有增长。较大的病变可以进行刮除术，移植物可填可不填，并进行骨折固定。多发非骨化性纤维瘤报道和神经纤维瘤病有关。

（四）纤维性结构不良

纤维性结构不良是骨的良性纤维－骨来源的良性病变，被认为是发育性不良（如错构瘤样分化）。纤维性结构不良是 GNAS 基因发生 post-zygomatic 突变的结果。

在组织学上，该病是正常细胞被不正常纤维组织和不定量的不成熟编织骨组成。病变可以是单发的（单骨的），也可以是多灶的（多骨的），影响一个或者多个骨。单骨发生的病变约占 70%；典型的发病部位为股骨；特别是股骨颈、胫骨、颅底和肋骨。

X 线平片的表现可以反映纤维组织和骨的相对量。影像表现可以是从"磨玻璃样"到不均质的"硬化"区域。颅底的病变以硬化为主。正在增大的病变累及薄的管状骨，如肋骨，会表现为骨皮质变薄合并骨膨胀性改变。骨内膜缘边界清楚，有硬化的边缘，该征象叫作环征。很多病例是偶然发现，另外一些患者会表现为疼痛或者由于受累骨结构虚弱而发生病理性骨折。骨扫描典型的病例表现为活性增加，MRI 表现为 T_1 加权像上信号减低，加权像上信号不均匀。的确，T_2 加权像上病变的信号表现比较复杂，纤维组织、矿物质沉积的区域为低信号，而囊变区域、软骨分化的区域表现为高信号。

30% 的纤维性结构不良患者常累及多骨，通常主要累及一个肢体的骨（单肢的）或者身体的一侧（单侧肢体）。这是一个完全不同的疾病，很多患者是有症状的，在 10 岁以内表现为肢体变形，肢体长度不等，以及病理骨折。单个肿瘤的 X 线平片表现与单发骨肿瘤形式很像，但在数量和大小上更倾向增加直至融合，大约 5% 的病例在成人时期会进一步生长。结构性虚弱会导致受累骨软化，这会引起承重的下肢骨弓状变形。例如，比较经典的是股骨近端"牧羊人手杖"样变形。小的增加的骨折，称作不充分型压缩骨折，可能会引起膨大或弓状的肿瘤的皮质外凸。这些病变可能会及时治愈或完全的形成病理性骨折。

内分泌异常与纤维性结构不良相关。经典的例子就是 McCune-Albright 综合征的三联征：多骨发生的纤维性结构不良（典型的是单个肢体或半侧肢体）、皮肤咖啡样斑，以及女孩的性早熟。尽管三联征的三个要素不一定都会出现，这个综合征占有多骨发生的纤维性结构不良的女性患者的 1/3 以上。由于下丘脑的功能异常，内分泌异常的其他表现也会与多骨发生的纤维性结构不良同时发生。Mazabraud 综合征是比较罕见，表现为多骨发生的纤维性结构不良以及软组织黏液瘤。纤维性结构不良可以恶变为骨肉瘤或纺锤细胞肉瘤，这在文献中有报道，但却极为罕见。

（五）骨纤维异常增殖症

骨纤维异常增殖症，以前称为骨化性纤维瘤和 Kempson-Campanacci 病，有胫骨远端发病倾向的良性病变。骨纤维异常增殖症的病因不清楚。基于基因、免疫组化和临床研究的证据表明，骨纤维异常增殖症和造釉细胞瘤有关。另外，骨纤维样造釉细胞瘤的发现以及骨纤维样造釉细胞瘤进展为造釉细胞瘤的报道已经表明，骨纤维异常增殖症可能是进展为经典的造釉细胞瘤的前驱病变。但是，几组大型的随访研究并未显示骨纤维异常增殖症可以进展为造釉细胞瘤。

组织学上，骨纤维异常增殖症和纤维结构不良有很多共同点，主要为纤维间质内有不成熟骨小梁。区分这两种疾病要求确认在骨纤维异常增殖症中，沿编织骨分布的分化好的骨母细胞。另外，对比很多的纤维结构不良，骨纤维异常增殖症没有 GNAS 突变。

超过 80% 的病例会累及胫骨的前 2/3；大约 80% 的病例会显示胫骨轻度弯曲。在 X 线平片上，该病与纤维结构不良相似，但会呈偏心性生长，较大范围累及前部的皮质。病变呈溶骨或溶骨硬化混合性表现，伴有或不伴有向骨干伸展的卫星灶。

该病的鉴别诊断包括纤维结构不良、非骨化性纤维瘤和造釉细胞瘤。影像学对于鉴别骨纤维异常增殖症和造釉细胞瘤有意义，X 线平片上虫蚀样较大范围的占位以及 MRI 上髓腔完全受侵支持造釉细胞瘤的诊断。值得强调的仅依靠影像学方法不能鉴别骨纤维异常增殖症和造釉细胞瘤，一般要求组织学确认。

值得注意的是，骨纤维异常增殖症儿童发病较多，而造釉细胞瘤发生在骨融合后较大年龄的范围。

（六）脂肪硬化性黏液纤维瘤

脂肪硬化性黏液纤维瘤是罕见的良性纤维性肿瘤。

二、朗格汉斯细胞增生症

朗格汉斯细胞增生症 (LCH) 已经取代组织细胞增生症 X，包括一系列的所有的临床组织细胞增生病。它包括三类病变：

(1) 发生在一个或多个骨的 LCH(以前称作嗜酸性肉芽肿)。

(2) 伴有多骨占位性病变、骨外腹部器官和淋巴结受累的慢性播散性 LCH(Hand-Schuller-Christian 病)，

(3) 伴有骨和器官受累的急性或亚急性播散性 LCH(Letterer-Siwe 病)。

多灶病变在 LCH 中不足 30%，并且以非骨化性病变为主。骨病变倾向表现为多灶性的溶骨性病变，伴有少许或不伴有周围宿主骨反应。鉴别诊断包括囊性血管瘤病和伴白细胞沉积的骨髓浸润以及神经母细胞瘤转移，尽管后两种病变会累及髓质，通常表现为浸润性改变多余的图样改变。

局灶性 LCH 大约占这类病变的 70%，主要发病年龄在 5 ～ 15 岁。与播散性 LCH 不同，该病的长期预后相当不错。扁骨包括颅骨、下颌骨、骨盆和肋骨中会有半数受累。30% 的病例起自长骨，另有 10% 发生在脊柱。长骨典型的受累的部位为股骨、肱骨和胫骨，大约 60% 的病变起自骨干。长骨病变的典型表现为髓质内发生的，中央性分布，没有硬

化边的，边界相对清楚的溶骨性病变，伴完整的层状的骨外膜反应，这会引起皮质增厚。瘤周水肿和感染在 MRI 上是主要特征，通常利于诊断。长骨 LCH 的鉴别诊断包括骨髓炎和较小可能的小儿尤因肉瘤。脊柱病变的典型表现为椎体变扁塌陷，产生所谓的脊椎术后外观。

三、代谢性疾病

甲状旁腺功能亢进症引起的棕色瘤，无论影像表现上还是组织病理上，在所有骨的肿瘤样病变中是最像"肿瘤"；很难与骨巨细胞瘤、骨巨细胞修复性肉芽肿以及动脉瘤样骨囊肿鉴别。与原发甲状旁腺功能亢进症相关的棕色瘤大约占 3%；与继发甲状旁腺功能亢进症相关的棕色瘤大约占 2%。棕色瘤的 X 线平片表现为溶骨性，通常是膨胀性占位伴有严重的骨质减少。如果从属病变的代谢特性没有正确诊断；后者可能会被误诊为由于肿瘤疼痛引起的失用性骨质疏松。多发棕色瘤可能与溶骨性转移和骨髓瘤相像。由于出血形成的液-液平面，棕色瘤的 MRI 表现很像动脉瘤样骨囊肿。无论何时，面对富含巨细胞的骨肿瘤，排除棕色瘤是很重要的。通过治疗从属的代谢性疾病，棕色瘤可以治愈，表现为轻度硬化。

四、正常变异

有经验的放射学家应该精通各种骨骼的变异，如果对于变异掌握得不熟，应该在手边备一本骨病变图谱。很多问题会源于正常变异与外伤病变之间的混淆。还有一些较少的情况就是正常变异可能会与肿瘤相像。这些包括儿童时肱骨近侧干骺端凹陷，这样的表现可以是正常的，也可见于白血病和戈谢病。青春期坐骨耻骨的透明软骨结合部球样扩张可能与软骨瘤和囊性病变相像。骨膜旁或皮质硬纤维瘤病经常引起诊断问题。撕脱性皮质不规则又称皮质不规则综合征，在儿童和青年，会影响股骨远侧干骺端后内侧骨脊。在 X 线平片上，对于有脊状突起的骨膜新骨形成的外层骨皮质有蝶形切除术。这可能是由于腓肠肌内侧头或大收肌插入所致的机械应力引起。之后将详细说明外伤后遗改变。但是，骨扫描图像可以很好地显示正常或者仅显示轻微的活性增加，这可能是基于外伤的。MRI 图像可以显示皮质内面以及偶发的从属骨髓水肿，这些可能支持外伤病史。

典型的 X 线平片表现结合发病部位，以及 40% 以上病例是双侧都有异常表现，可以确诊为皮质硬纤维瘤，诊断不需要额外的检查。因为双侧发病以及自限的特性，一般把其定为正常变异。

五、外伤后病变

轻微外伤导致骨膜贴覆变松易于引起骨膜下出血。届时血肿会骨化，如果特别活跃，可能会与骨源性肿瘤相像。骨折周围明显增生的骨痂也会有类似的表现。这两种情况都可以出现在成骨不全、维生素 C 缺乏（坏血病），以及神经性病变。必须要强调的是，有文献报道骨肉瘤在成骨不全的患者有发病，提示两者之间可能有关。这个问题的形成部分原因在于成骨不全患者明显的骨痂与骨源性骨肉瘤在组织学上有相似性。MRI 或 CT 等断层图像可能会帮助区分一些极端病例中到底是良性的骨痂形成还是骨肉瘤的侵袭表现，如髓内侵犯或者软组织侵犯。有出血倾向的患者，如血友病患者，如果控制不好，会引起反复的自发出血，这会侵蚀骨组织，造成所谓的血友病性假肿瘤。

第二节　髋关节发育不良

一、疾病的表现

（一）X 线平片

小于 3 个月的婴儿，股骨头和髋臼大部分未骨化，因此 X 线平片对判断髋关节发育不良或脱位价值很小。如果有真性明显的脱位，可以发现股骨对位不良，但这种情况临床诊断显而易见，X 线平片并不能提供更多的诊断信息，但可以排除近侧股骨局灶性缺损和骶骨未发育等。

（二）CT

CT 可以较好地显示软骨和髋关节结构，但辐射剂量较大，有时需要麻醉才能使患儿保持安静，所以无筛查价值，而且对复杂病情的判断价值也有限。

（三）磁共振

MRI 与 CT 类似，有一些局限性，可能比 CT 更需要全身麻醉或者镇静。没有辐射损伤是其显著优点，但仍然不适用于筛查。MRI 适用于病情复杂的患儿，可能是显示骨盆和下肢近端主要缺陷和畸形的最佳方法。

MRI 和 CT 有助于手术治疗后的评估，本章稍后将对此进行讨论。

（四）超声

超声被证实是筛查和初步评估髋关节脱位、半脱位和髋关节发育不良的最有效方法。最主要的优点是可以直接显示软骨，表现为相对无回声的结构。软骨内的小管和血管显示为暗背景上的反射斑点，骨则反射所有声波而在骨化边缘显示为锐利的线状结构，可以清楚地显示股骨干和骨盆。超声是动态检查，患儿移动时照样可以获得清楚的图像。因其没有辐射伤害，容易被父母、患者和临床医师所接受，超声检查设备也较 CT 和 MRI 扫描机便宜。利用某些技术动态检查髋关节的重要性将在下文中讨论。半脱位可能是一过性的，仅见于某个体位或动作，超声实时动态显像的特性是检查这些病变的理想方法。

二、处理方法

(一) 临床检查

最常用的检查方法是训练有素的临床医师对所有刚出生的婴儿进行检查。在英国，通常由儿科高级住院医师来检查，所有婴儿出院前均应接受检查。也可以在常规查房时由护士来检查，有时由全科医师进行复查。

检查者需要注意的征象列在表 7-1 中，摘自 Zieger 和 Schulz 的论文。注意先天性髋关节脱位或发育不良的最常见表现，弹响髋是最不敏感的征象之一。关节活动受限意义更大，不幸的是发现这种表现需要检查人训练有素。检查者间误差很大，普查时更是如此。有经验的检查者可以发现大多数先天性髋关节脱位或半脱位。临床上完全的髋关节脱位临床检查时很少漏诊，但即使儿科骨科医师之间的误差率也很大，少数影像学上的髋关节半脱位在体检时无异常发现。

表 7-1　髋关节发育不良的临床征象

体征	预测值
活动受限	93％
不对称	19％
弹响	16％
臀位	21％
家族史	16％

少数可以治愈的患者有可能被有经验的临床医师漏诊，所以应该常规进行影像学检查，也有助于经验不足的临床医师对疾病的诊断。

(二) 超声技术

疑诊儿童髋关节发育不良的超声检查采用三大技术：

(1) 解剖 (形态学) 测量。

(2) 动态稳定性检查。

(3) 临床检查与超声检查联合应用 (动态评估的一种)。

最常用的方法是由奥地利骨科医师 Reinhardt Graf 提出的主要是形态学评估。患儿侧卧位、髋关节屈曲，在婴儿前后方用卷起的毛巾固定，因而也可以躺在用软衬材料特制的凹槽里，这样可以使婴儿位置固定，又有助于安抚哭闹的孩子。应该用线阵超声探头沿着髋关节的外侧以获得冠状位矩形图像。患儿侧卧位，所以探头应该保持垂直。小婴儿腰椎较直，探头可以与腰椎平行，检查医师的手指沿腰椎放置，同时用拇指和食指紧握探头。这时的冠状位是很重要的，如果探头旋转或倾斜，结果就会产生误差。

1. 解剖形态学测量

只要获取真正的冠状位图像就可以测量髋臼的大小和深度。有两种常用技术。

第一种由 Graf 和同事们提出，第一条线（基线）沿着髂骨的外缘，多数婴儿这是一条相对较直的回声线，可以有轻度的弧形凹陷，这时可以用髂骨的下部作为基线。第二条线（顶线）从髋臼外上角沿着骨性边缘画线，髂骨的骨化前缘表现为高回声的白线，这并不代表真正的髋臼顶部，因为它位于未骨化的软骨深部。上述两条线之间的角度叫 α 角。从髋臼最下缘与股骨头相切点到盂唇透明软骨顶点画另一条线，这条线叫盂唇线，其与基线之间的角度为 β 角。

髋关节根据这两个角度的比较和患者的年龄进行分类。髋关节分类属于 2b 或以上时，有感知风险，通常在 2～3 周复查。如果无法成熟为 1 类（正常），就需要治疗。这种技术的缺点是这些角度测量的点和位置难以重复，描述软骨盂唇线尤为困难。但髋臼顶线相对容易重复，实际工作中是有效方法。该方法的另一个潜在缺点是测量的轻度变化可能影响治疗方案。上方角大于 43° 被认为异常需要治疗，而小于 43° 则认为正常而不需要治疗，这样 1°～2° 的改变可以影响治疗方案。实际上大多数医师以此为指南，如果属于交界性病例则采用临床和超声复查及随访。

另一个超声测量方法是在冠状位图像测量髋臼覆盖股骨头的百分率。同样方法画一条基线，然后沿着股骨头未骨化的骨骺软骨画一个圆，这个圆位于基线内侧或深部的百分率可以通过测量股骨头在基线内外部分来计算。股骨头覆盖率为 50% 或以上的婴儿被认为完全正常，45%～50% 者为交界，小于 45% 则为髋臼较浅。与 Graf 方法的画髋臼顶线和盂唇线比较，这种方法画圆相对容易，但仍然存在画线的缺点。

2. 动态稳定性测试

髋关节半脱位可以是一过性现象。已经注意到髋关节较正常松弛容易出现半脱位，所以有些学者提出了动态评估，通过轻度加压使股骨头滑出髋臼来评估半脱位的潜在可能性。常用技术是患儿处于侧卧位、用探头获取冠状位图像，探头轻轻加压，检查医师的手放在患儿大腿下方，向外侧方向轻轻加压使股骨头在髋臼内上移，观察记录其移动。如果股骨头向髋臼外移动大于 1mm 则为异常。这种方法需要患儿放松、舒适，哭闹时肌肉紧张可以使股骨头位于髋臼内，无论髋臼是否发育完整。婴儿从出生到 3 个月，关节囊开始变得紧张，一过性半脱位开始减少。如果复查存在持续性半脱位，就属于较有临床意义的异常。

大多数学者也推荐动态评估一些形态学改变，其中某些原来完全依赖形态学来评估的，现在引入动态元素，这样对原来下一步处理方案提供鉴别依据。动态测试尤其有助于髋臼深度处于临界状态时的评估。

3. 临床和超声联合检查

Ortolani 和 Barlow 的设计的检查技术是对股骨和髋关节施加压力造成髋关节半脱位，检查医师的手指来感知这个半脱位和复位。一些学者借用超声来辅助检查。Ortolani 和

Barlow 方法检查时，患儿仰卧，超声探头放置在髋关节处获取横轴位图像。临床手法和超声的联合应用可以用来评估髋关节的稳定性。这种方法结合了有效的临床试验和超声等更敏感的检查技术来评估股骨头移动。但是这种方法的定量和测量较困难，其诊断效果难以被评估。

（三）迟发表现

大于 3 个月的患儿出现髋关节发育不良的症状和体征时，X 线平片检查可能是最佳方法。尽管股骨头的骨化程度不同，股骨头和干骺端骨化越多，超声观察越困难，但对 3～6 个月的患儿，超声仍可以作为 X 线平片的辅助手段。由于超声的无创性，在月龄小的患儿作为首选检查方法是合理的，如果可以行超声检查，其信息比 X 线平片更丰富。

这个年龄段提示髋关节发育不良的征象是无法在发育时间点正常行走，体检可见异常皮肤皱褶。

X 线平片评估髋臼的深度方法是在两侧闭孔间画连线，而后沿着髋臼顶画切线，两线之间为髋臼角，髋臼角超过 25° 为异常。用带有气泡水准仪的简单测量尺在 X 线平片上测量较为简单。但现在计算机处理的图像可以很方便地在工作站上测量。

截骨术后影像学评估的最佳方法仍然是 X 线平片，偶尔可以辅以 CT 检查，MRI 则因为明显的金属伪影而引起误判。使用金属伪影抑制技术使 CT 可以有效评估髋臼和股骨上端的三维结构。应该注意过度使用 CT 对幼儿高度敏感部位的辐射伤害。

最后是对有早发性髋关节骨关节炎的年轻成人的评估。大多数临床医师根据髋臼的大体表现来评估发育不良的程度，进而来判断髋臼是否变浅或正常，可以测量髋臼的深度，但其预测价值不大。很重要的征象是负重区关节间隙变窄、软骨下硬化、软骨下囊变，这与常规的退行性骨关节病相同。

髋臼变浅而没有其他异常，可以出现髋关节疼痛，MRI 检查有助于发现软骨下水肿，这种表现远早于 X 线平片上的骨改变。交界性病例的关节面裂隙和破损，MRI 造影显示最佳。可疑病例可以在关节内局部注射麻药来帮助诊断。

（四）筛查策略

如何筛查髋关节发育不良的人群争议较大。一致公认的是对所有新生儿进行临床检查，有大量的文献和证据指出这可以发现大多数髋关节脱位以及许多髋关节不稳，但也有证据表明单凭临床检查可以漏诊少部分病例。

某些国家（德国、奥地利、瑞士），如果父母要享受儿童福利就必须接受新生儿的超声检查。这个政策已经实行了几年，长期来看，这些国家青年人和中年早期的早发性关节炎是否减低值得期待。可以发现，这些国家中的夹板治疗率较高。至今没有报道提到骨坏死或夹板治疗的并发症发生率增高，但并不清楚这个问题是否被积极关注。对这个政策的批评者指出，其他髋关节疾病如 Legg-Calve—Perthes 病的儿童，可能有潜在的夹板治疗引发的骨坏死或股骨头损伤。而支持者提出，在这些国家，髋关节发育不良和先天性脱位大的矫形手术率大大下降，同时超声筛查也使有潜在伤害的夹板治疗率下降。最近的文献综述并未发现确凿证据来支持筛查政策，这些作者与欧洲国家的其他学者一样，只将超声用来检查高风险的婴儿。

（五）随访

在一些医疗机构，髋臼轻度变浅或者髋关节轻微半脱位的婴儿早期采用夹板固定，但夹板固定带来了并不多见但较严重的并发症，髋关节过度的固定可以引起骨坏死和永久性损害。这种损害多见于夹板治疗没有经过生理治疗师的设计并且使用时间过长的病例，所幸发生率很低。当父母被告知孩子有疾病需要治疗时，家庭状态变化对孩子的影响相对不明显，父母对待孩子的方法可能会发生改变而产生某些心理影响。一般认为采用最小的必需治疗是最佳选择。如果轻度髋关节发育不良（髋臼变浅）或者轻微动态半脱位采用夹板治疗，可能会导致正常新生儿被治疗，某些报道中高达25%。现在多数医师采用随访观察，减少了夹板治疗。随着进一步发育，髋关节强度加大，股骨头在位时可以促使髋臼发育，这个过程时间较短。短短的一周足以使髋臼由浅变正常。临床检查和超声可以判断这个变化。轻度髋关节半脱位的髋关节通过仔细随访，可以免去夹板治疗。患儿6周前采用夹板治疗，治疗成功的机会相对较大，所以幼儿随访观察的时间窗相对较短。一旦患儿大于6周，多数医师将髋臼浅或轻微半脱位也作为夹板治疗的适应证。

（六）髋关节真性脱位

临床检查发现并经超声证实或者仅由超声检查发现的真性髋关节脱位，需要马上请小儿骨科医师会诊，手术复位和矫形切骨术的时机因人因地而异。超声可以用来评估髋臼的深度以及有无圆韧带增厚，后者可以影响复位。但因为这些患者通常那个需要手术复位，所以超声除初步诊断外没有更重要的作用。

（七）术后影像学检查

通常在手术室内患儿全麻下进行手术复位，用关节造影（对比剂注入髋关节腔）评估股骨头部位、大小和复位的有效性。无论是否施行了骨盆的截骨术，髋关节复位后首先通过触诊和临床检查来综合判断是否达正确位置，然后需要影像学检查来确认。由于患儿髋关节有人形石膏，所以X线平片质量较差，容易误诊。同时手术后可能发生的后脱位在一个投照体位上难以被发现。其实，尚未骨化的股骨头明显脱位时，股骨与骨盆的对位关系看起来可以完全正常。

这些情况下，CT和MRI都有帮助，患儿刚从麻醉状态下苏醒，处于相对镇静，另外被限制在石膏中，患儿无法移动，所以CT检查较容易，可以显示关节内残留的对比剂，MRT没有辐射且可以达到同样的效果。横轴位图像显示股骨头与较浅髋臼的相对关系最佳。

四、有效性

对不同筛查方法的长期结果的最新综述得到的结果，数据不够充分。然而，世界各地的多个医疗系统致力在临床上使用超声来检测和筛查髋关节病变。

五、总结

临床疑诊髋关节发育不良时，超声是首选的检查方法，有人建议用超声来筛查所有婴儿。夹板治疗应该在患儿 6 周之前开始。在较大的孩子或者年轻成人怀疑有髋关节发育不良导致早发性神经退行性疾变时，用 X 线平片检查，必要时辅以 CT、MRI、MR 关节造影和局部麻药注射等检查方法。

第三节　颈椎损伤

对钝挫伤患者排除颈椎损伤是创伤学专家和急诊科医师面对的一项主要挑战，特别是在患者无反应或昏迷时诊断更为困难。"澄清"颈椎是一个复杂的跨学科诊断过程，主要包括两个部分。第一是影像学评估排除骨折和确定正常椎体序列。第二，即使影像学检查正常，但评估韧带损伤也至关重要。多数情况下，韧带损伤的评估可通过临床上完整的体格检查完成。如果患者没有神经系统症状并且颈部韧带上方无局部疼痛或压痛，则可确定无韧带损伤。创伤患者特别是意识丧失或反应迟钝者，MRI 有助于确定损伤程度和韧带累及情况。

为了能正确地诊断和治疗颈椎损伤患者，创伤组所有人员，包括放射科医师、急诊科医师、创伤外科医师，必须知道正常脊柱解剖和损伤导致的病理变化。此章我们综述关于颈椎的以下内容：损伤的流行病学、正常解剖学和生理学、损伤的类型和模式、影像学技术及其适应证、损伤患者的影像学表现。

一、解剖

脊柱可分为前组和后组。前组部分由椎体、椎间盘、前纵韧带和后纵韧带组成。前纵韧带为一较宽紧绷的结构，从寰椎前弓向骶椎走行，对维持椎体序列有重要作用。前纵韧带紧贴椎体及椎间盘纤维环，后纵韧带与之相似，紧贴椎体后部和椎间盘。尽管其总体较前纵韧带窄，但在每个椎间盘平面呈喇叭形向外侧展开。脊柱的后组部分，称为椎弓，由椎弓根、关节侧块、骨突关节、椎板、棘突和所有的附着韧带组成。黄韧带排列于椎管后部，紧贴椎板。棘间韧带连接棘突。棘上韧带连接棘突背侧尖，从枕部延续至骶骨。

先天畸形和变异很常见，不要与损伤混淆。这些畸形从小的缺损，如寰椎前弓或后弓融合失败到严重畸形，如椎体融合及半椎体。儿童正常骨骺和环形骨突可被误诊为是骨折。而且，韧带松弛可产生图像，使人认为是半脱位。

二、生物力学

多数医师评估和治疗脊柱损伤认同 Denis 脊椎稳定的三柱学说，因为它有助于理解损伤的生物力学及脊柱骨折和脱位的诊断和治疗。此观点最初用于描述胸腰椎损伤的分类，但被发现也可用于理解颈椎损伤。前柱由前纵韧带、前部纤维环、椎体和椎间盘的前 2/3 组成。中柱由椎体和椎间盘的后 1/3、后部纤维环和后纵韧带组成。后柱由后纵韧带后方的所有结构 —— 后部骨性结构 (后弓) 和后部韧带复合体 (棘上韧带、棘间韧带、小关节囊和黄韧带) 组成。中柱最重要，屈伸运动时在前柱和后柱间充当铰链或枢轴。是否存在中柱异常有助于确定脊柱骨折的类型和预测神经损伤。总之，脊柱损伤如果中柱保持完整则认为是稳定损伤，中柱破坏时则为不稳定损伤。

脊柱可进一步分为脊柱功能单位或运动节段，定义为两个连续脊椎及其连接的椎间盘和韧带。此概念是基于生物力学原理，任何单一脊椎的运动可使参与运动节段的相邻脊椎部分结构产生运动。另外，每个运动节段被赋予一定的活动度，通过测量身体屈曲、伸展和在 X 轴 (冠状位)、Y 轴 (矢状位) 和 Z 轴 (横断位) 轴旋转的角度判断。寰枢椎水平的屈曲和伸展有限，但允许的总旋转可达 45°(左右各 22.5°)。C_3 向下旋转明显受限但正常屈曲和伸展增加。当超过此活动允许限度时就会导致脊柱损伤。

三、影像学技术

必须对创伤患者进行检查，以确定他们是否存在脊柱损伤。颈椎损伤漏诊可导致非常严重的神经损伤。因此，必须正确识别患者的脊柱损伤以及这些损伤的准确特征，以指导治疗计划、处置及判断预后。

(一) X 线平片

X 线片一直是评估疑为颈椎创伤患者标准的"筛查"方法，而现在美国大部分大创伤中心也开展 CT 扫描。

过去对 X 线片阴性或不能确诊的患者，用屈伸位 X 线片来排除颈椎韧带或骨损伤。此观点同样适用于 CT 扫描正常而有持续性疼痛或压痛的患者。然而颈部急性损伤后的肌肉痉挛会导致检查非常受限。因此，屈伸位 X 线片通常对急性损伤患者用处不大。肯定的是对无意识患者绝对不能进行此检查。当怀疑有韧带不稳和需立即诊断时，如头部受伤患者，MRI 是首选检查方法，而对隐性骨折 CT 能更好地评估。总之，屈伸位 X 线片在创伤患者中的作用，应仅限于有持续性疼痛但最初 CT 检查正常的随访患者。

(二) CT

如前所述，目前普遍的共识为 CT 比 X 线片可检出更多的颈椎骨折。有研究表明，与 CT 相比 X 线片颈椎骨折漏诊率为 40%～53%，其中包括高达 1/3 的潜在不稳定损伤。

CT 识别骨折远远优于 X 线片，特别是对椎弓根、关节柱和椎弓。例如，Hanson 及同事对 20 例 X 线片显示颈椎骨折患者进行 CT 扫描，在 50% 患者中发现了额外的隐性骨折。除了对骨折的敏感性较高，CT 还可较好地显示部分软组织异常，如椎间盘突出、软组织血肿，偶尔可显示韧带损伤。

（三）磁共振

MRI 的临床适应证包括有神经根疾病、进行性神经系统疾病和脊髓损伤体征者。有意思的是，对怀疑有颈部韧带损伤和 CT 检查阴性的患者是否需要 MRI 检查存在争议。虽然在当前放射学文献中有充分的证据支持应用 MRI，但同样有令人信服的证据表明仅多层螺旋 CT 就已足够。

MRI 对急性椎间盘突出、脊髓水肿、出血和韧带损伤显示最佳，也可显示脊髓软化、脊髓挫伤和横断。目前 MRI 是确定和显示脊髓压迫原因特征的可选方法。MRI 也被推荐用于有重度颈椎、脊椎炎或强直性脊柱病 [又称强直性脊柱炎、弥漫性特发性骨骼骨肥厚 (DISH)] 的过伸损伤患者，此类患者尽管 CT 检查"阴性"，但可出现神经系统损害 (脊髓中央管周围综合征)。在这些患者中，MRI 对显示脊髓损伤和压迫至关重要。脊髓损伤后显示损伤的特征很重要，因为准确的成像与出院时神经功能改善相关。而且对显示急性后部韧带损伤，MRI 比屈伸位 X 线片更可靠，可最终确定过屈扭伤。

颈椎急性创伤性损伤后 MRI 检查时间窗是有限的，应在损伤后的第一个 48h 内进行。MRI 也有助于脊髓损伤的随访，以及评估脊髓萎缩和脊髓空洞症的进展。

（四）对反应迟钝患者的检查

对反应迟钝、无意识的创伤患者，用适当的检查来评估颈椎损伤是有困难和争议的。对此类患者有几种方法建议用于"澄清"颈椎，包括屈伸位动态透视、手臂牵引侧位 X 线片、CT 及 MRI。以前的处理指南指出，无意识的患者如果颈椎 CT 显示正常，颈椎可认为是稳定的。10 年后指南被修订，包括动态透视评估和常规颈椎成像后不推荐去除护颈圈。而最近的指南表明动态透视对昏迷患者"澄清"颈椎不仅不必要，而且有潜在的危险。

（五）建议

(1) 告诫符合低风险标准的成年患者 [无意识丧失、未服用酒精和 (或) 药物、无颈部触痛、无牵拉性损伤、无神经系统表现] 不应进行影像学检查。

(2) 不属于上述范围的患者应该进行整个脊柱薄层 CT 检查，包括矢状位、冠状位多平面重建图像。

(3) 4 岁以下的儿童建议行 X 线片检查，大于此年龄者检查方法应与成人相同。

(4) MRI 对急性颈部创伤应为评估可能存在脊髓损伤或压迫和韧带损伤的主要方法。

(5) 屈伸位 X 线片最好用于有症状患者出院后随访。

四、影像学表现

(一)影像学评估

一个简单的方法称为"ABCS"法，用于分析颈椎。

A_1：解剖 —— 范围应包括从枕部到 T_1 脊椎水平，穿透力、旋转／投照的质量控制。

A_2：序列 —— 沿椎体前缘、椎体后缘和棘突椎板线。

B：骨骼完整性异常。

C：软骨或关节间隙异常。

S：软组织异常。

这种方法适用于 X 线片、CT 和 MRI。

技术合理的颈椎侧位 X 线片视野下部应包括至 T_1 椎体。侧位 X 线片上三条独立线有助于确定有无序列异常。此三线为沿椎体前后缘绘成和棘突椎板线，正常者应该是不间断、背侧凹陷的(脊柱前凸)。这些线出现任何角度突然反转或中断提示有潜在的损伤。骨刺形成和其他退行性改变的老年患者可能难以绘出椎体前线，这种情况下使用椎体后线可更好地评估颈椎序列。连续的椎体向前移位正常者少于 2mm，无论是外伤或退变，相邻终板间移位大于 2mm 或超过 11° 提示不稳定。同样，在前后位两侧外侧皮质外缘或关节柱外缘的连接线应光滑，呈波浪状，另外一条位于中线的棘突连线应为相对的直线。颈椎的正常前弓曲线取决于椎旁肌的收缩状态和头部的位置。肌肉痉挛时曲线变直。放置护颈圈也可产生矫直作用("军姿")。

这些平滑线在幼儿可出现例外，幼儿脊柱各部分生长率和软骨骨化的差异可导致假性半脱位，通常位于 $C_2 \sim C_3$，其次为 $C_3 \sim C_4$。假性半脱位表现为椎体后线偏移而棘突椎板线正常。

小关节方向倾斜，在理想的侧位投照上几乎完全重叠。然而小程度的旋转可产生双关节突影像，这种变化通常是渐进的。如果突然出现双重影像导致"蝶形领结"外观，则表示单侧关节突跳跃。

常见的其他序列异常有局部脊柱后凸成角、脊柱前凸消失和斜颈。这些异常通常与其他的表现一起出现，并非损伤的独立表现。

颈部侧位 X 线片也应仔细观察颅颈交界区的序列。寰齿前间距(AADI，也称为齿状突前间隙)，即 C_1 前弓后缘与齿状突前缘之间的间隙，成人 ≤ 3mm。儿童由于骨化不全可达 5mm。测量超过此数值则指示为寰枢椎半脱位。当横韧带完整时，AADI 不会随屈曲或伸展而变化。但寰枢椎半脱位很少会由创伤导致，相反常由一些慢性疾病，如类风湿关节炎导致。开口位 C_1 侧块与 C_2 之间的关节间隙对称，C_1 到齿状突前缘的距离也是如此。C_1 侧块外缘正覆盖在 C_2 外缘上面。C_1 侧块与 C_2 偏离最常见的是位置原因，作为头部正常旋转或倾斜的一部分，此时 C_1 双侧侧块应向同一方向移动。

齿状突和斜坡间的正常关系也可以在侧位 X 线片上评估。齿状突－颅底点线为从骨底点即斜坡下尖部，与沿齿状突背侧向头侧延伸的垂直线之间的最短距离，此距离应为6～12mm。颅底点和齿尖之间的垂直距离不应超过12mm。此距离的任何偏差都可表示寰枕关节脱位。

相邻椎板 / 棘突之间的距离是韧带损伤的重要标志，相邻平面的间距差异不能超过2mm。与之相似，在正位片相邻平面椎弓根间距差异不应超过2mm。C_1 后弓与 C_2 棘突间距不应超过18mm。

骨完整性异常包括骨折的直接和间接征象。应评估椎体高度、关节柱、椎板和棘突。如果无楔形变，C_4 和 C_5 正常情况下在头尾向距离短于相邻的 C_3 和 C_6 椎体。如果椎体的前部高度小于后部3mm，即应推测椎体骨折。在侧位 X 线片上应该确认的 Harris 环，这是个环状结构，前部由椎弓根和椎体连接部皮质构成，上部由齿状突和椎体连接部皮质构成，后部由枢椎椎体后部皮质构成。半数正常者后下环不完整。Harris 环破坏常为 C_2 骨折的唯一可见征象。"C_2 肥胖症"表示 C_2 椎体骨折并且骨折片移位。在此情况下 C_2 的椎体前后径大于相邻正常 C_3 椎体前后径，因此定义为 C_2 肥胖症。通常寰椎后弓也向前移位。用于评估颈椎骨完整性的其他异常包括明显的骨折和椎体后线破坏。

颈椎损伤常会有软骨或关节间隙异常。应评估椎间盘间隙有无变窄或增宽。屈曲性损伤导致压缩平面上方椎间盘间隙变窄，而伸展性损伤通常导致下方椎间盘间隙，尤其是前部增宽。椎间盘间隙狭窄为非特异性征象，因为这也可是退行性椎间盘疾病的表现。小关节增宽及关节突"裸露"是屈曲性损伤的常见表现。如果有后部牵拉时，椎板间距可增加。

在 CT 成为可选筛查方法之前，软组织异常在颈部损伤诊断中起了更重要的作用。X线片上应对所有的创伤患者进行椎前软组织评估。出血、水肿引起咽后软组织增加通常提示可能有邻近骨折或韧带断裂。咽后间隙应从 C_2 椎体前下缘测量至咽气柱。气管后间隙从 C_6 椎体前下缘测量至气管气柱。作为概测法，成人和儿童咽后间隙超过7mm 为异常增宽，气管后间隙成人超过22mm，儿童超过14mm 为异常增宽。然而软组织轮廓异常较软组织宽度是更重要的表现。鼻咽部软组织肿胀可为 C_1 和 C_2 损伤或面部骨折的线索。儿童腺样体组织常较明显，使此评估在年轻人尤为困难。颈部气肿并且喉气柱扭曲提示喉部骨折，而咽后及纵隔气体提示食管损伤。巨大的椎前软组织肿胀很少发生于颈部损伤，更常由于创伤患者的主动脉损伤或严重面部损伤导致。

（二）CT

CT 评估正常椎体序列和骨折原则相同，标准与 X 线片评估相似。矢状位重建图像为全面评估的最佳方法，可显示大部分骨折。冠状位重建图像可最好地评估颅椎连接部和关节柱。轴位图像可最好地显示椎体、椎弓根、椎板骨折，偶尔对关节柱骨折显示最佳。CT 表现包括骨折、明显的椎前水肿、序列不齐（包括椎体前线、椎体后线或棘突椎板线）、正常椎板间隙（棘突间隙）或椎间盘间隙增宽、正常关节突覆盖消失。关于小关节，在轴位 CT 图像正常呈汉堡样外观，上脊椎下关节突呈凸形面向前，下脊椎上关节突呈凸形面向后，共同关节面平直。矢状位重建图像小关节重叠如同屋顶的木瓦片样，与侧位片表现相似。

（三）磁共振

MRI 评估颈椎序列和骨性结构与 X 线片和 CT 方式相似。此外 MRI 可以更好地评估椎旁软组织、椎间盘、韧带、关节、颈髓、神经根和血肿。颈椎 MRI 显示韧带不连续性，无论是部分或完全，均表明韧带损伤。MRI 可显示有或无椎前、棘突间或后颈部软组织水肿、邻近椎间盘水肿或损伤，也可鉴别骨损伤的表现为急性或陈旧性。

外伤后颈椎 MRI 的系统性观察应包括脊髓、硬膜外腔、脊柱、韧带和血管的评估。颈髓应评估水肿、肿胀、出血和压迫。硬膜外腔应仔细观察椎间盘突出、骨折片突入中央椎管和血肿。脊柱评估应包括椎体骨折、后组成部分骨折、骨髓水肿和椎关节强硬。需评估的韧带为前后纵韧带、黄韧带、棘间和棘上韧带。最后，在轴位以及矢状位和冠状位图像上应确认椎动脉流空，以排除创伤后夹层。

七、特殊颈椎损伤

（一）上颈椎

1. 寰枢关节脱位

寰枢关节脱位通常是致命的，但是立即支持疗法改良后生存率得以提高。侧位 X 线片上头颅相对 C_1 明显错位可诊断为寰枢关节脱位。此类患者齿状突－颅底线失常。曾被认为罕见的寰枢关节半脱位通常不致命，可能与神经系统损害不相关，在颈颅 CT 上颅底点与 C_2 间关系异常而被识别。

2. 枕颈（寰）关节损伤

随着 CT 应用增多，枕颈（寰）关节损伤较以前认为的更常见是显而易见的。枕颈（寰）关节损伤有三种类型。Ⅰ型为枕骨骨折延伸到枕骨髁。Ⅱ型为单纯性枕颈（寰）关节损伤而无移位。Ⅲ型为骨折并骨折片移位进入枕骨大孔或上椎管。此损伤在矢状位或冠状位重建图像上最易识别。Ⅱ型和Ⅲ型骨折通常为翼状韧带撕脱伤。Ⅲ型枕颈（寰）关节损伤被认为是"主要"损伤。

（二）C_1

C_1 最常见的骨折是通过椎弓的双侧骨折。这种类型的骨折是因过伸，枕部和 C_2 椎弓压迫 C_1 椎弓所致。单侧椎弓骨折偶尔也会遇到的。寰椎侧块内侧部分离骨折和前弓水平骨折也有报道。此类骨折更常见于老年患者。

Jefferson 骨折是前后弓均累及的 C_1 环粉碎性骨折。Jefferson 骨折为头顶受打击并轴向载荷的结果，力从颅骨经枕骨髁传递到颈椎，C_1 侧块在枕骨髁和 C_2 上关节面之间被压缩，基于侧块的形状产生向心力而导致 C_1 爆裂骨折。齿状突开口位或冠状位重建 CT 图像应仔细观察双侧 C_1 和 C_2 关节侧块间有无偏移。虽然 C_1 侧块相对 C_2 上关节面侧方移位提示存在骨折，但在 X 线片上有时难以发现骨折线。警告：C_1 异常时单侧或双侧寰枢椎侧方偏移可达 2mm，而 Jefferson 骨折通常偏移 3mm 或以上。

（三）$C_1 \sim C_2$

寰枢关节脱位通常与类风湿关节炎或唐氏综合征相关。寰枢关节脱位因寰椎横韧带断裂或韧带从 C_1 侧块分离，产生撕脱骨折导致，少数为创伤性。创伤性寰枢关节脱位通常是纵向牵拉的结果。寰枢关节脱位可通过屈曲侧位 X 线片诊断，也可在轴位和矢状位重建 CT 图像上显示。

寰枢椎旋转异常发生于两种情况：斜颈或急性创伤。斜颈发生于童年或青春早期，是寰枢椎的旋转移位(半脱位)，可为自发性或与急性上呼吸道感染相关。旋转脱位或固定，导致 C_1 固定"锁"于 C_2 上。这两种类型旋转异常的特征都为头向某一方向倾斜时，在相反的方向上同时旋转。其放射学表现包括齿状突与枢椎关节侧块间距不对称、寰椎旋转的关节侧块前部横径增加、后部宽度减小及枢椎棘突从中线向头部旋转的反方向移位。侧位片上 C_1 和 C_2 的正常关系扭曲。CT 能更好地显示 C_1 在 C_2 上显著旋转移位。

（四）C_2

Hanged-man 骨折是 C_2 双侧椎弓峡部骨折，也称为外伤性脊椎前移。Hanged-man 骨折通常为头部在颈上急性过伸的结果，但部分可能是过屈和轴向压缩所致。这些骨折通常与神经系统损害不相关，因为 G_2 水平有良好的脊髓 - 椎管比率以及双侧峡部骨折产生的椎管减压作用。

齿状突骨折在 X 线片可能难以显示。大多数骨折为横行或斜行，位于齿状突基底部。齿状突在屈曲性损伤时可向前移位，而伸展性损伤向后移位，但侧向偏移的程度不定。Anderson 和 d'Alonzo 将齿状突骨折分为三种类型：Ⅰ型是所谓的局限于齿尖的斜行骨折；Ⅱ型是位于齿状突基底部的横行骨折；Ⅲ型是延伸到 C_2 体部的斜行骨折。其中最常见的是Ⅱ型骨折。骨不连为齿状突基底部Ⅱ型骨折的并发症，特别是在老年患者，而Ⅲ型骨折越合不难。有研究认为Ⅰ型骨折可能不是真的存在，可能为齿状突未融合的末端小骨或颅底在齿尖上方影像重叠造成的马赫带现象。

（五）下颈椎

1. 爆裂骨折

下颈椎的垂直压缩损伤称为"爆裂"骨折。椎体骨折片向各个方向移位，后部骨折片将不同程度地后移进入中央管，撞击或穿透脊髓腹侧面。通常情况下脊椎后弓也有骨折。这些表现在 CT 上显示最佳。正位 X 线片可看到垂直骨折线。侧位片爆裂骨折的特征为椎体粉碎并且骨折片不同程度后移，正常椎体后线消失 - 正常的颈椎前凸曲度变直或仅轻度反转。需 MRI 对脊髓损伤进行评估。

2. 屈曲泪滴状骨折

屈曲泪滴状骨折是爆裂骨折的一种特殊形式，椎体前下缘可见特征性的三角形骨折片，几乎总是伴有脊髓损伤。从神经学的角度来看，屈曲泪滴状骨折是最具破坏性的颈椎损伤。这种损伤是剧烈屈曲力和轴向载荷复合所致，临床特征为急性脊髓前部损伤综合征或永久性四肢瘫痪。此损伤前纵韧带、椎间盘和后纵韧带均破裂。对后柱的牵拉力导致后部韧带复合体断裂及小关节半脱位或脱位。颈椎在损伤部位上方呈屈曲样改变（脊柱后凸成角）。

3. 枢椎伸展泪滴样骨折

枢椎伸展泪滴样骨折累及枢椎前下角。与屈曲泪滴样骨折相似，这种损伤也导致脊椎前下角呈三角形骨折片。然而在伸展泪滴样骨折，骨折片是由过伸力撕脱所致。此型骨折在脊柱骨质疏松和退行性变的老年患者中更为常见。无论是伸展型或屈曲型，特征都为泪滴样骨折片的垂直高度等于或超过其水平宽度。通常伸展泪滴样骨折只涉及 C_2，但偶尔可涉及多个节段或仅涉及一个下颈部节段。此骨折很少导致神经损伤。

4. 垂直劈裂骨折

椎体垂直劈裂偶尔发生，一般是由于在矢状面上的压缩力导致，通常为两个以上连续椎体骨折。此骨折前后位 X 线片上显示更明显，表现为垂直透亮线；侧位 X 线片可表现为非常轻微的前部楔形压缩，无明确的椎体变形。此骨折大部分合并后弓骨折。这些表现在 CT 上较易显示。

5. 关节突脱位

双侧关节突脱位为屈曲性损伤合并牵拉力和旋转力的结果。受累平面小关节完全破坏，导致上位脊椎向前移位，以至于关节突脱位（"跳跃"）到下位椎体关节突前方。上位椎体在下位椎体上方向前移位 50% 或以上。较小程度的位移通常是因为单侧关节突交锁，脊椎在其他脊椎上方向前位移在 25% 范围内和 4 ~ 5mm。

CT 较易显示关节突脱位和骨折。识别下关节突位与上关节突前方可确定关节突脱位。如前所述，在 CT 轴位图像上关节突前方呈圆形、后方平直，相对的下关节突前方关节面平坦、后方呈圆形，结果导致小关节与汉堡包相似。关节突跳跃导致脊椎旋转位于其他椎体前方并使受累侧的小关节破坏，由此产生"反汉堡包征"，圆形的关节突侧接触。关节突顶立也可以在 CT 上显示，在矢状位重建上显示最佳。CT 也显示了多数关节突交锁与关节柱（关节突）骨折相关。

6. 过屈扭伤

这种损伤的发生是由于牵拉和屈曲复合破坏相邻两个脊椎之间的韧带结构。所有后部韧带断裂，前纵韧带保持完整。在韧带断裂平面向前半脱位并使颈椎过度后凸成角。这种损伤在最初的仰卧位 X 线片常不被注意，当患者呈一定程度屈曲如站立位 X 线片时更为明显。在 CT 上主要表现为椎板间隙和小关节增宽。尽管通常放射学表现轻微，但此种损伤极不稳定，最终可导致完全脱位。这种损伤需手术固定，通常包括后路融合术。

7. 过伸脱位

过伸脱位，也称为过伸扭伤，通常发生于老年人，但也可发生于高速机动车辆事故后的年轻人。这些损伤是常伴面部损伤，并有急性脊髓中央管周围综合征的体征和症状。前纵韧带断裂，椎间盘从损伤平面的上位椎体撕裂。纤维环的 Sharpey 纤维附着部常见小的撕脱骨折。椎体后移导致后纵韧带从邻近下位椎体剥离。颈髓在后移的脊椎及内折的黄韧带间被压紧或被骨赘刺穿，这种冲击导致脊髓中央出血及脊髓中央综合征。

此损伤 X 线征象可较轻微，序列正常但广泛椎前软组织肿胀。此损伤"特征"为椎间盘间隙增宽，可在 X 线片或 CT 上显示。任何椎间盘间隙增宽，尤其是老年椎关节强硬的患者，应警惕此损伤的存在，并应进行 MRI 检查确认前部刺带损伤。2/3 的患者出现颈椎下终板前部的撕脱骨折。撕脱骨折片的水平宽度大于垂直高度，可将此骨折与枢椎伸展泪滴样骨折鉴别，后者撕脱骨折片垂直高度等于或大于水平宽度。

8. 后组部分骨折

(1) 棘突骨折：铲土工骨折为下颈椎和上胸椎棘突的分离骨折。此骨折的产生是由于对抗棘间韧带、棘上韧带的反向力量，上颈段被迫屈曲导致的撕脱骨折，也可能由于伸展时棘突相互挤压所致。

(2) 关节柱、关节突、椎板、横突骨折：关节突和关节柱骨折是在过伸时压缩力或与过屈时相应的剪切和压缩力所致。单侧骨折可由侧屈导致。大多数关节柱或关节突骨折在 X 线片上不显示，但通常 CT 可发现。这些骨折常见，占所有颈椎骨折患者的 20％。骨折的表现不一，可为垂直或水平骨折线、压缩变扁或关节柱楔形变。急性或迟发性神经根病是关节柱骨折的重要线索。

椎板骨折很少单独发生，相反通常和其他累及椎体或后组部分的骨折伴发。随着 CT 应用的增加，横突骨折经常可见。此骨折可以延伸到横突孔，从而可引起神经根和椎动脉损伤。

9. 挥鞭样损伤

挥鞭伤通常是由于低速汽车碰撞所致。虽然曾被描述为过伸／过屈损伤，但最近研究表明挥鞭伤是轴向载荷和围绕异常中心旋转复合的结果，导致椎间盘前部牵拉损伤及后部关节突压缩损伤。影像学在挥鞭伤中的作用仍有待确定，肯定的是可行 CT 检查以排除骨折。MRI 能检测各种软组织损伤，特别是有益于椎间盘、颈部韧带和脊髓的评估。

10. 无放射影像异常的脊髓损伤 (SCIWORA) 和轻微放射影像异常的脊髓损伤 (SCIMRA)

偶尔会发现患者无骨折或脱位证据，或只有轻微退行性改变。儿童常出现脊髓损伤而无骨折或脱位的证据。8 岁以下儿童较 8 岁以上者神经系统损伤更严重，上颈髓病变更多。SCIWORA 可见于脱位并自发性复位的成人，但也可继发于婴幼儿脊柱的固有弹性。SCIWORA 患者的长期预后不良。

相同的损伤也见于有严重神经损害，但 X 线或 CT 检查只有退行性改变的老年患者。

虽然有人也称这些损伤为 SCIWORA，但我们建议称此为轻微放射影像异常的脊髓损伤，或 SCIMRA。

11. 相关神经损伤

脊髓损伤常与脊柱骨折脱位、双侧关节突交锁、泪滴样和严重粉碎性骨折及单侧关节突交锁相关。MM 能发现脊髓压迫和（或）椎管内血肿的存在。MRI 通过显示内在脊髓损伤包括水肿、肿胀和出血有助于确定长期预后。弥散加权成像可早期检测脊髓损伤。出血性脊髓挫伤患者与非出血性挫伤患者相比预后极差。脊髓损伤后的晚期表现包括髓内或髓外囊肿（脊髓空洞症）进行性增大、进行性脊髓软化、栓系和粘连和（或）脊髓萎缩。

（六）稳定性与不稳定性：成像标准

稳定是脊柱外科医师和放射科医师争论的主题之一。脊柱外科医师需要知道的特定信息有：所有骨折的存在和位置、骨折片或椎间盘突出部分是否侵犯椎管或神经孔、对椎体稳定性的影像学评估。脊柱的稳定性取决主要骨骼构成、椎间盘、小关节和韧带的完整性。因此影像学在急性脊柱损伤的一个关键作用就是检测不稳定性。无论影像学表现如何，当急性神经系统损害与脊柱结构性异常相关时，就可确认为临床不稳定。当结构性异常足以破坏椎体或其软组织的有保护性的生物力学完整性，有新的或进一步的神经损伤的风险时，也可以推断为临床不稳定。

没有公认的不稳定性的定义。从影像学角度来看，我们应寻找破坏 Denis 的中柱的证据。已被证明表明不稳定的影像学征象包括：

(1) 脊椎移位。

(2) 椎板或棘突间隙增宽。

(3) 关节突关节（小关节）增宽。

(4) 在横向和垂直面椎弓根间距增宽。

(5) 椎体后线异常。

正如已经讨论过的，有人采用"主要"和"次要"损伤的分类方法以确定脊柱损伤是否稳定。以下类型的骨折考虑为不稳定：双侧小关节脱位、屈曲泪滴样骨折、伸展泪滴样骨折（伸展时不稳定）、Hanged-man 骨折 Jefferson 骨折和过伸骨折 - 脱位。其他的强烈提示不稳定的表现包括失去前部或后部结构完整性、半脱位大于 3.5mm、脊柱后凸大于 11° 和创伤性椎间盘间隙增宽或变窄。

八、治疗方案

疑为颈椎损伤患者的治疗包括立即固定、体格和神经系统检查及 X 线片评估。如果损伤为不稳定，需应用钳子行骨牵引。有脊髓休克时可能难以最初确定神经损伤的程度。一旦脊髓休克缓解（在 24 ～ 48h），神经损伤就可以更准确地被评估。可根据不同的损伤类型进行不同的外科手术。

第四节 胸廓及胸腰椎损伤

一、生物力学

骨折的机制及损伤的生物力学决定了骨折支持结构受损的类型。从前方来的直接冲击会使胸骨后移，可致胸骨骨折和 (或) 心脏挫伤。直接的冲击会使肋骨内移，可致肋骨骨折和 (或) 气胸或肺挫伤。肋间动脉出血也可能发生。

脊椎可因直接或间接暴力受损。需要对轴向载荷与其他类型损伤，如屈曲、伸展、扭曲或复合型加以区别。在轴向外伤 (如跳伞或其他跳跃，或从梯子及其他高处坠落，如尝试自杀的情况) 时，外力全经轴向骨骼传导。轴向载荷损伤与脊椎多发骨折有关，也合并下肢损伤。脊柱受迫向前或向后弯曲时刻发生屈曲或伸展损伤，不论是否合并为扭曲型。以上机制对脊椎施加不同的外力，导致特定类型的损伤。某些损伤类型提示其机制，应怀疑可能伴随合并损伤，如导致安全带损伤的屈曲 - 分离机制常同时引起腹部脏器损伤。同样，看起来无害的横突损伤可与内脏损伤有关。由于人体有保持其理想形态及功能的趋势，当外伤发生时并不总能弄清哪个机制。外伤的严重程度并不总与骨骼损伤的严重程度相关，可能外伤过程中移位明显但随后自发恢复了。骨骼可看起来接近正常、排列良好，但软组织损伤可以是巨大的，可能导致残疾。冲击时发生的一过性椎体移位可导致创伤性脊髓损伤，但影像学检查时可为正常。需要意识到，在评估骨骼系统损伤时，即使 X 线平片或 CT 上仅见到骨骼外伤变化，也可能有额外或伴随的软组织外伤。在别的患者，外伤导致椎间盘突向椎管，虽然椎体表现正常，却发生截瘫。

胸腰椎外伤的治疗，应基于对患者临床及影像学信息的系统评价。文献中有诸多分型系统，将更好地定义及辅助治疗决策。这些系统一般是基于解剖机构 (Holdsworth 和 Denis 的三柱系统) 或损伤机制 (AO 系统)。

Holdsworth 将脊柱分为两柱，即前柱和后柱，以区分损伤，兼顾骨及韧带。Denis 在传统的后韧带复合体及前纵韧带之间引入了中柱或中间骨韧带复合体的概念。此所谓中柱骨折，既有脊柱骨折，也有神经损伤。Denis 的系统包括四种不同的脊柱损伤类型：压缩性、爆裂、安全带损伤及骨折 - 脱位。每种可进一步细分为 16 种亚型。当使用三柱的概念时，一般认为单柱损伤 (通常为前柱) 是稳定骨折，而两柱或三柱损伤则为不稳定。

AO 系统基于损害的形态及病死率的程度进行区分，包括三种类型：A(压缩骨折)、B(分离骨折)、C(骨折 - 脱位)，它们可组合成 27 种亚型。但到迄今为止，没有一种类型能够得到广泛接受，这是由于缺乏实用性及可重复性。另外，有些系统过于简单，缺乏足够的临床相关的信息，另一些则过于复杂，包含不实用的变量。

由于脊柱失稳的存在，治疗决策需考虑外科干预。2005 年 Vaccaro 及合作者推出了胸腰椎损伤的新的分类系统：胸腰椎损伤及严重程度评分系统 (TLICS)。此分类系统由骨折的形态学、后纵韧带复合体 (PLC) 的完整性及神经状态决定，依据三个项目的严重程度给予不同分数，最后取分数之和为总分。TLICS 将 PLC 的完整性列为需要外科干预的决定因素之一。总分 5 分或以上提示需要外科治疗，3 分或以下可非手术治疗，4 分的患者的处理可以是保守治疗，也可手术。既往研究表明，TLICS 在不同的观察者中重复良好。

由于后纵韧带复合体的完整性是决定稳定性的最重要因素，前种分类中强调的中柱概念已大半舍弃。胸椎的稳定性部分由胸廓提供，故而考虑胸椎损伤时应留意是否存在同平面的肋骨骨折。

二、影像学

(一)肋骨骨折

1. X 线平片

肋骨骨折通常首先在胸片中发现，这是外伤时常规的检查。但胸片是主要用于了解呼吸系统，主要是肺是否有影响氧合与循环的损伤而做的，并非为了特意检查肋骨骨折。由于主要是为了排除肺、心及纵隔的大的异常，胸片的技术条件对于发现肋骨骨折并非最优。在不太严重的外伤时，应用低千伏技术 (50 ～ 70kV，基于钙的能量吸收特征) 可提高肋骨骨折检出的敏感性。即使如此，敏感性仍低，X 线平片漏诊接近 50%。肋骨骨折不仅 X 线平片容易漏诊，临床也很难察觉，而且几乎不可能与肋骨挫伤鉴别。肋骨骨折位置多变，胸廓呈环形结构，因此总是难以得到肋骨与射线束垂直的图像，故而易于漏诊。肋软骨部分的骨折 X 线平片无法发现，却可在 CT 或 MRI 上检出。

肋骨骨折的数量和部位可提示严重的创伤事件。

单发肋骨骨折几乎不留后遗症，诊断本身对治疗影响不大。但肋骨骨折也可引起并发症，包括胸膜、肺或肋间动脉的裂伤，引起气胸或血胸。两处或以上发生的两根或更多的肋骨骨折，引起胸廓骨性连续性中断，可致连枷胸。胸廓节段性的不稳定，引起呼吸时的反常运动，可导致呼吸功能不全、肺不张、氧合指数减低，且几乎一定会引起肺损伤。胸壁不稳定也可由肋骨或肋软骨骨折合并胸骨骨折引起。

第 1 ～ 3 肋骨折可引起胸膜外血肿，位于肺尖，也被称为肺尖、胸膜帽；也可以是锁骨下动脉损伤或纵隔血肿向胸膜外延续的后果。因此，这是进行 CT 血管成像以排除血管损伤的指征。

2. 多层螺旋 CT

对严重外伤的患者，为了检出多发伤，多层螺旋 CT 已成为标准处理。由于 X 线平片敏感度低，CT 扫描中通常可以见到更多的肋骨骨折。怀疑连枷胸也是指征。

3. 超声

超声有助于检出肋骨骨折，但临床中并不常用。

4. 磁共振

MRI 无助于检出肋骨骨折，但在怀疑肋软骨损伤、隐匿性胸骨柄及胸锁关节脱位时十分有用。

5. 核医学

在骨显像中常可见肋骨局灶摄取。这可能引起疑惑，尤其是在肿瘤患者怀疑骨转移时。这种摄取并不必然提示转移。尤其是只有一处病变，骨骼的其他摄取未见时，此处病变可能是之前的肋骨骨折所致。同时，在肋骨完全修复的数月内，局灶摄取一直可见。这些病变通常会活检，以排除转移，以免对治疗造成影响。但典型的良性创伤相关肋骨骨折是多发的，并与肋骨垂直。

（二）胸骨骨折

1. X 线平片

事实上胸骨骨折在前后位 X 线平片上无法诊断。侧位 X 线平片更有用，通常足以做出诊断。但多发伤的患者，胸壁受损严重，通常行 CT 检查能发现这样的骨折。如果足够警惕，通常这样的患者胸骨处有局限的疼痛，触诊有捻发感。胸骨骨折可并发肺及心肌挫伤，但是大的损伤不常见。

对胸骨的直接创伤，比如来自方向盘或安全带的前后方向的压迫，通常导致远端碎片后移。间接创伤，比如严重的屈曲和轴向压缩，通常导致近段碎片后移，这种损伤伴有胸椎损伤。

胸骨骨折的患者大多数发生于机动车事故，他们常为安全带所限制。骨折多位于胸骨体，一半以上为非移位性。大多数病例同时发生胸廓及脊柱骨折、多位肋骨骨折，继发肺挫裂伤、心脏挫伤。13％的患者被诊断为一个或多个脊柱骨折。非移位骨折中伴发损伤的概率低于移位骨折。

2. 多层螺旋 CT

多层螺旋 CT 是诊断及描述胸骨骨折的理想手段，尤其当 X 线平片为阴性但临床强烈怀疑骨折时为金标准。由于其空间分辨率高，重建可以得到骨折的胸骨的高质量图像。此外，胸骨骨折如引起后方血管结构损伤，可引起纵隔出血。在多层螺旋 CT 上，平扫出血呈高密度，增强后见对比剂溢出，特别是在晚期（静脉期）扫描。

3. 磁共振

MRI 能很好地诊断胸骨损伤及相关的血肿，但在急性创伤时常无指征或难以施用。尤其胸骨柄及胸锁关节损伤在磁共振成像上易于诊断。对于有症状，CT 为阴性结果或无法行 CT 检查时可行磁共振成像。

4. 超声

超声可用于检查胸骨骨折，但临床实践中一般不使用。

（三）胸腰椎骨折

1. X线平片

通常是外伤后评价胸腰椎的首选影像学检查。对于胸椎，应采取侧位及前后位摄片，但此种常规可能被放弃而采取 CT，尤其是在遇到多发伤的患者时。对于传统 X 线平片，应意识到侧位 X 线片上第 3～4 椎体常由于肩部及上胸部重叠而显示不佳。可尝试泳者姿势以显示上胸椎，但这并不实用，尤其对于严重创伤患者。对于腰椎，大多数情况下传统的前后位及侧位 X 线平片足以描述损伤。大多数胸腰椎损伤累及胸腰段，因此需额外以胸腰段为中心点摄片。

多发伤时容易因关注威胁生命的损伤而遗漏上段胸椎骨折。大多数此类患者可以发现椎旁线增宽，椎体高度降低，不论是否存在肿瘤。但不能因发现椎旁线增宽诊断椎体骨折时，就认为纵隔异常一定是由椎体损伤引起，仍需排除血管损伤。在高分辨率肺部增强 CT 上，如骨折的椎体旁可见血肿推移主动脉，其他正常且未见血管旁血肿，可排除创伤性主动脉损伤。

在前后位及侧位 X 线平片上，椎体高度降低及骨皮质破坏，不论是否合并移位，都可作为脊柱骨折的特征。当骨折本身显示不清时，椎旁软组织线增宽，可作为间接征象。前后位上椎弓根间隙增宽，高度提示椎体损伤。棘突间隙增宽和（或）小关节分离时应高度怀疑候补软组织损伤。

2. 多层螺旋 CT

多层螺旋 CT 是诊断脊柱骨性损伤及肿瘤的终极影像学技术，并在创伤性脊柱损伤的诊断工作中起关键作用。

CT 显示胸腰椎骨折优于 X 线平片，敏感度达 94%～100%，而传统 X 线平片仅为 33%～73%；CT 也优于磁共振成像，尤其是骨折位于脊椎后柱；能对骨折的准确部位、大小、累及范围进行更精确的描述。

由于如今的多层螺旋扫描装置能在大体积内产生各向同性的体素，使脊柱可以在任何平面高分辨率地观察。脊柱图像应分别在轴位、冠状位和矢状面重建，以提供对骨性结构的理想评价。图像应以合适的骨算法重建，并在骨窗位观察。

对于多发伤的患者，常行胸部及腹部多层螺旋 CT 检查以了解是否存在内脏损伤。这些数据以合适的方法重建，能容易得到脊柱的优秀图像。得到腹部 CT 数据时，腰椎 X 线平片并不能提供更多价值。此外，并不需要做专门的腰椎 CT 检查。腹部 CT 数据提供的多平面重组图像能比 X 线平片显示更多的骨折，并且相对专门的腰椎 CT 也不会有遗漏。

基于标准的胸部及腹部多层螺旋 CT 创伤扫描方案的靶向重建，结果是对胸腰椎做出准确的评估是可行的。4mm×1mm 和 4mm×2.5mm 准直器具有相同的灵敏度和特异度，却能提供更高的诊断信心。

胸腰椎骨折应总是在三个标准平面观察，这是由于仅看轴位可能遗漏某些骨折（如 Chance 骨折），CT 一个轴位切面看到 2 个椎体是"不祥之兆"，这意味着几乎可以肯定存在脊髓横断损伤。

如果 CT 上见到棘突间隙增宽，小关节分离，如同传统平片所见，临床应怀疑韧带损伤。

3. 磁共振

对于怀疑胸腰椎损伤的患者，磁共振成像是 CT 的辅助诊断手段。它并不常用于评价骨折，而应保留用于特定适应证，如存在神经功能缺损，评估可能的后纵韧带复合体损伤 (如已知的爆裂骨折，或基于临床发现)，以及 X 线平片及 CT 正常，临床仍有怀疑的患者。磁共振成像是评价软组织病理，尤其是后纵韧带复合体完整性的影像学技术之选。也可准确显示脊髓病变、创伤性椎间盘突出、(硬脊膜外) 血肿或肌肉拉伤。

成像序列应包括短 T_1 反转恢复技术或脂肪饱和 T_2 加权成像，因这些序列对现实骨髓或软组织水肿最为敏感。而 T_1 加权及 T_2 加权成像用于显示解剖及可能的病理情况。脊髓内或硬膜外出血可在梯度回波序列上准确显示。

数项研究评价了磁共振成像在诊断胸腰椎后纵韧带复合体损伤中的价值。磁共振成像被证明优于体格检查和 X 线平片。

近期由 Winklhofer 及同事进行的一项研究发现，胸腰椎外伤患者的磁共振成像，比 CT 对骨折及软组织损伤的显示有了可观的改善，而且对总体的外伤分型及随后的治疗处理起了重大的改变。

第五节　脊柱退行性病变

一、临床表现

腰椎间盘退变症状的存在与影像学特征没有相关性。

由脊柱结构异常引起的疼痛，称为骨样疼痛。由于椎管的神经根受压引起的疼痛，称为皮区疼痛。骨样疼痛可能局限于脊柱区域，也可累及邻近区域或四肢。颈部骨样疼痛通常被称为颈肩痛，腰部疼痛通常被称为腰腿痛。皮区疼痛也可能出现在脊柱区域，但更多见于受压神经支配的四肢区域。

椎间盘源性疼痛在弯腰或提物活动时可加重，休息则缓解，特别是躺着休息时。个体疼痛的相对随意性开始于白天。患者可能偶尔发现自己由于疼痛和痉挛使肢体僵硬。在检查时，竖脊肌紧张并运动受限，并且可能存在触诊时触痛程度有变化。神经系统检查时虽然直腿抬高可能受限，但不能确定具体的异常情况。

面部疼痛可能由于休息而加重，也导致睡眠障碍，而运动时减少疼痛。疼痛和僵硬感存在于起床时，但在白天有所改善。症状可能由于脊柱前凸时久坐或站立而加重。检查不明显，只有患者可能屈曲颈椎或触摸脚趾时除外，但在伸展性方面可能受到明显限制。深部触诊可能显示受影响的关节面区域的压痛，并且没有神经功能的缺损。

椎间盘源性疼痛和面部疼痛可以一起发生，并导致临床特征的组合或混合，有时导致持续性的疼痛，在所有方向上明显限制脊柱运动，以及相当程度的压痛。

由于脊柱退行性病变引起的神经根压迫产生的疼痛通常在神经根分布的区域，可能不会影响分布区域的整体程度，并且皮层之间存在重叠。在颈椎，黄韧带的压迫也可能影响疼痛的分布；在胸椎，椎间盘突出通常表现为非特异性背痛，或进行性截瘫、反射亢进、感觉和针刺水平的改变，偶尔有泌尿系统问题。神经根压迫也会导致运动和感觉的变化，包括运动强度降低、感觉丧失和四肢深部肌腱反射评估异常。外周神经根的损伤必须总是不同于脊柱退行性病变引起的神经根刺激。来自上颈椎的神经根压迫产生的疼痛可以延伸到枕骨部。

二、病理学

脊柱退变是一个自然过程，尸体解剖研究显示：到49岁时60%的女性和80%的男性患者会出现椎关节强硬度的变化，而到70岁时95%的患者发生椎关节强硬度的变化。椎间盘退化开始于髓核的水分逐渐丧失，从出生时的90%下降到第三个10年中的约75%。存在一个胶原逐渐从纤维环向髓核向心性向内侵入的过程，软骨细胞的减少和髓核内蛋白聚糖的变化。随后，髓核变得硬实、扁平和干燥，胶原含量明显增加，并且没有区分纤维环的可辨别征象。到中年时，分裂和裂缝形状与终板平行地朝向髓核的上部和下部，并且随着衰老而进展，它们延伸到纤维环的外部，在那里可能发生血管内再生。在纤维环中，最初纤维碎裂、黏液样变性，以及出现裂缝和空腔，这些可能导致在椎体的纤维环边缘处的撕裂，这些通常存在于50岁以上的患者。在纤维环中的胶原层之间形成同心圆状裂缝或撕裂，并且可以从髓核向周边放射状地发生辐射状的断裂。这些放射状的撕裂可以或不可以延伸通过纤维环的外部，并且是髓核内容物通过纤维环并产生髓核突出的通道。这些脱垂已经显示在颈椎和腰椎中通常含有纤维软骨。软骨终板的早期退行性改变包括纤维化、纵向裂隙和裂口形成。这也可以通过终板的钙化和随着年龄的增长出现的骨髓联系通道的阻塞而强化。随着退变的进展，存在着软骨的广泛损失，并伴随血管内再生和伴有残留软骨岛的骨化。不规则骨化可以是在邻近椎体广泛存在的致密骨硬，也可以是残留椎体骨终板骨硬化。

在椎体周围的边缘存在骨赘增生，其中在椎间盘中存在退行性的变化。它们最初在椎骨缘处通过促进纤维环的软骨内骨化形成，并且通过骨膜下新骨的形成而增大。骨赘骨最初是粗糙的小梁或密实的小梁，但是能变成松质骨与椎体的骨髓腔相连续，并且可以在大小上有所变化，但很少与椎间盘相联合。

退变可能影响多个运动节段，最常见的是累及中部颈椎和下部腰椎。在某些情况下，它可能开始于相对较早的年龄，并且与外伤或过度使用有关。退变还可能导致韧带或神经根的受压，主要由于髓核通过纤维环的突出、纤维环的膨胀、小关节的骨关节炎导致或继发于退行性改变运动节段的不稳定。

三、疾病的临床表现

（一）椎间盘退变

1. X 线平片

脊柱的 X 线平片可以满意地显示脊椎，但在显示脊柱软组织方面具有明显的局限性。椎间盘变化的显示仅限于椎间盘高度的评估。尽管在后期阶段椎间盘高度的损失能清楚地显示，但在早期椎间盘空间的损失可能容易受不同观察者、横向角度测量的困难和 X 线片旋转的制约。与相邻的椎间盘相比较，可以看到其早期减小，但应当注意的是，椎间盘的高度通常在 L_1 和 $L_4 \sim L_5$ 腰椎之间是逐渐增加的，而 $L_5 \sim S_1$ 的高度又再次减小。椎间盘空间变窄可能是不对称的，应该在脊柱的前后位 X 线片和侧位 X 线片上进行评估。通常可以精确评估多骨的脊椎终板的不规则性，但是硬化是一个相对的特征，并且在受试者之间可以正常地变化；如果存在不对称性变窄，特别是如果其与脊椎骨质疏松症相关，其可能局限于终板的一部分。在胸椎，椎间盘空间不断变窄可能与终板的不规则性有关，并与原先椎体高度的损失相关。虽然单个椎间盘的高度可能受到影响，但如果涉及 3 个或更多个连续的椎间盘高度，它被称为 Scheuermann 疾病，并且在严重的情况下，这些青春期变化的存在可能导致一定程度的后凸。

真空现象可以出现在椎间盘变薄的区域内，它可以通过延伸到脊柱而增强。这些区域可能局限于纤维环插入椎体的边缘处，并且可能与骨赘形成有关。椎间盘物质内的真空现象反映了裂缝的形成，并且有助于排除感染性病变，其为椎间盘积气的罕见原因。

多发椎间盘空间狭窄、硬化和骨赘形成可以发生于年长患者的颈椎和腰椎，并且可能与后者伴有不对称性椎间盘空间变窄的退行性脊柱侧凸有关。

骨赘表现为来自椎体边缘的骨性突起，通常在终板的稍下方，少见于终板边缘。骨赘必须与弥漫性特发性骨质骨肥厚 (Forestier 病) 的前纵韧带的流动性骨化区分，后者可能连接整个椎间盘空间并累及椎体的前表面。

屈曲和伸展侧位 X 线平片也已被用于评估相对线性和旋转的椎体间移位。运动的正常范围一直是个有争议的话题。在颈椎和腰椎中，有 20% 的正常受试者可观察到 4mm 或更大的腰椎水平移位，并且除 $L_5 \sim S_1$ 外在所有水平中有 10% 的人具有 3mm 或更多的水平移位。

2. 磁共振

在 MRT 上可以最好地显现椎间盘退变的过程。正常髓核在自旋回波 T_2 加权序列像上呈高信号和周围的纤维环呈低信号。Pfirrmarm 及其同事已经对椎间盘在自旋回波 MR 序列 T_2 加权像上的影像表现进行了分级 (表 7-2)。椎间盘 I 级被描述为"棉球"，在整个椎间盘上具有均匀的高信号，并且主要见于年轻人。椎间盘 II 级仅因中心水平存在低信号的裂口而不同，并且也被认为是正常的。在椎间盘Ⅲ级中，髓核中的高信号减少而椎间盘的高度没有损失或有微小的损失，表示为退变的早期阶段，并且可能有髓核和纤维环之间差别的损失。椎间盘Ⅳ级显示椎间盘高度的一些损失，这个也可以在 X 线平片上观察到具有广泛的信号丢失。椎间盘Ⅴ级表示几乎完全丧失椎间盘空间的终末阶段。

表 7-2　基于矢状位 T_2 加权磁共振成像的椎间盘退变分类

分级	区别*	信号强度†	程度
Ⅰ	是	均匀高信号	正常
Ⅱ	是	高信号伴有水平黑带	正常
Ⅲ	模糊	稍微降低，轻微的不规则	轻微降低
Ⅳ	丢失	中度下降，低信号区	中度降低
Ⅴ	丢失	低信号，有或没有水平高信号带	塌陷

* 来自纤维环的髓核。

† 髓核。

尽管与症状没有关系，但这种分级系统具有良好的观察者内和观察者间的相关性，并且作为一种描述性的方法是有用的。椎间盘的高度可以直接在监视器上测量，并且可以使用特殊的技术，但最常使用的是与相邻椎间盘进行比较。退行性过程也导致纤维环失去其强度并且向外凸出，超过椎体边缘的轮廓。这过程循环往复，取决椎间不同区域的压力变化。在轴向平面，可以看到纤维环延伸超过椎体轮廓并均匀地围绕整个椎体，并且在矢状位 MR 图像上，可在每个部分看到纤维环突出超过椎体。颈椎间盘在相对较小的年龄就开始退变的过程，随着椎间盘前外侧方的裂隙从髓核向神经中枢关节的发展。

椎间盘中气体的存在可能导致在 T_1 和 T_2 加权图像上呈低信号。退变椎间盘内的钙化将在 T_1 加权图像上产生低信号，但偶尔，细小的钙化可能导致 T_1 时间的缩短和信号强度的增加。

（二）后纤维环撕裂

裂缝可能在同心圆状纤维之间的纤维带中形成或以放射状形式形成，或者可能发生两者的组合。这个过程可能与创伤性发作有关，特别是在年轻的患者中，但是已经证明发生的频率随着年龄而增长，这正如尸体研究中所示。这些裂缝仅能由 MRI 和椎间盘造影术显示。

椎间盘后纤维环撕裂可以在 MR 矢状位中看到。椎间盘高度通常在 T_1 加权图像上显示，并且与中线图像和通过椎间盘扫描的轴向图像上后纤维环的小中心突出有关。在 T_2 加权的快速自旋回波 MR 序列上可以看到一个通过低信号的纤维环和一个小的中心突出的高信号强度的线样轨迹。在一些情况下，它们可能被看作是在外纤维环中的一个亮点，它与髓核的其余部分分离并作为一个高信号强度区。在 MRI 上有时可能看不到后纤维环的撕裂；与尸体解剖切片对比，MRI 只有 67% 的灵敏度。如果注射含钆对比剂，可能观察到强化的后纤维环裂缝，并且后纤维环裂缝的强化几乎总是发生于高信号强度区域。

显示后纤维环撕裂最好的方法是将对比剂直接注射到髓核中的椎间盘造影术，随后进行 CT 扫描，它将明确纤维环中的流动模式。MRI 上伴有高信号强度区的撕裂在 CT 椎间盘造影术上显示为代表一个放射线状和同心圆状撕裂的组合，并且与症状相关的显著性已经成为重要争论的焦点。Aprill 和 Bogduk 发现高信号强度区的存在对严重中断的和有症状的椎间盘具有的阳性，预测值是他们推断高信号强度区是内部椎间盘破裂的迹象。随后研究人员寻找高信号强度区域和椎间盘造影术时的疼痛之间的相关性时得出相互矛盾的结论。该征象也被报道对于椎间盘造影术引起的疼痛具有较高的特异性和阳性预测值（分别为 95.2% 和 88.9%），但是受限制于敏感性差 (26.7%)。其他作者也报道了高信号强度区域和痛苦的椎间盘造影术之间的高度一致性。然而，其他研究也发现高信号区的存在与椎间盘造影术时疼痛的反应之间没有统计学相关性。进一步研究显示，在受试者椎间盘的高信号区注射对比剂后，大约 70% 的受试者会产生显著的疼痛。

在腰椎间盘的 MRI 研究中，已经报道高信号强度区是有低腰部和腿部疼痛患者的常见表现（患病率为 45.5%），但没有界定这组具有特定临床特征的患者。此研究中也已经报道在 20～50 岁之间的无症状志愿者（两名观察者之间为 32% 和 33%）中高信号强度区具有较高的发生率。最近对高信号强度区自然史的研究表明，许多保持不变，而其他的回归或强度增加，并且在高信号强度区的改善或加重方面与症状的变化之间没有相关性。在目前所有证据的基础上，后纤维环撕裂的发生率随年龄增加，并且在无症状的人群中也是常见的。它们可能是疼痛的来源，但是不确定高信号强度区域是不是比其他后纤维环撕裂更加常见的疼痛来源。

（三）髓核椎间盘突出

在后纤维环中的放射线状撕裂使得髓核能够穿过纤维环并且导致突出延伸超过椎间盘的正常边缘，并由椎体端板的边缘显示。这样的突出可能包括纤维环和终板物质，特别是在颈椎中。

影像的重要性在于精确地显示解剖特征和椎间盘突出的程度及其对神经根的影响。椎间盘突出的分类最常见的是基于形态学模型，其中包括正常椎间盘、椎间盘膨出、突出、挤压和脱出等类别。椎间盘膨出指的是四周对称性延伸超出椎间盘的空间。椎间盘突出表示局灶性或非对称性延伸超过椎间隙，并保留外侧的纤维环 / 后纵向韧带复合体，伴基底部相对于原椎间盘比突出的任何其他直径更宽，并且髓核样物质与髓核相连续。椎间盘挤压是局灶性的破坏外部纤维环；基底部相对于原椎间盘比挤压的任何其他直径更窄，但是保持与原髓核的连续性。最后，在一些情况下，椎间盘脱出表示椎间盘物质与原椎间盘的连续性完全丧失，同时迁移远离椎间盘。

1. X 线平片

X 线平片在腰椎间盘突出症的诊断中没有多大价值，并且不能直接或间接地显示神经结构。

2. CT

计算机断层扫描能显示在椎管内的腰椎间盘突出症，并且是禁忌 MRI 患者的一种替代检查方法。

在颈椎 CT 扫描中，有可能出现来自肩部的条纹状伪像。但多层扫描仪可以很好地规避，并且可以通过图像重建而消除。未强化的 CT 不能区分颈椎和胸椎脊髓中的韧带。在 CT 上，椎间盘突出的物质将显示为与椎间盘相邻的局灶性肿块，具有 50 ～ 100HU 单位的衰减值，并且在中心或后侧向椎管内突出。低衰减的硬膜外脂肪将被消除，使硬膜囊受压变形。神经根将向后移位并且可能挤压椎管的骨边缘。已经移位的椎间盘碎片应仔细评估，并且不要与硬膜外静脉、联合神经根和背侧神经节混淆。占据椎管大部分的较大的椎间盘突出可能因为椎间盘和硬膜囊之间的清晰度损失而被误诊。CT 是显示椎间盘物质钙化的理想选择，据报道在胸椎椎间盘突出中发生的钙化高达 75％，以及任何有关的骨赘形成或终板碎片，特别是在颈椎中。

在 CT 上难以区分椎间盘突出和挤压，但是通过多层螺旋 CT 系统的容积扫描和矢状面重建可以看到椎间盘突出和椎间孔中的神经根受压情况，并能得到进一步的提高。据报道在颈椎中 CT 的精确度范围从 72％到 91％，但这些研究是在多层螺旋 CT 之前进行的。另据报道，腰椎的精确度在 73％和 83％之间。

在颈椎和胸椎中，CT 检查可以与鞘内注射对比剂相结合，这将增加神经根和脊髓的可视化，使精确度报告高达 96％。

3. 磁共振

磁共振成像是用于评估具有疑似椎间盘突出患者选择的一种成像模式。大多数中心可进行矢状位、轴位 T_1 加权像和快速自旋回波 T_2 加权成像序列扫描，但是一些倡导者更加局限于初始的成像序列。在颈椎扫描中，可能优选一个梯度回波 T_2 加权的轴位 MR 序列。在矢状位 T_1 加权图像上，椎间盘呈均匀的中等信号，在一个或两个图像上椎间盘脱垂向后延伸到椎体后缘的后侧。低信号硬膜囊的受压程度取决椎间盘突出的位置和高信号硬膜外脂肪的厚度。在矢状位 T_2 加权自旋回波序列上，椎间盘突出的髓核物质将通过突出的超过脊椎后线低信号的后纤维环显示为增高的信号。已经明确定义椎间盘突出与神经根的关系，并且能识别神经根的变形和移位。这种关系的评估非常重要，并且已经分级，且取决椎间盘是否接触、移位还是压缩神经根。

椎间盘突出部分将显示为环形纤维和后纵韧带外缘的一低信号的完整线。在轴位 T_1 加权图像研究中，局部突出可以通过低信号的硬膜囊和高信号的硬膜外脂肪进行鉴别，T_2 加权成像序列将显示神经根在硬膜囊内并从硬膜囊内发出。已经穿透外环形纤维的椎间盘挤压疝在 T_1 加权图像上显示为中等信号的球形团块，并伴有非完整的外部呈低信号的纤维，但是椎间盘突出的髓样物质仍与髓核保持连续性。矢状位上在椎间盘突出的基底部，原始椎间盘的高度比椎间盘突出物质的直径窄和（或）在轴位图像上椎间盘突出物质基底部的直径与椎间盘突出物质的前后径相似或更窄。被挤出的椎间盘可以保留在后纵韧带的深处或者可以穿透它，但是据报道在 MRI 上的鉴别具有较低的准确性。如果髓核物质受损，会丧失突出的髓核物质与原椎间盘的连续性，并且损伤的碎片可能会在相邻的椎骨后移动。在 MRI 图像上需要仔细评估以识别特别是移动到神经根管中自由的碎片。

如果是急性椎间盘突出，则突出的物质在 T_2 加权图像上呈高信号，但是慢性椎间盘突出时髓核物质因脱水而失去信号。椎间盘突出可能发生在较远的后外侧位置的椎间孔中，并可能使椎间孔外的神经根移位或挤压椎间孔内的神经根部。

在评估非复杂性椎间盘突出症方面尚未发现顺磁性对比剂具有重要的价值，虽然通过对比剂增强可以明显地显示椎间盘突出的大小和位置，并改善椎间盘突出物质与神经根之间的界限。对比剂增强在复发性椎间盘突出以及纤维化和复发性椎间盘突出之间、一侧的椎间盘突出与神经根袖肿瘤之间鉴别诊断的术后评估方面可能是有用的。在多个系列中已经证实受压的神经根能强化，尽管能强化的病例百分比位于 $21\% \sim 68\%$。Tyrrell 及其同事在一系列的大量的患者中发现神经根的强化与受损椎间盘的存在之间具有统计学意义上的关系，但总的神经根强化的敏感性为 23.5%。

最后，硬膜外血肿与后纤维环撕裂相关时可能导致与椎间盘突出症无法区分的症状。在 MRI 图像上，血肿表现为硬膜外的团块影，通常在中间椎体水平上显示最大，而在椎间盘水平处呈边界不清的锥形。虽然血肿成像的时间将影响其信号特性，并且其吸收速度通常是快速的，但是它可能具有 T_1 加权图像上的高信号强度和 T_2 加权图像上的中等信号强度。在几周内复查 MRI 扫描将有助于显示由血肿引起的硬膜外肿块的吸收。

（四）椎体终板

与椎间盘变性有关的椎体终板变化在严重程度上有很大的不同，主要取决软骨终板的破坏程度和相邻软骨下骨质的反应。

1. X 线平片

在胸椎和腰椎侧位 X 线平片上见到最常见的病变是 Schmorl 结节，它表现为刚好在中线后面骨端板内一界限清楚的凹陷。也有可能发生更广泛的骨间终板疝，特别是在椎体前方，这些都可能导致椎体前后径的增加并伴有轻微的楔形改变。如果有中度到重度的椎间盘变性，椎体终板可能是不规则的并伴有骨质硬化，并且在某些情况下，可能存在椎体前部的半球状骨质硬化。椎体终板的不规则性和 Schmorl 结节也是 Scheuermann 病的一大特征。

2. 磁共振

在 MRI T_1 加权序列上，Schmorl 结节表现为终板内的凹陷，其中包含髓核中高信号强度的小扩展。在 T_1 加权图像上 MRI 可以显示一围绕骨间椎间盘突出的椎体骨髓内低信号的边界，并且 T_2 加权像上呈高信号提示一些对椎间盘突出的骨髓反应。

颈椎和腰椎椎体的终板及相邻椎体也可见与椎间盘变性有关的信号强度变化。据Modic 及其同事所描述的这些变化往往分为三大类，但也可能存在混合型特征：Ⅰ型变化具有低 T_1 和高 T_2 信号的区域，并且在短 τ 反转恢复 (STIR) 序列上具有高信号，而且在顺磁性对比剂注射后具有强化，在组织学上显示与骨髓血管分布的增加相关，并伴有一些炎性细胞的浸润。Ⅱ型变化较为常见，具有 T_1 较高信号、T_2 等信号或稍高信号及STIR 较低信号，且无强化征象。组织学研究显示骨小梁增厚且脂肪组织代替正常骨髓。Ⅲ型的特征是呈低 T_1 和 T_2 加权信号，并且与由于明显的骨小梁增厚导致 X 线片上的骨质硬化有关。这种分类方法被证明是可靠的和可重复性的。在一些患者中，Ⅰ型和Ⅱ型改变可能发生在同一患者的不同椎体水平，而Ⅰ型和Ⅱ型的混合型特征可能发生在同一椎体水平。Ⅰ型的变化被认为是在进展为Ⅱ型的过程中最早和最活跃的阶段，尽管最近的纵向研究已经表明部分Ⅱ型变化可转化为Ⅰ型变化。

这些改变的征兆性意义随着不同的结果仍在不断地得到评估。在一系列无症状的受试者中虽没有报道Ⅰ型病变，但最近的研究已经确定在一系列近期没有明显背部疼痛的受试者中终板变化的所有类型。在椎间盘造影术中伴有疼痛刺激的比较研究表明Ⅰ型变化与背部疼痛复发之间存在密切关系，以及对终板变化的各种类型具有高度特异性和阳性预测值，并作为在椎间盘造影术中疼痛性椎间盘的标志。

(五) 小关节的骨关节炎

小关节的疼痛被描述为颈部或腰背部的疼痛，并且可分别累及肩部和臀部。疼痛也可分别累及上肢和下肢，而下肢也可以累及小腿的背部，有肘累及脚踝部。它可能会增加扩展度，腰椎的疼痛情况可能会因运动而缓解。在颈部，继发于小关节疼痛的肌肉痉挛可能导致斜颈。小关节的骨关节炎最早见于 30 岁，60 岁以后几乎不变。

1. X 线平片

颈椎和腰椎的 X 线特征可显示于侧位片和前后位片上，但是由于肋骨的重叠和关节的调整，胸椎的 X 线特征较难评估。关节软骨厚度的初始损失难以发现，但是一旦确定关节软骨损失，导致的关节间隙变窄可见于平行于椎体的关节间隙，特别常见于颈椎侧位片或上部腰椎的正位片。软骨下骨的骨质硬化和边缘骨赘形成、骨质增生导致小关节面密度增加和关节突的骨质肥厚，在前后位 X 线片上可能看到横向突出，特别是在颈椎和下位腰椎中。在侧位 X 线片上，可以看到骨质重塑，但是在 X 线片上难以评估软骨下囊肿。

2. CT

CT 在显示胸椎和腰椎的小关节方面被认为优于 X 线片。在颈椎关节的水平方向上需要容积获取和多平面重建。虽然软骨不能显示，但是可以准确评估关节间隙并清晰可见骨关节表面不规则、软骨下硬化和软骨下囊肿。骨质疏松多发于关节的背侧和腹侧，导致关节囊和韧带的移位，关节腹侧骨赘可能引起邻近神经根的压迫。然而，CT 变化的严重程度并不与背部疼痛存在相关性。

3. 磁共振

磁共振成像，特别是在轴位图像上，可以近似地显示小关节面的骨关节炎的特征，但与 CT 不同，关节软骨在 T_1 和质子密度加权序列上呈中等信号，但是除非存在关节积液，否则两关节面的分离是极少可能的。软骨下骨的不规则性在 MRI 上显示欠清楚，但在 T_2 加权序列上分别地显示在关节或软骨下骨内具有高信号强度的液体聚集的积液和囊肿。也可以在 T_1 和 T_2 加权序列上显示骨赘形成，但与骨质硬化不太容易鉴别。相同的分级系统适用于 MRI 和 CT，但观察者的相关度低于 0.41，然而一级分类再次为 95%～97%。CT 和 MRI 也将显示黄韧带，它可能显示增厚或弯曲，并且用 MRI 可以更好地观察关节囊肿、黄韧带复合体。MRI 上难以确定黄韧带中的钙化，如果这个特征具有重要诊断意义，那 CT 是一种可供选择的成像方法。

4. 疼痛测试

为了将颈部或背部荚膜样疼痛的症状精确地关联到小关节，需要进行图像引导下局部麻醉的注射。这样做的原因是通过将局部麻醉剂注入小关节来确定患者的颈部、背部和（或）肢体疼痛是否显著减少或消除。可以使用荧光镜或 CT 引导将针放置于颈部或腰部小关节。可以注射少量的对比剂以确认关节内的位置，随后接着注入高达 1mL 的对比剂以避免长效局部麻醉剂的破裂或硬膜外外渗。在随后的 2h 或 3h 内由患者提供注射后的反映情况。皮质类固醇可以作为治疗的成分在局部麻醉后再加入，但不是诊断测试的一部分。作为诊断测试时这种检查的有效性研究是相互冲突的，由于缺少一个明确的黄金标准，这种情况更加复杂。然而，注射可能会提供短期或长期的痛苦减轻，使得动员和计划得以实施。

（六）椎间小关节囊肿

随着 CT 和 MRI 的出现，腰椎小关节的近关节囊肿被认为是更常见的。它们可能是滑液，由包含黄色液体的小关节或包含凝胶状物质的神经节囊肿引起，并且可能或不可能与关节相通。腰椎的发生率为 0.65%，在颈椎中较少见。他们更常见于妇女，年龄范围为 16～81 岁，平均年龄为 57 岁。这些患者具有下腰背痛，并且经常仅在成像之后被诊断，但是它们也呈现或表现为神经根样症状。大多数发生于 L_4～L_5，但其他腰椎水平可能受到影响，也可能发生双侧囊肿。小关节的骨关节炎几乎是一个普遍的结果，伴随退行性脊椎前移的发生率变化于 42% 和 65% 之间。

1. CT

典型的外观是一个近关节面的圆形肿块并具有相对较低的衰减内容。钙化可能发生于囊肿或壁内，并能很好地被 CT 显示。气体也可能存在于囊肿中，呈现低衰减，有时与小关节面中的气体相关。在 CT 上能较好地显示小关节面的相关性骨关节炎，也可以通过 CT 引导下直接或通过小关节面将局部麻醉剂或皮质类固醇注入囊肿内。

2. 磁共振

小关节面囊肿通常位于椎管的后外侧方，并相对于椎管的表面积从 20％～90％成比例地变化，从而导致不同程度的神经根和脊髓受压。囊肿在 T_2 加权序列上显示最好，其中它们具有小于 3mm 厚的不连续的低信号囊肿壁。在 T_1 加权图像上，虽然在使用对比剂的情况下，大多数病灶边缘确实强化，但是囊肿壁可能呈稍高信号或等信号，伴有的内容物使得囊肿难以显现。囊肿可表现为不同的形态，主要取决于其内容物。在大多数情况下，内容物在 T_2 加权图像上呈高信号，并且在 T_1 加权图像上呈等信号。然而，据报道，近 25％的囊肿在 T_2 加权图像上呈低信号，而在 T_1 加权图像上呈高信号。T_1 加权像上呈轻度高信号归因于许多因素，其中包括高蛋白质含量或出血分解产物。少见的是，囊肿可能在两个序列上都呈低信号或高信号。小关节面的囊肿必须与结合神经根、特殊的椎间盘突出、脊柱内囊肿或囊性神经纤维瘤区分开来。囊肿的自然病史是可变的，在某些情况下可以看到自发的消退。如果存在症状性的牵涉性压迫，注射皮质类固醇可能会导致症状的消退，但手术仍然是囊肿的最终治疗办法。

（七）退行性脊椎滑脱

一个椎体在另一个椎体上的移位取决于脊椎后部支撑成分生物力学的不足，并且可能是脊椎向前滑脱或向后滑脱，其主要取决于椎体的应力方向。因此，上部腰椎向后滑脱更为常见，而退行性脊椎向前滑脱更为频繁地发生于 L_4～L_5。腰椎间盘突出症的发生率随着年龄的增长而急剧增加，其中有大约 25％年龄在 75 岁以上的人显示半脱位为 5mm 以上；妇女可能比男性受更多影响。小关节的退化是脊椎滑脱最常见的原因。

退行性脊椎滑脱的存在可能与疼痛相关，这可能是归因于小关节的骨关节炎、椎间盘退行性病变的存在或导致神经根缺血的组合物。下背部和腿部疼痛的存在与退行性脊椎滑脱的存在有很好的相关性。

1. X 线平片

一个腰椎在另一个腰椎上向前移位的正常范围很广，高达 5mm 被认为是正常值，但应使用 3mm 作为其正常上限。最近的研究表明，65 岁以上女性椎体滑脱的整体发病率为 28.9％，复发率为 14.2％，而如果使用 5mm 的滑脱作为标准，则患病率分别下降到 14.2％和 3.2％。大多数退行性脊椎滑脱处于Ⅰ级水平，处于Ⅱ级水平的有 10％，很少超过相邻椎体的 25％。侧位 X 线片将显示上面的椎体与椎板和棘突的向前滑脱，并且从相邻椎体终板的后缘测量椎体滑脱的程度。椎间盘退变通常伴有椎间隙的狭窄，并且可以看到一些椎体终板的硬化。在小关节中通常存在骨质硬化和骨质增生。在前后 X 线片上，小关节通常是垂直平行的，这点可以在 CT 上得到确认，这也将表明严重的小关节的骨关节炎可能产生相当多的骨赘形成和黄韧带骨化。通过屈曲和伸展位片与骨髓造影结合，可以实现退行性脊椎滑脱对硬膜囊影响的动态演示，使其显示在伸展位时增加硬膜囊的压迫和在屈曲位时舒张硬膜囊。

2. 磁共振

矢状位的研究显示，由于椎体滑脱引起椎间盘退变和后纤维环的变形将导致椎间盘后缘被拉伸，并且有时椎间盘突出进入椎管内。轴位扫描将显示椎体滑脱的假性椎间盘外观，因为通过椎间盘的切面将显示相对于下位椎体的椎间盘位置，明显缺乏上位椎体，表现出椎间盘脱垂的外观。椎间盘的平滑特性及其均匀的弧度将有利于区分这种椎体滑脱的假性椎间盘外观与椎间盘脱垂。小关节的退变表现为关节表面的不规则性、软骨缺失和骨赘形成的增生。

椎体向前滑脱、椎间盘变性和膨出的组合物与小关节骨关节炎周围的修复变化以及黄韧带的增厚或屈曲有关，也是椎管狭窄的常见原因，中心性椎管狭窄导致硬膜囊内的神经根受压，并且通过下位关节突的腹侧滑动缩窄了关节间隙，减少了神经根管的入口区域，这可能是严重的。在相应水平的椎间孔具有更多的水平结构，导致椎间孔高度的降低；并且与突出的纤维环相结合进入椎间孔中，导致椎间孔的狭窄。在 MRI 上可以很好地显示椎管的狭窄程度，这也将在矢状位中清楚地显示硬膜囊受压的程度以及椎间盘、小关节和黄韧带的关系，以及黄韧带对椎管狭窄程度的相对作用。屈曲位和伸展位的动态矢状位图可能有助于评估椎管的狭窄程度。

（八）椎管狭窄

椎管狭窄被定义为由于可用空间与其内容物之间的冲突而导致椎管内容物受压的任何类型的狭窄。狭窄可能累及中央管、神经根管进入区域或椎间孔，并且在许多退行性狭窄的情况下，复合性狭窄。退行性狭窄特别是累及颈椎和腰椎、基底部发育较短的椎弓根和小椎管将会增加退行性狭窄的可能性。退行性椎管狭窄是由于有或没有肥大的小关节的骨关节炎、椎体后缘的骨赘形成、椎间盘的退行性膨出以及黄韧带的退行性变化。随着年龄的增长而越来越多，并且在颈椎中出现长颈部或根部，以及在腰椎中出现神经根部受压。

在颈椎椎管狭窄伴有脊髓性脊髓病时，症状可能是长期性或节段性的。长时间的牵拉表现为过度的肌腱反射、病理反射的存在、痉挛性四肢麻痹、手的痉挛型脊髓病、手套和抹子样感觉丧失以及膀胱和肠道紊乱，而节段性体征是影响该节段的运动障碍。颈椎神经根的狭窄性受压通常表现为枕骨、后颈部、肩部或上肢的放射状症状。

腿部的放射性疼痛可能是单侧的或双侧的，并且可能累及单个或多个神经根分布的区域。跛行通常与腰椎的位置相关，并且步行距离可能会有所不同，且最大的限制因素与更严重的疼痛程度有关。症状的严重程度有所波动，大多数患者是长期性的逐渐增加。运动和感觉障碍的发病率各不相同，腿部的感觉障碍较常见，肢体无力少见，肠道和膀胱功能紊乱罕见。

1. X 线平片

在颈椎中，中央管狭窄是由骨赘和韧带增厚引起的。通常在 X 线平片上进行颈椎椎管宽度的定量测量，因为这些测量可预测椎管狭窄的存在。椎管宽度计算为椎管前后径与椎体前后直径之比。在正常志愿者中，这个比例约为 1。如果该比例低于 0.8，则可能存在发育性椎管狭窄。在常规的侧位 X 线平片上，可以测量椎体后缘与棘突椎板线之间的距离。如果该距离为 10mm 或更小，则可能会发生脊髓压迫。另一方面，如果该距离为 13mm 以上，则椎管狭窄是不可能的。在腰椎中，从椎体的后方到关节突上下端连线间测量椎管的前后径，在第 4 腰椎椎体水平，正常平均值为 13mm(范围为 10 ～ 16mm)。在腰椎前后位片上，椎弓根间距的平均值在第 4 腰椎椎体水平为 23mm(范围为 19 ～ 27mm)，但位于椎弓根内部小关节的矢状位置伴有一短小的薄层物，特别容易发生椎管狭窄。X 线平片不能显示椎管的形状或硬膜囊的大小。

2. CT

计算机断层扫描 (CT) 可以测量椎管的横截面形状和面积。椎管内部软组织和骨骼大小的组合与硬膜囊的空间密切相关。在大多数情况下，颈椎和腰椎的最小横截面面积都在椎间盘和小关节的水平。在颈椎中，据报道 60mm^2 的横截面面积可预测颈椎椎管狭窄。颈椎 CT 也将显示后纵韧带 (OPLL) 骨化的存在，这是椎管狭窄的主要原因，特别是在日本。OPLL 男性比女性更常见，典型表现在 50 ～ 70 岁。OPLL 的诊断通过在 CT 上的特征性外观来确定的，因为椎体和椎间盘的后缘有明显厚薄不一的致密骨化带。OPLL 可能延伸达多个椎体水平，但也可能是分段的。在腰椎中，包括黄韧带在内的腰椎椎管的横截面正常为 2.5cm^2；小于 1.45cm^2 将被认为是腰椎椎管偏小，但是低于 0.75cm^2，则会发生循环和神经功能的损伤。在颈椎中，精确评估硬膜囊的横截面面积通常需要硬膜内注入对比剂，而在 CT 脊髓造影术中，测量面积低于 60mm^2 的将确认为显著的狭窄。CT 脊髓造影还可以对椎管的屈曲和伸展进行动态评估，以评估黄韧带屈曲时的狭窄程度和伸展时椎间盘突出的影响。如果这个具有治疗意义的话，或者患者 MRI 检查结果不明确或技术上不合适时，在颈椎上它将有助于区分骨赘和椎间盘突出或髓核疝导致的神经和脊髓受压。与 MRI 相比，CT 脊髓造影评估的脊椎损伤程度、神经椎间孔侵犯和脊髓直径的减小更为严重。

3. 磁共振

磁共振成像是评估颈椎和腰椎椎管狭窄的首选方法，特别是使用 T$_2$ 加权序列，因为它无须使用硬膜囊内对比剂就能够对硬膜囊的大小、脊髓和神经根进行骨质和软组织方面影响的评估。然而，在大多数情况下，骨赘和椎间盘膨出或突出难以区分，特别是在 MRI 上的颈椎，因此被某些权威机构称为椎间盘骨赘复合体。在矢状位和轴位上 T$_2$ 加权序列显示脊髓前后脑脊液信号的流失，并伴有脊髓的扁平化。在 T$_2$ 加权梯度回波轴位 MRI 研究中脊髓灰白质的正常差异可能会丢失，在颈髓受压严重的病例中，T$_2$ 加权图像上脊髓实质内可能具有高信号强度。

在腰椎 T_2 加权轴位图像中神经根周围脑脊液高信号强度的丢失对于评估临床相关的椎管狭窄也是有价值的。在椎管中央性狭窄时，硬膜囊在椎间盘水平处被前方膨出的椎间盘和后外侧的小关节面的骨关节炎骨赘和迂曲的黄韧带所压迫。在轴位或矢状位图像上不能看到各个神经根，因为它们被压缩在一起。在轴位序列上，可以确定侧隐窝中的神经根。侧隐窝的后面为上关节面，侧面为椎弓根，前面为椎体和椎间盘。当肥厚的上关节面侵入隐窝，并常常伴有由于膨出的椎间盘和骨赘引起的狭窄时，会发生腰椎侧隐窝的狭窄。当肥大的小关节面、椎体骨赘形成或膨出的椎间盘导致神经孔狭窄并侵入神经根时，则会发生椎间孔狭窄。椎间孔狭窄需要在矢状位和轴位研究中进行评估，因为狭窄可能发生在前后方向，头尾方向或两者的组合，而且神经根的可视化是临床的相关特征。当椎间孔内神经根周围的硬膜外脂肪在矢状位 T_1 加权扫描时消失，则有明显的侵犯存在。神经根也可以仅在一个平面内受压。

有一项关于腰椎椎管狭窄诊断效能的系统评估研究结果显示，各类检查的诊断效果差异不大，并未发现最为精确的检查手段。

椎间孔狭窄可能发生于一个以上椎间盘水平，临床评估与成像之间可能存在差异性，或者对于慢性神经根受压的症状和体征可能是模糊不清的。在这些情况下，局部麻醉下的选择性神经根阻滞可能有助于分离症状的水平或确认症状的病因。神经根周围皮质类固醇的局部注射也已经实施。

四、鉴别诊断

影像已广泛用于显示颈部和下腰背痛患者的脊柱退行性改变，特别是 MRI 已成为脊柱病理性评估的黄金标准。然而，存在或不存在症状与影像结果之间缺乏相关性。随着 MRI 的到来，它是非侵入性的，并且能够使脊柱、韧带和神经根的不同成分成像，并能够对无症状受试者进行详细的评估。现在已经有一些研究报道了无症状受试者的腰椎异常影像发现率很高。如果患者的症状对应于影像学检查结果，只有椎间盘挤出和脱出的存在才可能代表临床上重要的发现。Modic 变化的作用仍然是一个争论的焦点。然而，神经受压在症状和 MRI 检查结果之间的相关性中是重要的。有症状患者和无症状受试者之间唯一的实质性形态学差异是神经受压 (83％比 22％) 的存在，无症状受试者和相匹配的症状性椎间盘突出症患者的区分主要根据年龄、性别和职业危险因素。

引起神经根症状的病理生理机制尚未完全明了。目前探讨了两种观点：机械性神经根压迫机制和存在于椎间盘突出髓核内的炎症细胞因子引起的神经根炎症机制。

评估退化的另一个因素是姿势的影响。大多数的机构都是仰卧位进行 MRI 扫描。然而，退行性疾病的症状通常在直立位置和脊柱的各种动态运动中感觉到。这可能是影像学结果和症状学差异的部分原因。

第八章 妇产科疾病影像

第一节 超声在妇科的应用

超声诊断技术作为医学影像诊断的一个手段,在医学各科领域中的应用已十分广泛。同样,在妇科、产科、产前诊断、计划生育、辅助生育技术等妇产科领域中,也已成为不可缺少的检查和诊疗手段。随着计算机技术和超声医学工程技术的飞速发展,除腹部超声外,有腔内超声、彩色多普勒超声、三维及四维超声等方法。作为妇产科的临床医师,了解和掌握超声诊断技术,对提高临床诊断水平,正确诊断和处理患者,也是非常重要的。

一、超声波原理

(一)超声波与超声成像

人耳能听到的声波频率在 15 ~ 20000Hz 之间,频率在 20000Hz 以上的声波称为超声波。超声波具有频率高、波长短、能量集中、方向性较好的特点。超声波和光波、机械波具有同样的特性,在介质中超声波也具有反射、折射、衍射和散射等特性。在超声诊断和多普勒检查中,大多数采用的是脉冲超声,即使用一个探头,在一段时间内发射超声波,一段时间接收超声波。这种脉冲超声不仅保障超声的安全性,也避免连续超声周期的不确定性。当超声波在不同的介质中传播时,由于介质的密度不同,即声阻抗不同,超声波的一些物理参数发生变化,这些参数的变化在临床诊断中就是重要的讯息。不同的组织器官具有不同的密度和不同的超声传播速度,即不同的声阻抗。声阻抗 (Z) 一介质的密度 (P)× 声速 (C) 超声波发射到不同声阻抗的界面上后,产生的反射亦不同,形成各种不同的回声讯号,这种回声讯号所组成的二维图像可供医师对所成图像进行分析。多普勒超声效应:超声波遇到界面会发生反射,若界面静止不动的,则反射声波频率与发射声波频率相同,不发生频差。相反,超声波发射到活动的界面上时,反射频率会高于发射频率,也就是会造成频移,这种现象称为多普勒效应。当超声波发射到流动的红细胞上时,可发生后向散射,通过这种讯号与反射讯号的多普勒频移大小的比较,可用于测定血流的方向和血流的速度。三维超声技术是在二维超声图像基础上进行三维重建的立体图像。早期的三维超声是采集大量的二维超声图像后在计算机内进行处理而得到的三维立体成像,成像速度慢。近年来发展的实时超声波跟踪技术和高速计算机技术使三维超声成为真正的实时三维超声也称为四维超声,最新的三维成像技术使超声在妇产科和产前超声诊断中应用前景更加广泛。

（二）超声回声图像的特征

1. 决定超声回声图像的因素

（1）分辨率：即对相邻两个质点或界面间距离的分辨能力。超声波的频率越高，波长越短，能分辨的距离就越短，分辨率就越高。但波长越短的超声波，穿透性也越差，对远场的显示也较差。

（2）聚焦：利用超声波的换能器圆形单晶片的几何造型使声束聚焦的方法称为几何聚焦；利用超声波换能器声速发射时间的延迟改变来改变焦距的称为电子动态聚焦。

（3）灰阶等级：二维超声的声像图是由很多不同亮度的像素组成的。像素在屏幕上形成不同亮度的层次，即所谓灰阶等级。灰阶等级对图像的诊断非常重要。灰阶等级越高，在屏幕上形成的图像层次越多，图像就越清晰。

2. 超声回声图像的描述

（1）周边回声：脏器或病变组织周围大多有包膜，与周围组织间的声阻抗差别较大，在声图像中可形成清晰的周边回声。由此可判断人体脏器或病变组织的大小、形态、部位以及与周围组织的毗邻关系。

（2）内部回声：根据内部回声的强弱可分为无回声等回声、低回声及强回声。介质密度低的组织可显示为无回声，如膀胱、单纯性卵巢囊肿；介质密度高的组织可显示强回声，如骨骼。根据组织内部结构的不同，回声的均匀程度亦不同，可表现为强度相同，均匀一致的点状强回声，如巧克力囊肿内部的回声；或强度不同的，不均匀回声，如畸胎瘤的内部回声。超声图像可显示组织的内部结构，如卵巢内的卵泡，子宫内膜。在一些病例，可显示特殊的回声，如葡萄胎时在子宫内部可显示蜂窝状回声，卵巢肿瘤内部可见乳头状回声。

（3）后方回声：在有些脏器的后方可见回声增强，如膀胱、胆囊，卵巢囊肿后方回声也可增强。

二、妇科腹部及阴道超声妇科超声仪器的条件

妇产科常用的超声频率范围在 3 ～ 7MHz。妇科腹部 B 超为最常采用的探头频率为 3.5 ～ 5MHz。腔内超声探头频率为 5 ～ 7.5MHz。妇科腹部 B 超检查时需适度充盈膀胱，膀胱的充盈程度以可显示宫底及两侧附件为宜。膀胱可排除周围肠道气体的干扰，并可作为良好的声窗以清晰显示其后方的子宫及附件。妇科腔内 B 超有经阴道或经直肠超声。腔内超声，子宫及附件均无声无须充盈膀胱，可避免充盈膀胱的不适和等待。腔内超声频率较高，且直接放置入盆腔，更接近扫查器官，图像更清晰。对于监测卵泡发育及子宫内膜更有价值。但有阴道流血、月经期妇女不宜进行阴道超声，未婚女性只适合用经直肠超声。由于腔内超声探头的频率高，波长短，远场显示不甚满意，因此不适合用于已超出盆腔的子宫及肿瘤的检查。

三、正常妇科超声

(一) 子宫

子宫位于膀胱后方，纵切面上呈倒置的梨形，横切面上子宫体部呈圆形，近宫底部呈三角形。超声图像中子宫的周边回声轮廓清楚，边缘规则，内部为均匀的中等回声，子宫内膜呈线形强回声。子宫颈回声较宫体部略强。根据声像图中子宫颈与子宫体的关系可确定子宫的位置。子宫体长度约为 5.5 ～ 7.5cm，厚度约为 3 ～ 4cm，宽度约 4.5 ～ 5.5cm。宫颈长度约为 2.5 ～ 3.5cm。子宫的大小与年龄以及是否生育过有关，生育过的妇女三条径线相加约为 15 ～ 18cm。青春发育期前及绝经后妇女子宫均较小。在彩色多普勒超声检查时，子宫动脉呈现高阻力血流频谱，血流阻力指数 (RI) 约 0.80。在正常的月经周期中，随着子宫内膜的周期性变化，也呈现周期性的变化。增生期，子宫动脉血流阻力偏大，RI 增高；排卵期和分泌期子宫动脉血流阻力下降，RI 下降。阴道在纵切面上呈管状强回声结构，为三条线形强回声。其中阴道前后壁呈增强回声，内可见气线的强回声。

(二) 卵巢

卵巢位于近宫底部的两侧，腹部扫查时，应在宫底部两侧扫查。阴道 B 超扫查时，可将探头分别置于两侧穹隆部扫查，卵巢位于髂内动脉的前方。卵巢在声像图上为椭圆形中低回声结构，与周围组织分界清楚。生育年龄妇女卵巢大小约 4cm×3cm×1cm。卵巢内部可见大小不等的圆形无回声结构为卵泡的回声。卵巢体积大小可按椭圆公式计算：长×宽×厚×0.523。成熟卵泡直径可达 18 ～ 20mm，外观饱满，内部为均匀的无回声区，卵泡逐步移向卵巢表面，并在卵泡内可见卵球。彩色多普勒超声检查中，卵巢的血流随月经周期变化而呈现周期性变化。月经期至卵泡期早期，血流呈低幅度高阻抗信号，无舒张期血流；随着优势卵泡的发育，该侧卵巢血流出现舒张期血流信号，RI 为 0.5 左右；黄体高峰期，血流信号为低阻抗型血流，RI 约为 0.4。

(三) 输卵管

输卵管为一对细长的管状结构，正常输卵管即使在阴道超声中也难于显示。只有在盆腔内有液体陪衬下，如有腹腔积液或输卵管有病变时可以显示输卵管的结构。正常输卵管为向两侧盆壁蜿蜒伸展的细长管状回声，输卵管直径约 1cm，管腔直径约 5mm。

四、异常妇科超声

(一) 与妊娠有关的疾病

1. 流产

流产按临床分类可分为先兆流产、难免流产、不全流产、完全流产和稽留流产。不同的流产类型在声像图中可有不同的表现。先兆流产的声像图表现为：妊娠囊大小与停经周数相符，囊壁厚度均匀，回声强度均匀，轮廓完整。囊内可见胚芽和原始的心管搏动。妊娠囊的边缘可见一直径约 1cm 的强回声圆形卵黄囊。蜕膜层内可见无回声区为出血区。不全流产的声像图表现为：妊娠囊轮廓不清或变形，囊内无胚芽回声及胎心搏动，常可见不均质强回声区和不规则无回声区。稽留流产时，胚胎停止发育，声像图表现为：子宫小于停经孕周。妊娠囊变形、皱缩、边缘模糊不清或位置下移。妊娠囊内无胚芽或虽有胚芽但测量参数小于停经孕周，且无胎心搏动。难免流产时妊娠囊变形、下移至子宫下段甚至子宫颈管内，蜕膜层有出血或宫腔积血。晚期难免流产时可见宫颈口扩张，羊膜囊突入阴道内。流产时，可采用彩色多普勒超声检查胎儿原始心管有无节律性搏动，胚胎存活时可见红蓝闪烁的原始心管搏动。

2. 异位妊娠

当胚胎种植在子宫腔以外的其他部位时，称为异位妊娠，俗称宫外孕。异位妊娠 95% 位于输卵管部位，因此也称为输卵管妊娠。异位妊娠的典型临床表现有停经、阴道流血、腹痛。实验室检查尿妊娠试验阳性，血 HCG 升高。当异位妊娠未发生流产或破裂时，超声检查可能难于明确诊断。临床医师高度怀疑异位妊娠时，即使超声检查未发现异常声像图表现，仍不应放松警惕。异位妊娠的声像图表现有：子宫稍增大，但小于相应的停经周数；部分患者在子宫内可见假妊娠囊，应与妊娠囊相鉴别。少数患者在子宫旁一侧可见典型的妊娠囊，内可见胚芽及心芽搏动，则可明确诊断为输卵管妊娠。输卵管妊娠发生流产或破裂时，在附件区可见到境界不清、形态不规则的不均质回声区，内可见强回声区及无回声区。盆腔、腹腔内有大量出血时可见盆腹腔内大量的无回声区。陈旧性宫外孕的声像图表现：子宫旁一侧可见边界不清、形态不规则的不均质中等回声区及高回声区，盆腔内可见少量积液。胚胎在宫腔内种植时往往偏于一侧，如胚胎着床于子宫角部，与输卵管间质部妊娠在早期的声像图上常难于区别。因此，在首次 B 超检查时，若发现妊娠囊位于子宫角处，应严密随访 1～2 周。在随访观察过程中，如妊娠囊进入宫腔，则为正常妊娠，如妊娠囊向输卵管方向生长，并突出于子宫角部侧为输卵管间质部妊娠。由于输卵管间质部有子宫肌组织，发生破裂的时间多在停经 3～4 月，且此处血管极丰富，一旦发生破裂，在短时间内可引起致命的内出血，当明确诊断为输卵管间质部妊娠应立即手术治疗。

3. 妊娠滋养

细胞疾病妊娠滋养细胞疾病包括良性葡萄胎、侵蚀性葡萄胎及绒癌。良性滋养细胞疾病的声像图表现为：一般子宫较停经月份大，子宫壁光整，宫腔内充满小圆形液性暗区，呈蜂窝状。无正常胎儿及附属物结构。有出血时宫腔内可见不规则的液性暗区。部分性葡萄胎患者可见正常妊娠囊，部分胎盘呈蜂窝状结构。约有 1/3 的良性葡萄胎患者可见一侧或双侧卵巢黄素囊肿。侵蚀性葡萄胎多发生在葡萄胎清除后半年之内，临床上可表现为不规则阴道流血，血 HCG 持续不下降或下降后又上升，可出现转移部位的症状，如咯血等。侵蚀性葡萄胎超声检查时可见子宫增大，外形不规则，子宫壁内有形态不规则棉花团样回声，有时为低回声区。病灶向子宫旁浸润时可见子宫旁有形态不规则的蜂窝状回声区。彩色多普勒超声检查时，在病灶部位可见丰富血流回声。绒癌与侵蚀性葡萄胎在声像图上往往难以鉴别，最终须由病理检查做出诊断。

（二）子宫病变

1. 子宫肌瘤

子宫肌瘤为常见的子宫良性肿瘤。生育年龄妇女中子宫肌瘤的发生率为20%～25%。临床上子宫肌瘤根据生长部位的不同可分为肌壁间肌瘤、浆膜下子宫肌瘤和黏膜下肌瘤。临床上，体积较小的肌壁间肌瘤可无症状，仅在妇科或超声检查时方能发现；而黏膜下肌瘤即使较小，也可出现月经过多、阴道流血淋漓不尽、阴道排液增多等症状。浆膜下子宫肌瘤较大时，可有腹部包块、尿频、便秘及腰背酸痛等压迫症状。子宫肌瘤的超声图有以下特点：子宫增大、形态不规则或出现局限性隆起；宫腔线形回声移位或变形；宫壁内部回声不均，可见圆形低回声、不均质中等强度回声或等回声区，有时周围可见低回声的假包膜晕。肌瘤发生变性时，根据变性的不同可有不同的内部回声，囊性变时可为无回声区，红色变性或玻璃性变时可为低回声区，而肌瘤钙化时可为片状或环形强回声。彩色多普勒超声检查时，在较小的肌瘤中可见星点状散在血流，肌瘤较大时，可在肌瘤周边探及环状或半环状的血流回声；有蒂的浆膜下肌瘤，可见蒂部条带状血流回声。

2. 子宫肌腺症

子宫内膜腺体和间质在子宫肌层内生长时，称为子宫肌腺症。子宫肌腺症多发生在年龄30～50岁的经产妇，约15%～45%的患者合并有卵巢或盆腔内其他部位的子宫内膜异位症。子宫肌腺症的声像图表现为：后位子宫多见。子宫均匀性增大，周边回声规则。子宫肌层异常增厚，以后壁多见。子宫壁回声不均，宫壁内可见散在的低回声区，内膜线多前移。局限性子宫腺肌症形成子宫腺肌瘤，超声可见宫壁内有不均质圆形低回声区，但无子宫肌瘤假包膜的低回声区。

3. 宫颈腺囊肿

在宫颈糜烂越合过程中，宫颈腺管的开口被新生的鳞状上皮所覆盖，腺管开口被堵塞，使腺体的分泌物无法引流而形成宫颈潴留囊肿，又称为纳氏腺囊肿。纳氏腺囊肿的声像图表现为：宫颈体积增大，回声增强。宫颈部位，特别是宫颈管周围有多个大小不等的圆形无声区。彩色多普勒超声检查无血流信号。

4. 子宫内膜息肉

由于子宫内膜腺体和纤维间质局限性增生形成息肉样病变称子宫内膜息肉。临床表现可有月经量增多，经期延长，阴道流血淋漓不尽或绝经后阴道出血。超声图像可见子宫内膜回声不均匀，可有增强回声光团，息肉与正常子宫内膜边界较清晰，如息肉有囊性变时，可为不均质强回声光团。

5. 子宫内膜癌

子宫内膜癌是女性生殖道常见恶性肿瘤之一，多发于绝经后妇女。临床表现为绝经后阴道流血，阴道排液增多等。子宫内膜癌早期超声检查仅见子宫内膜轻度增厚。绝经后妇女超声检查子宫内膜厚度超过 5mm 时，应行诊断性刮宫以明确是否为子宫内膜癌。子宫内膜癌超声图像表现：早期子宫大小及外形无明显改变，子宫内膜可稍增厚，回声稍有不均。晚期可出现子宫增大，变形，与周围组织分界不清。宫腔内为不均质混合性回声，可为局限性或弥漫性。肿瘤累及肌层时与肌层之间分界不清。当病变累及宫颈时宫颈增大，宫颈管阻塞后可引起宫腔积液。子宫内膜癌的子宫动脉血流量增加，血流阻力指数下降。内膜内可见杂乱的彩色血流信号，血管走向紊乱。

6. 宫颈癌

早期宫颈癌常无临床症状，超声检查，即使是阴道超声检查亦无声像图改变，需通过细胞病理学检查方能得以诊断。宫颈癌晚期超声图像表现：宫颈增大，形态不规则，可为不均质低回声，宫颈管正常结构消失，宫颈管堵塞时可有宫腔积液。

（三）卵巢病变

卵巢肿瘤为妇科常见肿瘤。由于卵巢位于盆腔内，早期卵巢肿瘤往往不易发现。良性肿瘤常在增大如孕三个月子宫大小，肿瘤超出盆腔后才被发现；而恶性肿瘤常在伴有腹腔积液后方得以确诊，而此时已属肿瘤晚期。阴道超声检查作为简便的方法，可重复、无创伤，应可作为早期筛查卵巢肿瘤的常规手段。

1. 卵巢瘤样病变

卵巢瘤样病变又称卵巢非赘生性囊肿，包括单纯性卵巢囊肿、滤泡囊肿、黄体囊肿以及卵巢冠囊肿等。

卵巢滤泡囊肿、黄体囊肿为单房性壁薄的小囊肿，一般直径不超过 5cm。

内为无回声区，囊肿周边可见正常卵巢结构。此类卵巢囊肿不必手术，一般观察 2～6 周多自行消质回声或网状结构；黄体囊肿内出血较多时，声像图上可表现为不均质回声。黄体囊肿直径可达 4～6cm，有时与卵巢畸胎瘤难于区别。彩色多普勒超声检查时，黄体出血形成的囊肿壁较厚，周围可有彩色血流信号。如诊断有困难时也可在短时间内复查，如卵巢黄体出血性囊肿，一般观察两个月经周期可自行消失。

2. 卵巢子宫内膜囊肿

子宫内膜生长在宫腔以外的其他部位时称为子宫内膜异位症。异位的子宫内膜在月经周期中也可随卵巢激素的变化而发生周期性变化，月经期异位内膜也会发生出血。子宫内膜异位症患者可有下腹痛、痛经、性交痛等症状，也是造成不孕症的重要原因。子宫内膜异位症患者中，约 80% 的患者可累及一侧或双侧卵巢。由于卵巢囊肿内反复出血，陈旧性血液呈糊状，形似巧克力，故又称为卵巢巧克力囊肿。巧克力囊肿的声像图表现：典型的卵巢巧克力囊肿呈圆形或椭圆形，囊壁较厚，囊内可见低回声区，内见密集光点，呈泥沙样；也可呈高回声区或云雾状。囊肿位置较低，与子宫后壁有粘连，不活动，卵巢巧克力囊肿常为双侧性。

3. 多囊卵巢

多囊卵巢综合征 (PCOS) 患者的典型临床症状有闭经或月经稀发、肥胖、多毛等。实验室检查高雄激素血症及 LH/FSH 比例升高。PCOS 也是造成不孕的常见原因，其病因可能与下丘脑 — 垂体 — 卵巢轴的调节功能紊乱有关。多囊卵巢综合征患者声像图的特征为：双侧卵巢增大，可为正常卵巢的 2 ~ 5 倍，卵巢体积＞ 10mL；卵巢包膜较厚，内可见直径均小于 1cm 的卵泡，每个切面可＞ 10 个，卵泡排列成项链状或连珠状；卵巢髓质回声增强。多囊卵巢综合征卵巢动脉血流量明显减少，RI 明显升高。

4. 卵巢畸胎瘤（皮样囊肿）

卵巢成熟畸胎瘤约占卵巢肿瘤的 20% ~ 30%。卵巢肿瘤的细胞多以外胚层组织为主。肿瘤可为圆形或椭圆形，内有脂肪组织、毛发、骨骼、牙齿等组织。卵巢畸胎瘤的声像图表现可有多种特征，可见有以下几点。

(1) 面团征：肿瘤多为圆形或椭圆形，内为无声区，内见高回声团块。

(2) 杂乱结构征：肿瘤内部回声不均质，可有高回声区、斑点状回声及无回声区。

(3) 脂液分层征：肿瘤内部的高回声区和低回声区之间有一明显的分界线，线的一侧为含脂质成分的密集点状高回声区，另一侧为无回声区。

5. 卵巢囊腺瘤

卵巢囊腺瘤包括浆液性囊腺瘤和黏液性囊腺瘤，属上皮来源的卵巢良性肿瘤。卵巢囊腺瘤常为单发性，浆液性囊腺瘤多见为单房性，黏液性囊腺瘤多见多房性。卵巢囊腺瘤的超声表现特征：肿瘤边界清晰，囊壁薄，内壁光滑；多房性肿瘤内可见分隔，乳头状囊腺瘤囊内可见结节状或不规则状的强回声区。

6. 卵巢恶性肿瘤

卵巢恶性肿瘤为妇科常见的恶性肿瘤，在女性致死的癌肿瘤中排位第四。肿瘤早期往往可无临床症状，部分病例在发现时已属晚期。随着肿瘤的生长，患者可出现腹胀、腹部增大，恶心、呕吐等消化道反应，可有腹腔积液。晚期患者可出现贫血、消瘦、乏力及恶病致症状。卵巢恶性肿瘤超声表现较复杂，肿瘤可为囊实性，形态不规则，囊壁厚薄不均，内部回声多杂乱。卵巢恶性肿瘤常伴有腹腔积液。卵巢恶性肿瘤生长迅速，肿瘤血管管径增粗，因而血流阻力低，RI 可＜ 0.45。卵巢恶性肿瘤内血管丰富，有大量的动静脉血管吻合，也可产生高血流信号。卵巢良性或恶性肿瘤在声像图中的表现可有不同，因此可通过声像图表现的特征来初步鉴别卵巢良恶性肿瘤。

（四）急、慢性盆腔炎

由于生殖道防御功能降低而引起的女性生殖器及周围结缔组织的炎症，统称为盆腔炎。盆腔炎可分为急性盆腔炎和慢性盆腔炎。急性盆腔炎症时，临床表现可有下腹痛伴发热，严重时可有寒战、高热；脓肿形成后可有下腹部包块，可有腹膜刺激症状。慢性盆腔炎全身症状不明显，可有下腹坠胀，疼痛，腰骶部疼痛等症状，往往呈反复发作。

盆腔炎症超声检查时可无异常改变，只有在形成结构改变时，超声检查才有异常。

1. 输卵管

卵巢脓肿声像图表现为子宫旁混合性、不均质回声包块，边界不清，形态不规则，内部回声不均匀。

2. 输卵管积水

输卵管积水为慢性输卵管炎的表现，临床上可无明显症状，多数因不孕症检查时发现。输卵管积水的声像图表现：子宫旁呈腊肠形、圆形无回声区，边界清晰，内部为液性暗区。

3. 盆腔脓肿

多数盆腔脓肿脓液聚集在子宫旁或子宫直肠窝，声像图表现为形态不规则、密度不均匀的云雾状低回声区，子宫浆膜也表现为周边回声不清，增厚，回声减低，卵巢轮廓不清。

第二节　造影术在妇科的应用

一、子宫输卵管造影术

(一) 概论

子宫输卵管造影 (HSG) 通过导管向宫腔和输卵管注入造影剂，X 线片下透视和摄片，根据造影剂在宫腔和输卵管及盆腔显影情况，判断宫腔和输卵管有无先天性畸形或病理情况存在，了解输卵管是否通畅、有无梗阻及阻塞部位，并对输卵管的内部结构做出诊断。部分患者经 HSG 检查后，可促使不通畅的输卵管变得通畅。因此，HSG 对于部分不孕症患者尚有治疗作用。由于 HSG 不需要麻醉，操作过程快，并发症少，费用低廉，诊断比较明确、有部分治疗作用而被广泛应用于妇产科临床，是女性不孕症的常规检查方法。

(二) 临床应用

1. 适应证

(1) 了解输卵管的形态、是否通畅以及阻塞的部位。

(2) 了解宫腔形态，明确有无子宫畸形、子宫畸形的类型、有无宫腔粘连和宫腔占位 (黏膜下子宫肌瘤、子宫内膜息肉等)。

2. 禁忌证

(1) 内外生殖器急性炎症或慢性炎症急性、亚急性发作期。

(2) 月经期或有不规则阴道流血者。

(3) 可疑妊娠者或妊娠期。

(4) 严重的全身疾病不能耐受手术者。

(5) 产后、流产后、刮宫术后 6 周以内者。

(6) 对碘液过敏者。

3. 术前准备

(1) 造影术选择在月经干净 3 ～ 7 天内进行，经期较长的患者以月经干净 3 ～ 5 天内为宜。术前 3 天禁性生活。

(2) 妇科检查和阴道分泌物检查，排除内外生殖器炎症。

(3) 做碘过敏试验。碘过敏试验的方法如下：

1) 术前 3 天开始口服 10％ 的碘化钾，10mL/ 次，一日三次。

2) 皮肤划痕试验。将碘液滴于上臂内侧后在皮肤上作"井"字划痕，观察划痕处皮肤有无红肿反应。

3) 睑结膜试验。将碘液滴于一侧眼结膜上，观察睑结膜有无充血反应。

4) 静脉试验如果用泛影葡胺作造影剂进行检查，则必须用同一批次的泛影葡胺试验用药做静脉试验。

(4) 术前半小时肌内注射阿托品 0.5mg。

(5) 术前排空膀胱，便秘者给予清洁灌肠。

4. 检查方法

(1) 设备及器械：X 线放射诊断仪、双腔导管、阴道窥器、宫颈钳、长弯钳、20mL 注射器。

(2) 造影剂：通常使用碘造影剂，分为油剂和水剂两种，分别为 40％ 的碘化油和 76％ 的泛影葡胺。

(3) 操作步骤

1) 患者取膀胱截石位，常规消毒外阴、阴道，铺无菌巾，检查子宫的位置和大小。

2) 借助于窥阴器暴露宫颈，再次消毒阴道穹隆和宫颈，宫颈钳钳夹宫颈。

3) 将造影剂充满双腔管的宫腔管，排出管中的空气，以免管中的空气进入宫腔造成假阳性的充盈缺损。将双腔管沿宫颈管插入宫腔，向双腔管的气囊内注入 2mL 造影剂或气体，向外牵拉双腔管以确保气囊完全堵塞宫颈内口。

4) 向双腔管的宫腔管内缓慢注入造影剂，以 1 分钟注入 5 ～ 10mL 造影剂为宜，在 X 线透视下观察造影剂流经宫腔和输卵管的情况并予摄片。当见到输卵管伞端显影并有 1 ～ 2 滴造影剂流入盆腔时停止注入造影剂。如果造影剂为泛影葡胺，则在注入造影剂 10 ～ 20 分钟后第二次摄片；若造影剂为碘化油，则在 24 小时后第二次摄盆腔平片，以了解造影剂在盆腔的弥散情况。

5. 结果判断

(1) 正常子宫、输卵管：宫腔呈倒三角形，双侧输卵管显影，形态柔软，第二次摄片显示造影剂在盆腔内均匀弥散。

(2) 子宫内膜结核：宫腔失去倒三角的形态，内膜呈锯齿状。

(3) 子宫畸形：表现为宫腔形态不对称、宫底部凹陷呈马鞍状、两侧宫腔融合不全或完全不融合等。

(4) 输卵管异常：表现为输卵管阻塞、输卵管积水等。

(5) 盆腔粘连：盆腔内造影剂弥散不均匀。

6. 注意事项

(1) 避免气体进入宫腔，以免出现充盈缺损的假阳性征象。

(2) 注意封闭宫颈，以免造影剂外溢。

(3) 注意推注造影剂的剂量、速度、阻力。若注入的造影剂太多，则有较多的造影剂进入盆腔，造成造影剂弥散不均的假象。若注入的造影剂太少，则可能导致输卵管显影不全而误认为输卵管阻塞。一般以当见到输卵管伞端显影并有 1～2 滴造影剂流入盆腔为宜。推注造影剂的速度不宜太快，以免导致输卵管痉挛、注入的造影剂太多。当遇到阻力 (如输卵管阻塞或输卵管痉挛) 时，如果推注造影剂的速度太快，还可能导致输卵管破裂、造影剂进入静脉发生油栓等。

(4) 碘过敏试验：碘试验阳性的患者可选用有机碘造影剂。

(5) 检查前半小时肌内注射阿托品 0.5mg，以减少输卵管痉挛。

(6) 术后禁性生活及盆浴半月，防止继发感染。

(7) 造影检查的时间应尽可能安排在月经来潮的 10～12 天以内，因为月经中期以后子宫内膜增厚，输卵管开口处流出道变小，造影剂通过的阻力增大，有可能导致输卵管近端阻塞的假象。

(8) 由于产后、流产后、刮宫术后 6 周以内子宫内膜或输卵管的缺陷很容易使造影剂进入静脉，发生油栓，故上述患者应避免子宫输卵管造影检查。

7. 并发症

(1) 继发感染：关键在于预防。应严格掌握适应证，术中严格遵守无菌操作的原则，术后预防性口服抗生素，术后禁性生活和盆浴半月。

(2) 静脉油栓：透视下见到造影剂进入异常通道，同时患者出现咳嗽，应警惕发生油栓，须立即停止操作，取头低脚高位，严密观察。

(三) 最新研究和进展

HSG 可显示输卵管的情况、检查后可以提高妊娠率、操作简单、迅速、费用低廉、诊断较明确，是评价输卵管通畅性的重要方法，尚不能被其他方法取代。历时近一个世纪，HSG 至今仍然被列为女性不孕症首选的常规检查方法。随着 B 超、宫腔镜、磁共振在妇科临床上的广泛应用，对子宫占位性病变、宫腔粘连、子宫畸形等疾病的诊断已不再推荐进行 HSG 的检查。

近年来，国外对子宫输卵管造影术的研究主要集中在造影器械、造影剂、操作技术和介入治疗等方面。

理想的子宫输卵管造影器械应该是无痛、无创伤、操作简便而且能密闭宫颈口，无造影剂漏出。一种改良的 Jarcho 型导管，其顶端为柔软的半圆形橡皮帽使宫颈口密闭，避免造影剂漏出，管径 9F，无金属结构和宫内气囊，宫颈狭窄的病例也能插入，使宫颈管、宫颈内口形态更为清晰。另有一种改良的 Foley 气囊导管和改良的真空吸杯导管均在不同程度上可以满足不同病例的检查需要。

理想的造影剂应该能完全无害、刺激性小、能迅速被吸收，黏稠度适当，能清楚地勾画子宫输卵管轮廓。目前应用的造影剂主要有水溶性和油溶性两类。最近的资料表明对子宫输卵管造影剂的研究主要为水溶性造影剂的应用，认为水溶性造影剂腹痛的发生率低。有关非离子型造影剂在子宫输卵管造影中应用的报道也日渐增多。但是，体外试验证明碘油有减少腹膜巨噬细胞的吞噬作用；体内可降低生殖道内巨噬细胞的活性，抑制细胞因子的释放，防止精子被吞噬的作用。碘油还有刺激输卵管上皮纤毛、抑制黏膜上皮细菌的作用。用碘化油造影剂后自然妊娠率较水溶性造影剂为高，如果患者无碘过敏则仍推荐使用碘化油作为子宫输卵管造影的造影剂。

二、选择性输卵管造影

(一)概述

子宫输卵管造影时由于流体力学的改变，压力经过宫腔传递至输卵管近端时已大大减弱，因而分离粘连的作用有限。经宫颈输卵管近端插管可将导管直接插至输卵管再注射造影剂，有效地克服肌肉痉挛的阻力，有效地冲洗和疏通输卵管。近端梗阻消除后，输卵管远端病变显示出来，为进一步治疗提供依据。近端的膜状粘连还可用导丝或球囊进行分离。这种方法称之为选择性输卵管造影术。

(二)临床应用

1. 适应证

HSG 检查结果提示输卵管近端阻塞的患者。

2. 禁忌证

HSG 检查提示输卵管伞端积水的患者不适宜进行选择性输卵管造影术，其余同 HSG 的禁忌证。

3. 术前准备

(1) 造影术选择在月经干净 3～7 天内进行，经期较长的患者以月经干净 3～5 天内为宜。术前 3 天禁性生活。

(2) 妇科检查和阴道分泌物检查，排除内外生殖器炎症。

(3) 术前半小时肌内注射阿托品 0.5mg。

(4) 术前排空膀胱，便秘者给予清洁灌肠。

4. 检查方法

(1) 设备及器械：X 线放射诊断仪、输卵管插管导管、阴道窥器、宫颈钳、长弯钳、20mL 注射器。

(2) 造影剂：选用 76％的泛影葡胺作为造影剂。

(3) 操作步骤

1) 患者取膀胱截石位，常规消毒外阴、阴道，铺无菌巾，检查子宫的位置和大小。

2) 借助于窥阴器暴露宫颈，再次消毒阴道穹隆和宫颈，宫颈钳钳夹宫颈。

3) 在 X 线透视下首先进行 HSG 检查，待宫腔显影后将用于输卵管插管的导管经宫颈插入宫腔并向输卵管开口方向插入，将导管中的导丝向输卵管内推进，并予摄片。

5. 结果判断

随着输卵管插管中导丝的进入，若输卵管逐渐显影，提示输卵管通畅；反之提示输卵管阻塞。

6. 注意事项

同 HSG 检查。

（三）并发症

同 HSG 检查。

（四）最新研究和进展

选择性输卵管插管技术在 80 ～ 90 年代得到较大的改善和广泛的应用。插管除可在 X 线下进行外，还可在超声引导下插管、腹腔镜下插管、宫腔镜下插管或宫腔镜和腹腔镜联合进行插管通液。超声引导下的插管可避免放射线对患者和医师的影响，但与 X 线荧屏比较，分辨率差，图像欠清晰；腹腔镜和 (或) 宫腔镜下插管观察亚甲蓝染液通过情况，结果直观、诊断可靠，但需要特殊的设备和技术；X 线下插管造影，图像清晰，准确性高，唯独患者和医师都必须暴露在放射线的环境中，有潜在危害。

总之，选择性输卵管造影检查经济、简便，有良好的治疗效果，已被世界各地学者接受。美国生育协会建议，不孕症患者在决定做常规体外受精、胚胎移植 (IVF-ET) 前应首先考虑接受选择性输卵管造影术和再通术。

三、子宫输卵管超声造影

（一）概述

子宫输卵管超声造影是在 B 型超声的基础上发展起来的，包括子宫造影和输卵管造影两个方面，这项技术是在不扩张宫颈的情况下，类似于 HSG 的方法，将一根柔细的双腔气囊导管插入宫腔内，气囊导管内注入生理盐水 2 ～ 3mL 以堵塞宫颈内口，并在向宫腔内注入声学造影剂的同时进行超声检查。由于操作简单、并发症少、费用低廉、不需要住院，而且可以同时观察宫腔、输卵管和盆腔的情况，近年来引起广泛关注。

（二）临床应用

1. 适应证

(1) 了解子宫肌壁间肌瘤与子宫腔的关系。

(2) 怀疑有宫腔占位性病变的患者。

(3) 了解输卵管的通常情况。

2. 禁忌证

(1) 内外生殖器急性炎症或慢性炎症急性、亚急性发作期。

(2) 月经期或有不规则阴道流血者。

(3) 可疑妊娠者或妊娠期。

3. 术前准备

(1) 子宫输卵管超声造影术以月经干净 3～7 天内进行为宜。术前 3 天禁性生活。

(2) 妇科检查和阴道分泌物检查，排除内外生殖器炎症。

(3) 术前排空膀胱，便秘者给予清洁灌肠。

4. 检查方法

(1) 设备及器械：B 超诊断仪、双腔导管、阴道窥器、宫颈钳、长弯钳、50mL 注射器。

(2) 造影剂：通常选用生理盐水作为造影剂，也可以选用 1.5％过氧化氢作为超声输卵管检查的造影剂。

(3) 操作步骤

①患者取膀胱截石位，常规消毒外阴、阴道，铺无菌巾，检查子宫的位置和大小。

②借助于窥阴器暴露宫颈，再次消毒阴道穹隆和宫颈，宫颈钳钳夹宫颈。

③将双腔管沿宫颈管插入宫腔，向双腔管的气囊内注入 2mL 生理盐水，向外牵拉双腔管以确保宫颈内口完全被堵塞。

④向双腔管的宫腔导管内缓慢注入生理盐水，使宫腔膨胀。在缓慢注入生理盐水的同时进行 B 超检查。生理盐水在超声显像时为无回声暗区，利用其作为阴性对比，不仅可以清晰地显示宫腔形态、内膜状况、有无占位性病变以及病变与子宫肌层的关系，还可以根据病变的形态和不同回声做出特异性诊断。如果输卵管通畅，则有液体从宫腔经输卵管流入盆腔，并在子宫周围可以见到无回声的液性暗区。如果使用过氧化氢作为造影剂，则可以在实时超声检查时见到两侧输卵管有向前流动的增强回声。

5. 结果判断

(1) 子宫黏膜下肌瘤：宫腔低回声占位性病变。

(2) 子宫肌壁肌瘤突向宫腔：子宫肌壁间低回声团块突向宫腔，宫腔形态不规则。

(3) 子宫内膜息肉：宫腔内回声增强的占位性病变。

(4) 子宫内膜增厚。

(5) 输卵管通畅：生理盐水作为造影剂时可以见到子宫周围有无回声的液性暗区；过

氧化氢作为造影剂时，见到两侧输卵管有向前流动的增强回声。

6. 注意事项

(1) 宫颈内口应完全被堵塞，以免在向宫腔内推注造影剂时液体反流，影响检查结果。

(2) 经阴道超声的显像效果较腹部超声好，建议使用经阴道超声技术进行子宫输卵管超声造影检查。

(3) 经阴道超声时使用无菌避孕套。

(4) 术后禁性生活及盆浴半月，防止继发感染。

（三）并发症

子宫输卵管超声造影有继发感染的潜在风险，关键在于预防。应严格掌握适应证，做到术中严格遵守无菌操作的原则，术后预防性口服抗生素，术后禁性生活和盆浴半月。

第三节　CT 和 MRI 在妇科的应用

一、女性生殖系统疾病的 CT 诊断

（一）概述

盆腔 CT 检查中，常规于检查前空腹 6 小时，并于检查前约 3 小时分次口服 1000mL 左右释成 1%～1.5% 的泛影葡胺等造影剂。这样可以使盆腔部小肠大部分充盈，部分患者，结肠和（或）直肠亦可充盈造影剂。造影剂的应用便于小肠、直肠、乙状结肠易于辨认。女性生殖系统的检查，常规使用阴道塞，以便明确阴道穹隆和子宫颈情况。

子宫左侧一约 12cm×10cm 大小的类圆形软组织肿块，边界清楚，光整，其内见斑点状低密度区为变性坏死女性生殖系统检查，CT 扫描始于盆底，即耻骨联合下缘，上界一般至髂骨连线或扫至病灶结束。怀疑盆腔恶性肿瘤者，CT 扫描范围就扩大至整个腹部，从膈顶开始到盆腔，层厚一般取 5～10mm。而多排 CT 检查可以取更薄的层厚如 1～3mm，并可进行多平面重建 (MPR)。

（二）分类

1. 子宫肿瘤

(1) 子宫肌瘤：子宫肌瘤为平滑肌和结缔组织所组成子宫良性肿瘤，是女性生殖系统中最常见的肿瘤，多发生于 30～50 岁的女性，尤其见于不孕的妇女。

CT 扫描见子宫外形增大，部分呈分叶状向外突出的实质性肿块，平扫病灶密度与子宫体相似，病灶边界清楚、光整，部分病灶可见斑点状钙化。增强扫描病灶强化与正常宫体一致，部分较大的病灶可发生变性坏死，病灶内见密度减低区或低密度区呈裂隙状

散在分布于肿块内。肿瘤周边有假包膜形成，假包膜与肌瘤之间有一定量的疏松结缔组织，该组织在 CT 上表现为一包绕肌瘤的低密度透亮圈或晕环征，增强扫描更清楚。

鉴别主要为子宫肌瘤与子宫体癌：平扫时两者的密度可能相似，增强扫描正常子宫肌层及肌瘤均匀强化，而子宫体癌强化程度不如子宫肌瘤且易发生坏死，肌瘤盆壁周围无淋巴结增大，而宫体癌易发生在盆壁周围淋巴结转移。

(2) 宫颈癌：宫颈癌占妇科恶性肿瘤的首位 (35%～72%)，好发于 40～60 岁。病理组织学分为鳞癌和腺癌。鳞癌约占 95% 以上，常累及宫颈外面和阴道，倾向于形成外生性肿块，破坏宫颈和浸润阴道穹隆，肿瘤易破溃合并感染。腺癌起源于子宫颈管的上皮，倾向于破坏宫颈和宫旁组织。

CT 扫描可显示子宫颈，CT 上正常宫颈形态、位置因人而异，外缘光滑，与阴道周围脂肪组织分界清晰，直径不到 30mm。宫颈癌浸润可使宫颈增大，形成软组织密度肿块，病灶边界不规则，界限不清，约半数病例肿块内有低密度区，提示肿瘤坏死。增强后软组织病灶可中等度以上强化，但坏死区不强化。肿块可局限子宫颈或蔓延及子宫和宫旁。

肿瘤向外蔓延表现为向子宫外伸出的不规则、三角形或分叶状软组织影。由于消瘦而缺乏脂肪或肿瘤贴近脏器均可表现为脂肪层的消失，邻近脏器的受侵须特别谨慎，只有明确观察到直肠和膀胱壁受侵或盆壁软组织有不对称性增厚才能做出邻近脏器受侵的诊断。

CT 诊断宫颈癌淋巴结转移的敏感度为 70%～80%，假阴性 30%，假阳性 22%。因此，CT 扫描未见淋巴结不能排除淋巴结转移。

宫颈癌放疗后复发常出现在治疗后两年内。约半数为局部复发，半数为远处转移。局部复发的基本症状为坐骨神经痛、下肢水肿和肾盂积水。

CT 扫描发现复发肿瘤的灵敏度为 90%。局部复发的肿瘤一般局限于盆腔内，表现为膀胱与直肠间软组织肿块，肿块可均匀实性或中心有坏死区。肿瘤常蔓延至盆壁，可见伸向闭孔内肌的条状软组织影或实性肿瘤累及肌肉。肿瘤复发亦可表现为淋巴结转移，直肠、膀胱受侵或肝和骨骼的转移。放疗后患者盆腔底部的纤维组织须与放疗后的肿瘤复发鉴别。放疗后的纤维化仅见子宫旁，而复发一般常有盆腔和腹膜后多处转移肿块。

(3) 宫体癌：宫体癌发病率低，约 90% 的子宫体癌为子宫内膜腺癌，其余为肺腺鳞癌等，多发年龄为 55～59 岁。

子宫内膜腺癌组织脆软，较易出血，因而阴道出血比较早，其余症状有阴道分泌物增多、疼痛和下腹部肿块。早期诊断主要靠刮宫和细胞学检查。宫体癌一般发展缓慢，局限于子宫内膜的时间较长。扩散时可通过直接蔓延侵犯邻近器官或通过淋巴引流或血行转移到远处器官。

当子宫体癌局限于子宫而子宫体积并未增大，肿瘤组织与子宫肌层密度相似，CT 平扫不易发现，如肿瘤侵及子宫壁的 1/3 以上，增强后正常子宫组织增强而肿瘤坏死不强化为低密度影。当宫体癌发生体积增大时，表现为子宫对称性或局限性分叶状增大，密度不均匀，含有低密度的肿瘤坏死区。肿瘤累及宫颈可见宫颈增大，肿瘤蔓延至附件时表现为伸出的分叶状或三角形肿块。肿瘤超出子宫向宫外扩展则闭塞正常的宫旁及阴道旁脂肪层，并可累及膀胱、直肠和盆壁肌肉。宫体癌堵塞宫颈内口可产生子宫积水、积血和积脓，CT 显示子宫对称性增大，中央为水样密度，如含有气体，可考虑子宫积脓。

淋巴结转移主要见于髂内、髂外及闭孔淋巴结，CT 扫描的作用在于确定肿瘤侵犯范围和肿瘤分期，以便于制定治疗方案。

2. 卵巢肿瘤

卵巢肿瘤较常见，在妇科疾病中所占的比例平均为 9％。卵巢恶性肿瘤的发病率在女性生殖系统恶性肿瘤中，仅次子宫颈癌，接近子宫体癌，居第三位，但却是女性生殖系统恶性肿瘤死因的第一位。

(1) 卵巢囊肿：CT 上卵巢囊肿为外形光滑的囊性肿块，密度均匀，CT 值接近于水。一般为单发，少数可多发，或双侧发生，大多数较小，少数可较大。

CT 扫描不能鉴别浆液性囊肿、滤泡性囊肿或黄体囊肿，如囊肿内出血，则囊肿内密度增高。

(2) 卵巢良性肿瘤：畸胎瘤约占卵巢肿瘤的 10％～ 15％，主要见于育龄妇女，少见于青春期前或更年期。绝大多数囊性畸胎瘤为良性，极少数可发生恶变。CT 扫描能显示骨组织或牙齿以及软组织和其中的脂肪组织影，其内的软组织成分强化时可增强。

同时 CT 可显示肿瘤外形、大小以及肿块和周围的关系。畸胎瘤 CT 表现为密度不均匀的囊性肿块，囊壁厚薄不等，可有弧形钙化；改变体位扫描，部分病变其内容物可随重力而改变位置。如病灶仅表现为囊性而无脂肪或钙化成分时，则 CT 所见无特殊性。

恶性畸胎瘤常侵及邻近组织，表现为肿瘤组织与周围器官间的脂肪界面消失和肿块侵入膀胱、骨盆肌肉和肠管等。

(3) 卵巢恶性肿瘤：常见的原发性卵巢恶性肿瘤为腺癌 (乳头状或未分化癌)、浆液性或黏液性囊性腺癌和子宫内膜样腺癌。少见的有透明细胞癌、颗粒细胞癌、阴道内胚窦瘤、恶性畸胎瘤、无性细胞瘤等。生殖细胞类肿瘤发病年龄较低，腺癌类发病年龄较高。肿瘤生长可穿透盆腔形成腹膜转移，肿瘤细胞脱落随腹腔积液流动而在腹腔内种植。

CT 表现：

1) 病灶可以单发或双侧发生。

2) 病灶一般不规则分叶状，边界不清。

3) 病灶多数为囊实性混合性，囊壁或间隔厚薄不一，囊腔内壁高低不平，部分可见壁结节；实性部分呈斑片或菜花样肿块突向囊壁内外。

4) 少数病灶有钙化，呈砂粒样或不规则形。

5) 增强扫描病灶实性部分有强化表现，增强明显。

6) 病灶常侵犯周围脏器，同时腹腔扩散种植 (76%)，大网膜转移形成冰冻腹腔，腹腔转移形成假性黏液瘤。淋巴结和血行转移 (10% 及 5%)。

7) 部分病例可见单侧或双侧胸腔积液。

8) 当尿路受侵，可见肾盂积水并导致部分肾功能受损。

二、女性盆腔肿瘤的 MRI 诊断

(一)概述

MRI 具有高的软组织分辨率，除发现病变外，对盆腔恶性肿瘤可进行分期，诊断准确性优于 US 和 CT，能较好地判断肿瘤大小及其扩散范围。

一般检查前禁食 4 小时，并饮水 700 ～ 1000mL，适当充盈膀胱。可于扫描前肌内注射盐酸山莨菪碱 10mg，以减少肠蠕动的伪影。

MRI 检查常规采用 SE 序列，层厚 3 ～ 10mm。首先取横断面 T_1WI、T_2WI，可再行矢状位和(或)冠状位扫描。矢状位图像显示子宫、宫颈和阴道最好；横断面对卵巢、膀胱显示较好。脂肪抑制检查技术能更清楚地显示肿瘤盆腔转移的情况。

(二)分类

1. 女性盆腔正常的 MRI 征象

(1) 子宫：育龄妇女子宫长 6 ～ 9cm，体部宽 4 ～ 6cm，颈部 2.5 ～ 3cm。在 T_2WI 矢状面上见子宫分三层，子宫内膜呈高信号区，外周为中等信号的肌层，中间为低信号的结合带，系子宫内膜基底层或血管结构。宫肌外层至结合带宽度为 14 ～ 21mm。经期宫内膜宽达 4 ～ 6mm，其宫肌和内膜信号强度增高。修复期内膜宽约 1 ～ 3mm。绝经期后子宫萎缩，内膜变薄，结合带不一定存在。此外，口服避孕药后内膜萎缩，宫肌增厚，T_2WI 上信号强度增强。

宫颈在矢状位显示最佳，前、后唇及峡部易于观察。T_2WI 上，宫颈显示明显两个带，外带为宫颈实质部，为较宽的低信号区；内带为腺体和黏膜，呈高信号区。宫颈周围组织呈不同程度的高信号改变，而支持韧带均为低信号改变。

阴道在 T_2WI 轴位像上侧穹隆标志阴道的上 1/3，中 1/3 见于膀胱底部平面，下 1/3 在尿道平面。

(2) 卵巢：卵巢以横断位像显示为佳。卵巢周围的血管结构表现为黑色弯曲的管腔，可作为观察卵巢的标记，约 87% 生殖期妇女能观察到双侧卵巢。在 T_1WI 上，双侧卵巢直径约为 1.2 ～ 1.8cm 大小，呈较低信号区，与周围脂肪对比良好，但不宜与子宫或周围小肠区别，T_2WI 为高信号，接近于脂肪。

2. 附件肿块

(1) 输卵管积液和腹膜假性囊肿：输卵管积液除非扭转通常无症状，因其与卵巢关系密切，US 和 MRI 常与卵巢囊肿混淆。病变多为肠管状，常为单纯浆液性，呈长 T_1 低信号、长 T_2 高信号。

腹膜假性囊肿是由腹腔积液积聚包裹在腹膜腔内形成，T_1WI 呈中等到稍高信号，一般与通常的液体不同。T_1WI 和 T_2WI 上因囊腔分隔不同可呈不同信号强度，囊肿不是彼此分开呈圆形，而是根据周围结构形态构成囊肿。患者常有手术史，伴有子宫内膜异位症患者也不少见。

(2) 附件炎性肿块：患者常有盆腔炎症病史，可双侧或单侧，常聚集于卵巢部位，病灶边界不清，呈软组织样块影，T_1WI 呈稍低信号，T_2WI 呈高信号。MRI 上常与卵巢癌无法鉴别。

第四节 卵巢囊腺瘤

一、病理与临床

卵巢囊腺瘤约占卵巢良性肿瘤的 45%，是卵巢最常见的肿瘤，多发年龄为 20～50 岁，常单侧发生，15% 为双侧性。按其囊内成分可分为浆液性囊腺瘤和黏液性囊腺瘤两种，分别占卵巢全部肿瘤的 23% 和 22%。浆液性囊腺瘤又可分为单纯性浆液性囊腺瘤及浆液性乳头状囊腺瘤两组。在病理上，肿瘤皆可为多房性或单房性，囊壁和内隔较光滑或有乳头状突起，其内含有清亮或黏稠的液体。黏液性囊腺瘤和浆液性囊腺瘤通常较大，尤其是前者，重量可达 45kg 以上，充填整个腹腔。肿瘤可自行破裂至腹腔种植，保留分泌功能，产生大量黏液形成"胸膜假黏液瘤"。浆液性囊腺瘤可有钙化，呈砂粒状，30%～50% 的病例可发生恶变。

早期常无症状，肿瘤长大时可出现下腹不适、腹胀、月经紊乱，巨大肿瘤可压迫膈肌，出现呼吸困难、心悸、腹腔积液。肿瘤发生蒂扭转或破裂时，可出现腹痛。

二、影像学表现

1. X 线

腹部平片可仅显示盆部较大的软组织肿块影；胃肠造影显示盆腔肠管受压移位。

2. CT

显示附件区有圆形或椭圆形囊性肿块，边界光滑，单房或多房。浆液性囊腺瘤呈水样密度，囊壁薄，体积常较小，囊内显示多个细条状间隔，囊壁上见有乳头状突起。黏液性囊腺瘤囊内液体密度稍高，囊内也有多个细条样间隔，囊壁较厚，体积大，直径大于 10cm，囊壁上很少有乳头状突起，而且多为单侧发生；增强扫描时，囊壁、乳头状突起和间隔有轻度均匀强化，囊腔无强化。

3. MRI

肿瘤表现为盆腔内单房或多房囊性肿块，大小不等，呈圆形或椭圆形，边缘光整，肿块内有多发间隔。浆液性囊腺瘤表现为呈液体样长 T_2 低信号和长 T_1 高信号，黏液性囊腺瘤由于含有较高的蛋白，导致肿瘤显示为 T_2WI 和 T_1WI 均呈高信号。后者多单侧发生，囊壁稍厚，CT 增强扫描显示左下腹多房囊性肿块，有腹腔积液体积更大，囊壁上很少有乳头状突起。增强扫描时，囊壁、乳头及间隔有强化。

三、诊断与鉴别诊断

根据 CT 和 MRI 显示的盆腔内囊性肿块，呈液体密度（信号），单房或多房，边缘光滑，壁较薄，囊内见多发间隔等征象，卵巢囊腺瘤的诊断不难。

卵巢囊腺瘤应与以下疾病鉴别：

1. 卵巢巧克力囊肿

本病常为双侧发病的多囊或单囊状肿块。单囊时一般较大，囊内密度因新旧出血而显示高低不一；多囊时增强扫描可显示囊壁的厚薄不均，因卵巢与周围组织器官紧密粘连，其边缘显示模糊不清，形态固定。

2. 卵巢囊腺癌

囊壁和囊隔厚薄不均，增厚的囊壁或囊隔上乳头状突起多而不规则，CT、MRI 增强扫描时囊壁、囊隔强化明显，乳头状突起强化不均匀。囊腺癌晚期还出现远处转移征象。

3. 浆液性囊腺瘤或黏液性囊腺瘤

前者多为单侧非分叶性，壁与间隔薄而规则，囊内有乳头状突起，密度近似水，CT 值为 $0 \sim 15Hu$。黏液性囊腺瘤体积大，多房，囊壁较厚，无乳头状突起，密度高于水但低于软组织。

第五节　卵巢癌

一、病理与临床

卵巢癌是女性生殖系统常见的原发恶性肿瘤，发病率仅次于宫颈癌。肿瘤可起源于上皮、生殖细胞或基质细胞，主要为浆液性囊腺癌和黏液性囊腺癌，以浆液性囊腺癌最多见。病理上肿瘤为囊实性，切面见肿瘤内为大小不等的囊性区，内含陈旧性出血、浆液或黏液，囊壁上有明显的乳头状突起。黏液性囊腺癌较少见，肿瘤为多房状，囊内有乳头状增生。

卵巢癌的转移方式有种植播散、淋巴转移、血行转移和直接蔓延。以前者最为常见，而血行转移最少见。

早期卵巢癌患者多无症状。临床就诊时已多为晚期，主要临床症状为盆腔肿块、下腹不适或疼痛、腹腔积液（多为血性）、腹胀、阴道流血、低热、食欲不振、恶心呕吐、便秘、尿频、乏力、贫血及消瘦等。

二、影像学诊断

1. CT

CT 是卵巢癌的首选检查方法，扫描范围上至膈顶，下至耻骨联合。卵巢癌表现为盆腔或下腹部肿块，大小不等，位于一侧或双侧附件区，呈结节状、菜花状、团块状或不规则形，根据肿块密度分为囊性、实性和混合性，后者多见。单房或多房，部分病例在肿块表面或囊内可见乳头状结节影。肿块实性部分 CT 值为 40～50Hu，增强扫描实体部分有增强，囊腔不强化，囊壁厚且不规则。少数肿瘤可见钙化。30%的患者有腹腔积液，腹腔积液的 CT 值偏高。大网膜转移时显示为横结肠与前腹壁后方相当于大网膜部位的扁平似饼状的软组织肿块影，密度不均，边界不规则。腹腔播散的典型表现为腹腔内不规则的软组织结节或肿块，可见于腹腔的各个囊内有突入的结节影，膀胱受压部位。肿瘤侵犯输尿管时，可发生肾盂积水；累及子宫则可见子宫旁脂肪密度增高，子宫增大和形态不规则；此外卵巢癌还可发生淋巴结、肝、骨等处的转移，而出现相应的征象。

2. MRI 与 CT 表现相似

一般表现为盆腔或下腹部不规则囊实性肿块。在 T_2WI 上，实性部分呈中等信号，囊性部分呈低信号；在 T_1WI 上，实性部分信号稍增高，囊性部分呈高信号，增强扫描实性部分强化明显。

第六节 卵巢畸胎瘤

一、病理与临床

卵巢畸胎瘤是卵巢常见的良性肿瘤，占全部卵巢肿瘤的 10%～20%，且 97%为良性囊性畸胎瘤。双侧发病者约占 25%。肿瘤包含外胚层、中胚层及内胚层的组织结构，以外胚层组织为主。肿瘤大部分为囊性，小部分为实性，表面光滑，囊壁厚而坚韧，有结节状突起白囊壁突向囊腔内。囊内容物包括皮脂样物质、脂肪、毛发，以及浆液、牙齿或骨组织。少数肿瘤可发生扭转或破裂。约有 1%的病例可恶变。

卵巢畸胎瘤可见于任何年龄，一般无临床症状，部分患者仅觉腹部不适或腹胀，少数患者肿瘤发生扭转时出现腹痛。肿瘤大者可触及包块。

二、影像学表现

1. X 线平片

约有半数卵巢畸胎瘤在 X 线平片上能见到富有特征性的骨或牙齿结构，除需与盆腔其他钙化鉴别外，借此典型表现能做出诊断。

2. CT 扫描

见盆腔内一侧或双侧附件区有圆形或椭圆形的囊性肿块影，边界清楚，混杂密度，内含脂肪、软组织成分和钙化，钙化代表牙齿和发育不全的骨骼。若囊壁局限性增厚，呈结节状突向腔内，称皮样栓。有时，肿块内可见脂肪－液体平面，偶可在界面处见漂浮物，代表毛发团。少数囊性畸胎瘤无明确脂肪成分和钙化，仅含蛋白样液体，缺乏特征性。

3. MRI 表现

为卵巢区有边界清楚的混杂信号肿块，肿块内含有脂肪信号灶，在 T_1WI 上为高信号，T_2WI 上为中至高信号，且在各种序列上均与皮下脂肪信号相同；脂肪抑制像上这种中、高信号灶的强度明显下降，且与皮下脂肪信号下降程度相似。此外，MRI 检查同样可显示脂肪－液体平面、由囊壁向内突入的壁结节和由钙化形成的无信号区。MRI 确定附件的钙化不如 CT 敏感，但确定囊性畸胎瘤较超声敏感。

第七节　子宫肌瘤

一、病理与临床

子宫肌瘤是女性生殖系统最常见的良性肿瘤，它是由平滑肌组织增生而形成的实性肿瘤。多发于 30～50 岁育龄期妇女，尤多见于不孕的妇女。子宫肌瘤确切的病因尚不明了，其发生可能与女性激素，特别是雌激素有关，绝经后肌瘤可以萎缩。

子宫肌瘤一般为类圆形实质性结节，质硬，表面光滑。肿瘤组织坚实致密，由漩涡状排列的平滑肌细胞和数量不等的纤维结缔组织分隔所构成。周围的子宫肌纤维可受压形成假包膜。肿瘤的血液供应主要来自邻近的子宫肌组织，大的肌瘤由于供血相对不足时可以发生各种继发性变性，变性多自肿瘤中心开始。常见的变性有：透明样变性、液化囊变、脂肪变性、红色变性、黏液变性等，有时可有钙化。

二、影像学表现

1. CT 表现

表现为子宫呈分叶状增大，或见肿块突出宫腔或腹腔，境界清楚，宫旁脂肪层在；瘤内发生坏死时可见增大、增厚子宫肌层内囊样低密度影，长期存在的子宫肌瘤可发生钙化，增强扫描瘤体与肌层同样强化。

2. MRI 表现

(1) 子宫增大：呈分叶状，肿块突出宫腔或腹腔，表面光滑，与周围组织分界清晰。

(2) 不同病理类型其 MRI 信号不同：普通型：T_2WI 为稍低于肌层均匀信号，T_2WI 为远低于肌层均匀信号，边界清。退变型：T_2WI 为等于肌层均匀信号或不均匀稍低信号，T_2WI 为不均匀高信号。细胞型：T_1WI 为等肌层均匀信号，T_2WI 为均匀高信号。

(3) 黏膜下及壁间肌瘤：T_2WI 显示较清楚，因子宫肌层、内膜与之形成对比；浆膜下肌瘤及阔韧带肌瘤在 T_1WI 像上清晰可见。

3. B 超表现

子宫增大，凹凸不平，向膀胱推挤使膀胱变形，瘤体含肌细胞成分多、纤维成分少时，表现为低回声光团；反之则显示强回声光团。其边界清楚，内光点增粗、增强，变性肌瘤或多发性肌瘤融合，瘤体为混合型光团，部分为实性光团，部分为囊性暗区；黏膜下肌瘤可使内膜线移位或受压中断。

参考文献

[1] 郑娜 . 实用临床医学影像诊断 [M]. 青岛：中国海洋大学出版社，2020.

[2] 靳蓉晖，石丽，张艳 . 实用护理学 [M]. 长春：吉林科学技术出版社，2019.

[3] 石鑫 . 实用普外科诊疗精要 [M]. 北京：科学技术文献出版社，2019.

[4] 梁靖 . 新编临床疾病影像诊断学 [M]. 汕头：汕头大学出版社，2019.

[5] 王翔，张树桐 . 临床影像学诊断指南 [M]. 郑州：河南科学技术出版社，2020.

[6] 田欣 . 实用临床影像诊断技术 [M]. 北京：科学技术文献出版社，2018.

[7] 江洁，董道波，曾庆娟 . 实用临床影像诊断学 [M]. 汕头：汕头大学出版社，2019.

[8] 索峰 . 现代医学影像诊断与临床 [M]. 长春：吉林科学技术出版社，2019.

[9] 王清，杨斐 . 临床常见病影像诊断与鉴别 [M]. 上海：上海交通大学出版社，2019.

[10] 朱晓宁 . 现代影像诊断与鉴别 [M]. 上海：上海交通大学出版社，2018.

[11] 于学林，张艳伟，史勇跃 . 现代急诊影像诊断手册 [M]. 北京：科学技术文献出版社，2018.

[12] 赵兴康 . 消化系统疾病影像诊断及介入治疗学 [M]. 北京：科学技术文献出版社，2018.